STUDIA
HUMANITATIS
문명텍스트

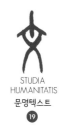

STUDIA
HUMANITATIS
문명텍스트
19

解體新書

해체신서

스기타 겐파쿠 외 지음 | 김성수 옮김

한길사

STUDIA
HUMANITATIS
문명텍스트
19

해체신서

지은이 · 스기타 겐파쿠 외
옮긴이 · 김성수
펴낸이 · 김언호
펴낸곳 · (주)도서출판 한길사

등록 · 1976년 12월 24일 제74호
주소 · 413-120 경기도 파주시 광인사길 37
　　　www.hangilsa.co.kr
　　　E-mail: hangilsa@hangilsa.co.kr
전화 · 031-955-2000~3 팩스 · 031-955-2005

부사장 · 박관순 | 총괄이사 · 김서영 | 관리이사 · 곽명호
영업이사 · 이경호 | 경영담당이사 · 김관영 | 기획위원 · 류재화
책임편집 · 백은숙 안민재 이주영 | 편집 · 서상미 김지희 김지연 이지은 김광연
본문 디자인 · 조명곤 | 마케팅 · 윤민영 | 관리 · 이중환 김선희 문주상 원선아

CTP 출력 및 인쇄 · 네오프린텍(주) | 제본 · 경일제책사

제1판 제1쇄 2014년 8월 22일

값 25,000원
ISBN 978-89-356-6321-7 94510
ISBN 978-89-356-6308-8(세트)

이 도서의 국립중앙도서관 출판시도서목록(CIP)은 e-CIP홈페이지(http://www.nl.go.kr/ecip)와
국가자료공동목록시스템(http://www.nl.go.kr/kolisnet)에서 이용하실 수 있습니다.
(CIP제어번호: CIP2014018974)

이 저서는 2007년도 정부(교육과학기술부)의 재원으로 한국연구재단의 지원을 받아 수행된 연구임(NRF-2007-361-AL0016).

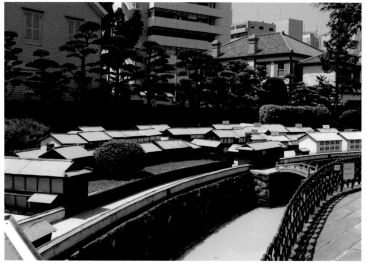

데지마 모형

나가사키 현 나가사키 시 데지마 마치에 남아 있는 네덜란드 상관 유적지 내에 설치된
데지마 모형이다. 1634년 부채꼴 모양으로 축조된 인공 섬 데지마는 1883년 하구공사와
1897년 항만개량 공사로 매립되어 섬의 자취를 잃어버렸다.

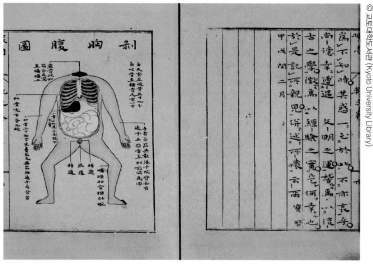

『장지』(藏志)

1754년 교토에서 행해진 인체 해부를 참관한 야마와키 도요(山脇東洋)가 1759년 네 편의
도판과 함께 해부 과정을 기록하여 출간한 책이다. 여기에는 당시 해부의 대상이 된 구쓰카를
위하여 도요가 지은 제문(祭文)도 같이 실려 있다.

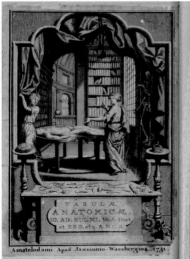
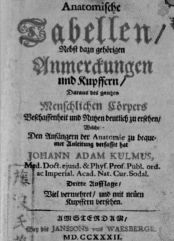

『해체신서』독일어판

『해체신서』의 저본이라고 할 수 있는 요한 아담 쿨무스가 1722년 간행한
『해부도표』(*Anatomische Tabellen*)의 제3판으로, 1732년 암스테르담에서 출판되었다.
게이오(慶應)대학교 귀중문고 소장본이다.

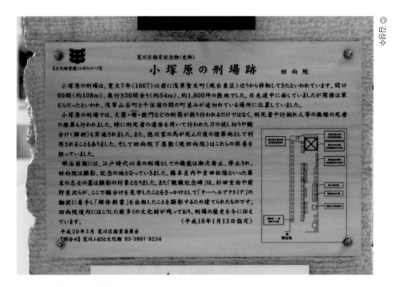

고즈카하라(小塚原) 형장터

도쿄 북쪽 미나미센주 역 근처에 있던 에도시대의 형장터로, 일부만 남아 있다. 1771년 3월 4일에
행해진 죄수의 해부를 참관한 스기타 겐파쿠, 마에노 료타쿠, 나카가와 준안은 그들이 갖고 간
네덜란드어로 된 해부서의 정확함에 감탄해 번역하기로 결심하여 『해체신서』를 간행했다.

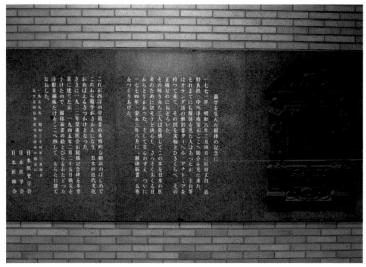

蘭学を生んだ解体の記念に

一七七一年、明和八年三月四日に杉田玄白、前野良沢、中川淳庵等がこゝに刑死者の腑分けを見に来た。それは千住骨ヶ原でのことであった。オランダ渡来の解剖書を見てその図の正確なのに驚いた三人は、実物をこの目で見て確かめようと決心した。腑分けを見た三人は、その正確さに一層驚いて、その帰りみち、三人は、この本を日本語に訳そうと相談し合った。そして苦心のすえ、ついに一七七四年、安永三年八月に『解体新書』五巻をつくりあげた。

これは西洋学術書の本格的な翻訳のはじめで、これより蘭学がさかんになり、日本の近代文化の基礎がきずかれることとなった。さる一九二二年、大正十一年に観臓記念碑をこの地に建てたが、今次の戦災にあって破損したので、これを復旧新造してここに再建した。
一九五九年 昭和三十四年十月
日本医史学会
日本医師会
日本歯科医師会

에코인(回向院)의 관장기념비(觀臟記念碑)

고즈카하라 형장에서 사형당한 죄수들을 기리기 위해 세운 사원으로, 1771년의 해부와
『해체신서』의 간행을 알리는 관장기념비가 1959년 에코인 입구 오른쪽 벽에 세워졌다.

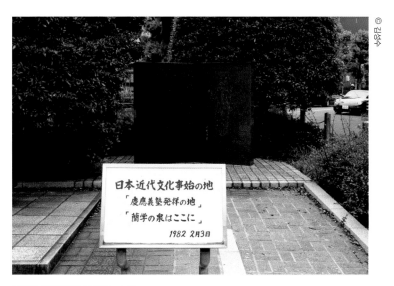

日本近代文化事始の地
「慶應義塾発祥の地」
「蘭学の泉はここに」
1982 2月3日

난학발상기념비(蘭學發祥記念碑)

도쿄 쓰키지(築地)의 성 누가병원 근처에 세워진 기념비로, 『해체신서』를 번역·간행한 인물들이
함께 작업한 마에노 료타쿠의 집 주위다. 이곳은 또한 일본 근대의 대표적 사상가인
후쿠자와 유키치(福澤諭吉)가 1858년 설립한 게이오의숙(慶應義塾)의 발상지이기도 하다.

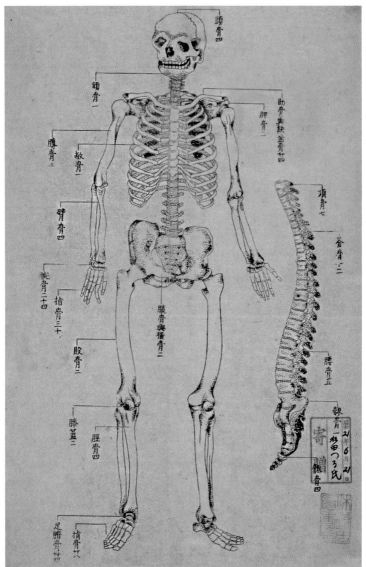

『해체약도』(解體約圖)

『해체신서』를 번역·간행하기 직전인 1773년 스기타 겐파쿠와 나카가와 준안이 간행한
간략한 해부서로 해부도 세 쪽과 해설 두 쪽으로 구성되어 있다.
특히 표지에는『해체신서』가 다섯 권으로 간행될 예정임을 밝히고 있다.

『해체신서』와 일본의 서양의학 수용
■ 해제

김성수 서울대 조교수 · 한국의학사

『해체신서』의 역사적 의의

『해체신서』는 독일의 쿨무스(Johann Adam Kulmus, 1689~1745)가 1722년에 펴낸 『해부도표』(解剖圖表, *Anatomische Tabellen*)[1]를 네덜란드의 의사 딕텐(Gerardus Dicten, 1696~1745)이 네덜란드어로 번역한 *Tabulae Anatomicae*(1734) 또는 *Ontleedkundige tafelen*을 스기타 겐파쿠(杉田玄白) 등이 일본어—실제로는 한문—로 재번역하여 1744년에 간행한 책이다. 쿨무스의 『해부도표』는 그림이 많고 내용이 간결하여 많은 호평을 받아 여러 나라 말로 번역되었다. 그중 하나인 네덜란드 번역본이 일본에 들어와 『해체신서』로 번역되어 나올 수 있었다.

『해체신서』는 18세기 중후반 동아시아 국가인 일본, 그 안에서도 나가사키(長崎)의 작은 섬인 데지마(出島)에서 네덜란드로 대표되는 서양의

---

1) 『해체신서』의 원저라고 할 수 있는 쿨무스의 저술을 일본에서는 보통 '타팔렌 아나토미아'라고 하거나 '간명해부서'(簡明解剖書) 등 다양하게 부르는데, 여기서는 원제에 가깝게 '해부도표'라고 이름붙였다.

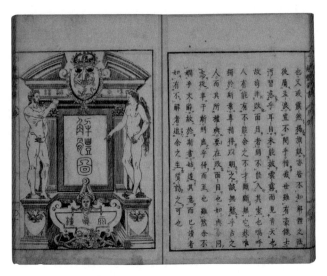

『해체신서』부도(附圖)의 첫 면. 네덜란드어본 그림과 차이가 있다.

지식 — 그중에서도 해부학 — 과 동양인이 접촉하고, 서양의 지식을 수용하려는 의지 아래 서양의 서적을 일본인이 노력하여 최초로 번역한 결과물이다. 이는 서양의 근대 해부학이 동아시아에 널리 소개되는 계기가 되었으며, 동시에 일본으로서는 번역을 통하여 서양의 학문을 대규모로 받아들이는 한 시대의 문화적 태도를 이끌어냈다.

난학(蘭學)으로 불리는 이와 같은 학문적 풍토는 일본을 서양의 시각에서 자신들을 되돌아보게끔 하였으며, 이를 기반으로 중세적 동아시아 세계관과 지식체계 그리고 의학사상을 바꾸어놓게 하였다.『해체신서』의 편찬은 의서를 번역한다는 단순한 의미를 넘어 동서 문명의 교류와 접합의 상징이 되었으며, 일본이 서양학문을 수용하고 근대화를 하기 위한 노력의 시발점이 되기도 하였다.

『해체신서』를 번역 출간하는 데 주도적인 역할을 한 스기타 겐파쿠는 이미 오래전부터 주목받은 인물이었다. 1910년 시치쿠 헤이잔(紫竹屛山)이 저술한 『본조의인전』(本朝醫人傳)에서 이미 소개되기 시작하였으며, 1942년 편찬된 이시와라 준(石原純)의 『위대한 과학자』(偉い科學者)에서는 『해체신서』와 겐파쿠에 대해서 "일본의 의학발전에 공헌한 사적이 결코 적지 않다"[2]라고 하였다. 겐파쿠의 공헌은 단지 의학에만 국한된 것은 아니다. 1915년 일본역사지리학회(日本歷史地理學會)에서 펴낸 『에도시대사론』(江戶時代史論)에서는 난학이 본격적으로 시작된 것이 해부서의 번역에 있음을 지적하기도 하였는데, 이는 결코 과장된 표현이 아니었다.[3]

또 일본이 근대로 전환해가는 사상적 기반으로서 실학의 발전 과정을 들면서, 그 한가운데 난학이 크게 영향을 미치고 있었음을 지적했다. 대표적으로 스기모토 이사오(杉本勳)는 근세 실학사상의 발전을 크게 다섯 단계로 구분했다. 1단계는 하야시 라잔(林羅山, 1583~1657)에 의한 주자학의 수용, 2단계는 이토 진사이(伊藤仁齋, 1627~1705)에 의한 고학(古學)의 대두, 3단계는 오규 소라이(荻生徂徠, 1666~1728)에 의한 주자학의 관념주의 비판과 경험주의 확립, 4단계는 『해체신서』의 번역 이후 난학의 흥성, 5단계는 막부 말기 변혁기의 사상들로 정리했다. 그리고 이러한 사상사 전개 과정에서 난학은 새로운 학문으로의 전개라는 점에서 중요한 의미가 있음을 지적했다.[4]

---

2) 石原純, 『偉い科學者』, 實業之日本社, 1942, 305쪽. 이시와라 준(1881~1947)은 동경제국대학(東京帝國大學) 출신의 이론 물리학자이며 과학 계몽가다.

3) 日本歷史地理學會, 『江戶時代史論』, 仁友社, 1915, 478쪽.

4) 杉本勳, 「近世實學思想史の諸段階とその特色について」, 『近世の洋學と海外交涉』, 巖南堂書店, 1979.

이처럼 『해체신서』를 필두로 한 시대에 번역은 본래의 의미를 넘어 새로운 세상과 학문으로 자신을 객관적으로 바라볼 수 있는 사상적 변환의 근거가 되었다. 이러한 번역의 문화와 난학의 발생에 대해 일본의 사상사 연구자인 마루야마 마사오는 다음과 같이 이야기한다.

(근대국가를 만들기 위해서는: 필자) 철저하게 정보를 얻을 필요가 있고 따라서 번역이 필요해지게 되는 바로 그것이 배경이라고 생각합니다. '서양으로부터 배우자', '서양이다, 서양이야'라는 식으로 말입니다. ……많은 지식인이 그저 중국과의 창구로서뿐만 아니라 네덜란드와의 창구로서도 나가사키에 흥미를 갖기 시작한 시대죠. 만약 네덜란드어를 외국어로 인식하기 시작했다면, 그건 18세기 초부터라 해도 이상하지 않을 것 같아요. 그렇게 본다면 가장 기본적인 문제는 중국어냐 네덜란드어냐가 아니라 인간의 언어가 여러 개라는 것이겠죠.[5]

이처럼 일본의 근대화라는 명제에서 번역이 그리고 『해체신서』가 미친 사회적·문화적 영향은 분명 큰 것이다. 하지만 그것이 의서라는 점에서 볼 때 의학사라는 측면에서도 분명 커다란 의의를 갖는다. 『해체신서』가 일본의 의학사, 나아가 동아시아 의학사에서 갖는 의미에 대해서는 많은 연구가 있다. 대표적으로 『해체신서』의 출판은 해부학과 의학의 영역에 커다란 충격을 주어, 19세기 일본 지성계의 혁명을 낳았을 뿐만 아니라 20세기 과학과 의학적 사고의 서구화를 이끌어냈다.[6] 그리고 한국과

---

5) 마루야마 마사오·가토 슈이치, 임성모 옮김, 『번역과 일본의 근대』, 이산, 2000, 36쪽.
6) Alex Sakula, "Kaitai Shinsho: the historic Japanese translation of a Dutch

중국을 포함한 동아시아의 관점에서 "이 책은 서양의 해부학이 본격적으로 동아시아에 소개되었다는 점에서도 그 의의가 크지만 한국이나 중국에서 오늘날에도 사용하는 기본적인 의학 용어를 번역해냈다는 점에서도 그 의의가 크다."[7]

『해체신서』를 필두로 번역되기 시작한 많은 의학용어가 전통의 것 중에서 선택하거나 새로 만들어지기도 하는 등 다양한 양상이 전개되었지만, 이후 일본에서 서양의 의서를 계속 번역하는 과정에서 현대 의학용어로 자리 잡게 되었다. 이것들은 일본뿐만 아니라 근대화 과정에서 일본의 의학교과서를 다수 수용했던 한국에서도 마찬가지였다.

이러한 사정에서 지적할 것은 일본에서 과학으로서의 의학이 자신의 자리를 분명히 할 수 있었다는 점과 서구로 대표되는 선진 학문이 매우 빠른 속도로 유입되고 있었다는 점이다. 이는 비슷한 시기의 조선(朝鮮)과는 매우 다른 양상이었으며, 그 점은 양국을 비교함으로써 더욱 분명해진다. 18세기 후반에 태어나 19세기 전반부를 조선에서 살았던 이규경(李圭景, 1788~?)은 인간의 몸, 신체의 형태와 기능 그리고 작동하는 원리를 아는 것이 중요하다면서 주목할 만한 의견을 제시하였다.

> 무릇 격물(格物)·궁리(窮理)한다는 학자로서 사람 몸의 내경(內景)·외경(外景)의 장부(臟腑)와 골육(骨肉)이 어떻게 되어 있는지는 전혀 알지 못하면서도 앉아서 천문(天文)·지리(地理)나 담론(談論)하면서 스스로 그것을 고상한 운치로 삼고 천고(千古)를 오만하게 바라보는 자

anatomical text", *Journal of the Royal Society of Medicine* 78, 1985, 585쪽.

7) 박석준, 「『해체신서』는 무엇을 해체했는가?」, 『민중언론』, 2006. 2.

가 있으니, 이것이 무슨 사리인가. 내가 간절히 이를 부끄럽게 여겨 이런 변증(辨證)을 하게 되었다. 그러나 이 또한 후인(後人)들의 웃음거리가 되지 않겠는가.[8]

성리학(性理學)을 공부하였을 터인 이규경은 성리학적 학문방법인 격물과 궁리의 시작은 바로 천리(天理)가 아니라 내 몸이라고 말한다. 이는 성리학에서 중요시한 여러 서적 가운데, 『근사록』(近思錄)이 갖는 의미를 가장 적절하게 지적한 표현이라고 생각한다. 물론 『근사록』에서 '근'(近)이 의미하는 것이 내 몸에 대한 지식이 아니라, 내 몸에서 시작되는 사회적 윤리를 말한다는 점에서 분명한 차이가 있기는 하다. 그러나 적어도 그에게 학문이란 천문이나 지리 같은 거대담론을 이야기하면서 과거의 역사적 사실과 그 속에 나타난 많은 학문적 성과를 무시하고 초월하는 이치(理致)에 주목하는 것이 아니었다. 그보다는 오히려 내 가까이 그리고 이 세상을 감각할 수 있는 근거가 되는 내 몸에 대해 우선 아는 것이 중요하다고 말하였다.

이러한 태도가 근대적 학문방법과 어느 정도 통해 있다고 말하기는 어렵다. 인간의 형체를 이해하는 것이 중요하다고 하였지만, 그가 과연 인체 내지는 인간을 하늘이나 하늘의 법칙과 따로 떼어내어 상정하였는지는 의문이기 때문이다. 그 관계를 깨뜨리지 못하는 한 결국 근대적 학문이 생겨날 가능성은 아직 희박하기 때문이다. 그럼에도 그를 주목하게 되는 것은 최한기(崔漢綺)보다 이른 시기에, 적어도 자신의 저술로 서양 의

---

8) 李圭景, 『五洲衍文長箋散稿』 人事篇, 人事類, 身形, 「人體內外總象辨證說」, "凡爲格物窮理之學 更不知人形內外景臟腑骨肉之爲如何 而坐談乾象 · 坤輿 自以爲高致 眼空千古者 是何理也 愚切耻之 有此辨證 然無乃復爲後人之竊笑者乎."

학에서 밝힌 인체에 대한 객관적 사실을 충분히 인지하고 나름 적극적으로 수용하려 했다는 점이다.

『해체신서』를 설명하는 자리에서 새삼 이규경을 언급하는 이유는 바로 스기타 겐파쿠와 비교하여, 일본에서 서양의학을 도입하게 된 차별성 그리고 그것이 가능하게 된 이유가 어쩌면 드러나지 않을까 하는 점 때문이다. 학계에서 연구되고 있는 한국사에 있어서 근대화 과정의 특성, 나아가 동아시아 사회의 다양한 분기의 근본적 이유를 밝히고자 하는 것이다.

이미 오래전 조선의 서학과 일본의 난학을 비교한 고전적 연구에서는 양국 사이에 존재하던 경제적 요인과 정치적 조건의 차이를 들었다. 일본은 조선과는 다르게 한 세기 이상 빠르게 서양과 직접 대면하였을 뿐만 아니라, 정치적·종교적 이유가 있는데도 실용적 학문에 대한 개방이 결국 난학으로 이어졌다고 파악하였다. 반면 조선에서 서학을 한 인물이 대부분 양반계층이었으며, 그들이 접하였던 서양 학문이 결국 한역(漢譯)된 서적이었다는 점에서 한계가 시작되었음을 지적한다. 이와 다르게 일본에서는 네덜란드 상관(商館)에서 일하는 역관인 오란다 통사(和蘭通詞)가 학문 전수의 주도자였으며 그 당시에 수용한 기술학, 즉 의학·천문·군사 등 관련서적을 원전으로 보고 있었다는 점은 매우 큰 차이를 갖는다고 지적하였다.[9] 한역된 서적이 아닌 서양의 원전을 보고 있었다는 사실은 본래의 원전을 온전히 이해하였는지를 떠나 매우 큰 차이를 보일 수밖에 없었다.

---

9) 李元淳,「朝鮮 '西學'과 日本 '蘭學' ──對西洋 學問의 對應의 比較的 接近」,『日本學報』 10, 1982.

이제 다시 이규경의 말을 들어보자.

내가 일찍이 「인체내외총상변증설」(人體內外總象辨證說)을 썼지만
여전히 미진한 점이 있어 다시 이 설(說)을 지어서 그 미비한 점을 보
충하고자 하는데, 사람이면서도 인체가 어떻게 생겼는지 모르는 것을
깊이 한탄했기 때문이다. ……이것이 일반인의 골도(骨度)다. 이를 탕
약망(湯若望, Adam Schall)의 『주제군징』(主制群徵)과 비교해보아도,
인체의 골격에 대해 이보다 자세하고 해박한 것이 없었다. 늦게야 이
글을 취하여 열람하고 매우 기특하게 여긴 나머지, 다시 이 설(說)을
지어서 『주제군징』의 소루(疏漏)한 점을 보충한다.[10]

이규경이 중간에 이것이라고 표현한 것은 바로 중국의 4대 고전의서
중의 하나인 『난경』(難經)에서 인체의 골도(骨度)를 말한 부분이었다. 이
규경은 『난경』에서 인체의 골절에 대해 상세하게 언급한 것을 들어, 앞
서 『주제군징』에서 부족하게 여겼던 설명을 보충하고자 하였던 것이다.
물론 그의 학문에 대한 꼼꼼함을 살필 수 있는 대목이기도 하지만, 한편
이규경이 가질 수밖에 없었던 명백한 한계가 드러나고 있다. 그것은 그
가 볼 수 있었던 서양의 서적이 결국 『주제군징』으로 한정된다는 사실이
었다.

탕약망이 지은 『주제군징』은 말 그대로 기독교에서 신앙하는 천주가

---

10) 이규경, 『五洲衍文長箋散稿』 人事篇, 人事類, 身形, 「人身藏府骨度辨證說」, "予曾
　有人體內外總象辨證說 猶未盡焉 復作此說 以補其不備焉 蓋深恨爲人而不知人形
　之爲如何也 此衆人之骨度也 比諸湯道未主制群徵 人身骨槪 詳明該備 無過此者
　晚取此書 考閱甚奇之 更作此說 以續群徵之疏漏焉."

존재한다는 것을 밝히는 여러 증거를 모으는 과정에 인체에 대해서도 언급하고 있다. 그 안에 들어 있는 내용은 갈레노스로 대표되는 서양 중세의 의학론이었으며, 인체의 해부학적 지식은 약간만을 소개하고 있다.[11] 결국 이와 같은 서적으로 서양의학의 지식, 그것도 이미 시간이 무척이나 지난 과거의 지식만을 얻을 수 있었다. 한역된 양서(洋書)를 읽는 한계가 바로 그 지점에 있었다. 이규경이 『해체신서』를 보았더라면, 우리가 알고 있는 『오주연문장전산고』의 내용은 크게 바뀌었을 것이다.

또 한 가지 지적할 사항이 있다. 인간의 몸이 학문의 시작이라고 인식하고 관심을 기울였던 이규경이지만, 실제 그 자신은 인간의 내부를 보고자 하였을까? 아니 적어도 『난경』이나 『주제군징』에서 언급한 내용들이 사실인지 아닌지를 그 자신이 어떻게 알 수 있단 말인가? 이러한 점은 스기타 겐파쿠 같은 일본의 난학자들과 해부학에 관심을 가졌던 의사들이 이전의 해부학적 지식이 옳은가에 의문을 품고 이를 확인하려 했다는 점과 무척이나 비교된다. 그들에게는 책의 내용도 중요했지만 좀더 근본적으로는 그림으로 그려진 인간의 내부 모습이 실제와 일치하는지에 의문을 가졌으며 자신들의 눈으로 직접 확인하고 싶어했다.

물론 그들이 가졌던 문제의식은 지식의 검증에 있었기 때문에, 서양에서 관심을 둔 인체가 어떻게 생명을 영위(營爲)하는가 하는 방향으로 전개되지는 못했다는 한계가 지적[12]될지라도, 이것이 매우 중요한 분기점

---

11) 김성수, 「조선 후기 서양의학의 수용과 인체관의 변화──성호학파를 중심으로」, 『민족문화』 31, 2008.
12) 坂井建雄, 『人体観の歴史』, 岩波書店, 2008, 234쪽. 이는 매우 중요한 지적이라고 할 수 있다. 왜냐하면 단지 이전의 지식을 확인함으로써 끝나는 것이 아니라 어떻게 인간의 몸에 접근해갈 것인가의 문제로 귀결되기 때문이다. 해부학적 지

이라는 사실에는 변함이 없다. 이규경보다 앞선 시기에 시작된 일본의 난학은 바로 그러한 점에서 분명 동아시아 역사에 새로운 전기를 마련했다. 최신의 서양 학문을 바로 자국어로 번역하여 수용하는 것은 조선이나 중국에서 미처 볼 수 없었던 시도였다.

물론 번역하는 과정에서 발생하는 오류는 피할 수 없었지만, 새로운 학문을 수용하는 이유가 논리와 함께 실증성에 근거하고 있다는 점도 분명 주목할 대상이다. 이에 대해 스기타 겐파쿠 같은 인물이 서양지식에 대해 지나치게 신뢰를 하고 있었다는 점은 지적될 수도 있다. 그러나 좀전에 말한 바와 같이, 그 바탕에는 실증에 의한 확신과 믿음이 존재하고 있었다. 이것은 달리 표현하자면 언제든 실증성이 떨어지게 된다거나 더욱 체계적이고 합리적이며 충분히 실증성을 갖춘 이론이 나온다면, 그 새로운 것을 받아들일 준비가 되어 있다는 뜻도 된다.

『해체신서』를 번역한 인물들은 네덜란드를 통해 서양의 의학지식을 조금이라도 더 분명하게 수용하고자 하였으며, 그것을 통해 과거의 해석을 검증하려고 노력했다. 그 과정에서 현재의 지식체계가 갖고 있는 문제점과 한계가 무엇인지 확인할 수 있다는 점에서, 오류가 있는 번역이며 지나친 신뢰감 속에서 확대 해석했다는 단점이 있지만 그 역사적 의미는 축소되지 않는다. 이때 드러난 지식의 한계와 오류를 극복하는 과정에서 일본의 의학과 해부학은 점점 발전할 수 있었다. 그 시작이 바로 『해체신

식으로 알려진 신체의 부분이 서로 관계하며 작동하는 양상을 이해하고 탐구하기 위한 방법적인 문제들, 즉 연구방법의 과학적 태도는 아직 미성숙했기 때문이다. 물론 해부학이라는 학문이 결국에 보여지는 몸의 부분을 정확하게 기록하는 것과 그 작용 방식을 탐구하는 것으로 이분된다고 할 때, 스기타 겐파쿠 등이 후자의 방법으로 가기에는 아직 무리였다.

서』였다.

2. 『해체신서』 편찬의 의학적 배경

『해체신서』는 스기타 겐파쿠, 마에노 료타쿠(前野良澤) 등이 우연히 만나 해부를 직접 보게 되면서 번역하게 되었다는 우연적 계기도 있었지만, 당시 일본의학계가 갖고 있었던 의학사적 배경에서 필연적인 일이었다. 그것은 동아시아 의학계에서 나타나는 일반적인 상황과 함께 일본만의 특수한 환경에서 기인하였다. 따라서 『해체신서』 편찬이 갖는 의학사적 맥락을 이해하기 위해서는 17~18세기 동아시아 의학의 전반과 함께 당시 일본의학의 상황을 이해하는 것이 필요하다.

우선 중국에서는 명말 청초 이후 의학계가 전염병학이라고 할 수 있는 온병학(瘟病學)의 발전과 함께 온보학파(溫補學派)의 득세로 이어졌지만, 그 안에서도 다양한 학파의 분기와 저마다의 학설이 있었다. 특히 온병학의 발전은 이전에 논의된 질병의 전변에 대해서 새로운 관점을 제시했다. 질병의 원인을 인체의 안과 밖으로 구분하여 내상(內傷)과 외감(外感)으로 나누었다. 외감의 경우에 풍(風)과 한(寒)으로 대표되는 외부의 나쁜 기운이 몸의 겉인 피부를 거쳐 차례로 몸의 안쪽으로 들어오면서 병의 양상이 변화한다는 『상한론』(傷寒論)의 기본 관점이 당시로서는 가장 일반적이었다.

그런데 온병학은 이에서 벗어나, 구강(口腔)과 비강(鼻腔)을 통하여 몸의 안으로 바로 질병이 들어온다는 점을 지적했다. 이렇게 되면 질병의 증상이 매우 빠르게 진행하는 온병의 특성을 설명할 수 있는 근거가 되지만, 『상한론』에서 말한 육경전변(六經轉變)의 논리와는 서로 충돌할 수 있는 여지도 많았다. 육경전변은 피부에 연결된 태양경(太陽經)을 시작으로 양명경(陽明經), 소양경(少陽經), 태음경(太陰經), 소음경(少陰經), 궐음경(厥陰經) 순서로 병기가 전해진다는 병리론(病理論)이라고 할 수 있다. 위(胃)나 장(腸)에 급한 증상이 바로 나타나는 온역을 설명하기 위한 온병학의 논리는 중국 전통의학의 가장 큰 골격이라고 할『상한론』에서 언급한 질병의 전변과는 다른 관점이었다. 이처럼 시대에 따라 다르게 전개되는 질병의 상태는 결국 그 설명을 위한 질병론, 의학론에서도 이전과는 다른 큰 변화를 가져오게 하였다.

조선도 마찬가지 상황이었다. 16세기 이후로 중국 명대(明代)의『의학입문』(醫學入門),『의학정전』(醫學正傳),『만병회춘』(萬病回春)이나 국내에서 편찬된『동의보감』(東醫寶鑑) 등이 주된 텍스트였지만, 중국에서 전염병학이 발달하였던 것처럼 조선에서도 마진학(痲疹學)이 발전했다. 마진이란 일반적으로 홍역을 말하는데, 조선 후기에는 특히 도성인 한양으로 인구가 집중하여 전염병의 발생 가능성이 매우 높았다. 따라서 전염이 쉬우면서도 치사율이 높았던 마진에 대한 연구가 절실하였다.

이 시기의 대표적인 연구는 다산(茶山) 정약용(丁若鏞)의『마과회통』(痲科會通)이라고 할 수 있다.『마과회통』은 정약용의 학문적 성숙도와 함께 고증학적 연구방법으로 매우 치밀하게 연구된 저술이었다. 따라서 면밀한 비교 검토에 의한 연구가 진행되었지만, 여전히 그 방법론에서는 중국이나 조선의 전통적인 의학론이 중심이었다. 알려진 것처럼 정약용은 전통의학 사상에 상당히 비판적인 의식을 갖고 있었으며, 때로는 서양의 이론을 수용하고 있었던 것이 사실이다. 그럼에도 그의 서양 학문에 대한 이해는 전면적으로 의학 이론에 적용되지 못하는 형태로 귀결되고 말았다.

정약용이 갖고 있었던 서양의학적 지식은 이미 성호(星湖) 이익(李瀷)

에 의해서 일부 거론되었던 것도 사실이다. 이익은 알려진 바와 같이 갈레노스의 의학이론을 소개한 『주제군징』에서 언급했던 기초적인 해부학과 생리학적 지식을 자신의 저술에 기술한 적이 있다. 그러나 이 학설은 이미 서양에서는 점차 폐기되는 중세 의학론이었다. 조선에서도 이익이나 정약용 같은 당대의 지식인이 서양 과학과 의학에 대해 약간의 소견을 내비치기는 했지만 매우 부분적이거나 시대에 뒤처진 내용들이었다. 무엇보다 의사가 아닌 유학자의 견해였으며, 실제로 의사가 받아들인 흔적은 거의 없다고 해도 과언이 아니다.

중국이나 조선과는 다르게 일본에서는 18세기 의학 내부에 매우 다양한 학문적 분기가 존재했다. 앞서 중국, 조선 등에서도 수용하고 있었던 전통의학, 그중에서도 중국 금원대(金元代) 이후 이론화된 이른바 후세방파(後世方派)와 이론적인 측면에 초점이 맞추어진 후세방을 비판하면서 『상한론』의 임상중시 전통을 따르려는 고방파(古方派) 그리고 해부학(解剖學) 지식에 대한 요구가 공존하고 있었다. 일본에서 사용되는 명칭으로 구분한다면 중국과 조선이 주로 후세방파를 중심으로 의학이론이 전개되었다고 할 수 있으며, 일본은 고토 곤잔(後藤艮山, 1659~1733)의 뒤를 이어 등장한 요시마스 도도(吉益東洞, 1702~73)가 새로운 이론을 제창하면서 고방파가 득세하고 있었다. 그 뒤를 이어서 야마와키 도요(山脇東洋, 1706~62)에 의한 해부와 『장지』(藏志)의 간행, 가와구치 신닌(河口信任, 1736~1811)의 『해시편』(解屍編) 출판 등에서 보듯 해부에 대한 의지가 강했다는 점에서 분명한 차이가 있었다.

일본의학에 큰 변화를 준 것은 무엇보다도 서양의학이었다. 전근대 일본의 의학은 크게 내과와 외과로 구분되었다. 내과는 이른바 한방 전통의학이었으며 외과는 양의(瘍醫)라고 불렸다. 1713년경에 편찬된 백과사전의 일종인『화한삼재도회』(和漢三才圖會)에서는 18세기 전반기까지의 일본의학을 그와 같이 정의내리고 있었다. 이 중에 서양의학이 영향을 미친 분야는 외과에 해당[13] 하였는데, 16세기 중반 일본에 당도하였던 포르투갈인이 소개한 중세 서양의학을 의미하는 남만(南蠻)의학과 흔히 홍모(紅毛)의학이라고 불린 네덜란드 의학이 중심에 있었다.[14]

일본이 최초로 서양을 접한 것은 1543년 8월 다네가 섬(種子島)에 있는 작은 포구에 포르투갈인을 포함하여 100여 명의 승무원이 탑승한 배가 도착하면서부터였다. 그로부터 6년 뒤 예수회 선교사였던 하비에르(Francis Xavier, 1506~52)가 일본에 와서 포교를 시작하면서 서양의 의학이 일부 알려졌다. 그 이후에 도착한 알메이다(Louis de Almeida, 1525~83)는 포르투갈 외과의 면허를 가진 인물로, 무역상으로 일본에 왔지만 예수회 포교활동에 적극 참여하면서 분고(豊後) 후나이(府內)에 유아원을 건립하였다. 그는 아이들을 진료하는 데서 시작하여 점차로 성인들까지 치료하면서, 1557년에는 일본 최초의 서양식 병원을 세웠다. 당시 영주였던 오토모 소린(大友宗麟)에게 받은 토지에 성당을 비롯하여

---

13)『和漢三才圖會』권7,「人倫類」, "外科 (瘍醫 外治)按今 用服藥內治者 稱之本道 用 貼膏外治者 稱之外科 刺鍼治者 稱之針 立三家以別業 苟不兼知者 何爲得醫道矣 近世薛己之外科樞要 行於世矣 又有南蠻·阿蘭陀 二流拔膿斂口之膏 以爲家傳."

14) 일본에서의 서양의학의 도입 및 서양문화 수용에 대한 고전적인 연구로는 다음과 같은 것이 있다. Ranzaburo Otori, "The Acceptance of Western Medicine in Japan", *Monumenta Nipponica* 19, 1964; Jiro Numata, "The Acceptance of Western Culture in Japan", *Monumenta Nipponica* 19, 1964. 국내에 소개된 것으로는 후지카와 류(富士川 游)의『日本醫學史』(법인문화사, 2006)나 타이먼 스크레치의『에도의 몸을 열다』(그린비, 2008)가 있다. 이하 일본의 서양의학 전래에 대한 서술은 酒井シヅ,『日本の醫療史』, 東京書籍, 1982과 新村拓 편,『日本醫療史』, 吉川弘文館, 2006을 주로 참조하였다.

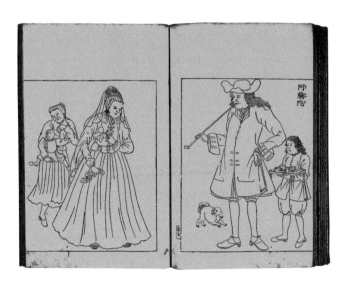

『42국인물도설』(四十二國人物圖說)에 실린 네덜란드인의 모습.

나병 환자를 위한 병사와 일반병사를 갖춘 병원이 마련되었다. 이곳에서 알메이다는 외과를 담당하였으며 세례를 받은 일본인이 내과를 진료하였다.

1560년경 예수회 본부에서 의료사업을 금지하면서 알메이다는 병원의 운영에서 손을 떼고, 하카다(博多) 등에서 포교를 하면서 틈틈이 환자를 돌보기도 하다가 1584년에 사망하였다. 병원은 알메이다가 떠난 후에도 일본인 의사와 신도로 구성된 자비옥(慈悲屋, misercordia) 조직이 운영했으나, 1586년 시마쓰(島津)의 침략으로 성당과 병원이 불타버렸다. 자비옥 조직은 후나이를 비롯해 히라도와 나가사키 등 여러 지역에서 의료의 중심 활동을 하였지만, 도요토미 히데요시의 선교사 추방령과 도쿠가와 막부의 교회금지령으로 1632년에 해산되었다.[15]

한편 오다 노부나가(織田信長)는 1569년 선교사가 교토에서 포교를 할 수 있게 하면서, 그 사원인 남만사(南蠻寺)의 건립을 허락하였다. 남만사에서는 약원(藥園)을 조성하고 3,000여 종의 서양 약초를 재배하면서 나병환자를 구제하는 등 의료 활동을 전개하였다. 처음에 50명을 수용할 수 있었던 병원이 80명 수용으로 확장되었지만, 크리스트교 박해가 시작되면서 남만사의 활동은 계속되지 못했다. 1603년 병원이 다시 건설되어 나병환자를 수용하고 포교활동을 잠시 하였으나, 1612년 박해가 다시 시작되면서 활동은 사라졌다.

선교를 위한 의료가 잠잠할 무렵, 금교령 하에서 남만류 외과로서 사와노 주안(澤野忠庵, 1580~1650)과 구리사키류의 의학이 전래되었다. 사와노 주안은 1610년 예수회 선교사로서 일본에 왔다가 귀화한 인물인 페레이라(Cristóvão Ferreira)로, 그는 1633년(寬永10) 나가사키에서 잡혀서 고문 끝에 배교(背敎)했다. 『천문비용』(天文備用)과 『남만류외과서』(南蠻流外科書) 등을 저술하여 서양의 천문학과 의학을 소개했으며, 남만 통사였던 니시 기치베(西吉兵衛, ?~1684)와 그의 아들 니시 겐포(西玄甫), 스기모토 주케이(杉本忠惠, 1608~89) 등에게 남만의학을 전수하였다. 한편 구리사키 도키(栗崎道喜, 1582~1652)는 9세에 남만인에 의해 마카오, 루손 등으로 보내져 외과술을 배우고 나서, 1617년 일본에 돌아와 나가사키에서 활동하면서 『외과비결』(外科秘訣)을 남겼다. 주안류의 의사는 에도에 참부하는 네덜란드 의사 등과 교류하면서 네덜란드의 외과학을 흡수하였는데, 니시 기치베는 네덜란드 상관의 의사에게 의학을 배우고 1668년 의학증명서를 받기도 하였다. 한편 구리사키류는 중국

---

15) Yoshio Izumi, Kazuo Isozumi, "Modern Japanese medical history and the European influence", *Keio J Med* 50-2, 2001, 91쪽.

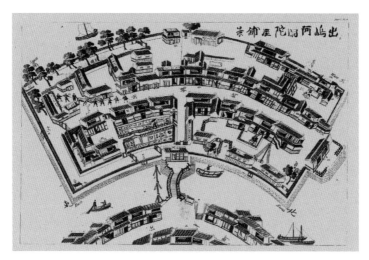

데지마의 모습: 페리 카스타네다 라이브러리 지도 컬렉션(텍사스대학교 소장).

의 옹저(癰疽)를 치료하는 계통을 흡수하여 전통의학과 절충적인 체계로 후에 존속하였다.

크리스트교 포교를 위한 의학과 남만의학이 전래한 이후 일본에 네덜란드 의학이 다시 들어왔다. 도쿠가와 막부는 크리스트교를 배척하였지만, 서양의학 특히 외과학은 적극적으로 수용했다. 1635년 막부는 외국선의 입항과 무역을 네덜란드와 중국으로 한정하여 쇄국정책을 추진하였는데, 이에 따라 남만의학을 대신하여 네덜란드 의학, 즉 홍모외과만이 일본에 유입되었다. 본래 네덜란드와의 교류는 1602년 동인도회사 설립으로 활발해졌고, 1641년(寛永18) 히라도에서 나가사키로 교류지가 옮겨지고 데지마(出島)에 상관이 세워지면서 통상은 더욱 활발해졌다. 데지마는 쇄국 후에 외국의 상인을 격리하기 위해 조성된 부채꼴 모양의 인공 섬으로, 상관장(商館長) 이하 여러 명의 네덜란드인이 무역을 하기 위해 여기에 머물렀다.

　이때 의사 한 사람이 반드시 교대로 머물렀는데,[16] 예수교 및 서양서적의 휴대가 금지되는 상황에서도 1641년 쇼군은 포술과 함께 의술의 전수를 요구하였다. 이에 외과의사인 헤셀링흐(J. Heselingh)가 나가사키뿐만 아니라 여러 번에서 파견된 의사를 교육하기도 하였다. 당시의 강의는 통사(通詞)가 중간에 통역하면서 진행되었는데, 이들이 의학을 전공해서 외과의사로서 홍모외과를 전파하고, 나아가 나가사키에서 난학을 발전시키는 데 일조하였다. 또 상관장이 쇼군을 만나 통상에 대한 사례를 전하는 참부(參府)에 의사가 동행함으로써 나가사키뿐만 아니라 에도를 비롯하여 일본에 많은 영향을 주었다.

　1643년 잠시 악화되었던 양국의 관계가 화해로 돌아서면서 네덜란드에서는 특사(特使)로서 일본이 요구하였던 유능한 의사를 파견하였는데, 그가 바로 초기 홍모의학에 큰 영향을 미친 카스파 샴베르커(Caspar Schamberger, 1623~1706)다. 그는 포수와 함께 에도에 체류하면서 의술을 교육하였고, 나가사키에서는 후에 『해시편』을 작성한 가와구치 신닌(河口信任)의 증조부인 가와구치 료안(河口良庵, 1629~1714) 등도 교육했다. 이렇게 해서 카스파류라고 명명되는 외과학파가 형성되기도 하였다.[17] 이들 의사는 한편으로 서양에 일본의 사정과 의학을 소개하기도

---

16)『洋學史事典』에는 오란다 상관에 재류하였던 의사가 정리되어 있는데, 1641년부터 1643년까지 있었던 헤셀링흐(Juriaen Heselingh)를 시작으로 1868년부터 1875년까지 있었던 히르츠(Anton Johannes Cornelius Geerts)까지 대략 100여 명의 의사가 교대로 상주하였다.

17)카스파의 역할과 가와구치 가문의 네덜란드 의학의 전수에 대해서는 ヴォルフガング・ミヒェル,「カスパル・シャムベルゲルとカスパル流外科(I)」,『日本醫史學雜誌』42-3, 1996;「カスパル・シャムベルゲルとカスパル流外科(II)」,『日本

하였다. 1674년 일본에 와서 2년간 머물렀던 레이너(Willem ten Rhijne, 1647~1700)는 라이덴대학교에서 의학을 공부하였던 인물로, 귀국 후에 침구술과 일본의 장뇌삼을 유럽에 소개하였다. 1690년에 일본에 온 독일인 의사 캠퍼(Engelbert Kämpfer, 1651~1716)는 일본의 사정과 동식물을 관찰한 기록인『일본지』(日本誌)를 저술하여 소개하기도 하였다.

이와 함께 네덜란드를 통해 서양의 의학서적이 수입되었고, 네덜란드 의사의 통역을 담당하였던 통사를 중심으로 네덜란드 의학이 점차로 일본에 퍼져 나갔다. 1654년 다카오카 번(高岡藩)의 다이묘였던 이노우에 마사시게(井上政重, 1585~1661)가 베살리우스의 해부서와 파레의 외과서를 차례로 수입하였다. 마사시게는 네덜란드 의사를 초청하여 베살리우스 해부서의 설명을 부탁하였을 뿐만 아니라 직접 동물해부를 시행토록 요청하기도 하였다. 이처럼 해부서는 막부의 고관에게 흥미를 유발시켜서, 로주(老中)였던 이나바 마사노리(稻葉正則, 1623~96)는 당시 유럽 해부학을 집대성했다고 평가받는 슈피겔(Adriaen van den Spiegel)의 저서인『총서』(叢書, *Opera quae exant Omnia*)를 구하여 통사와 네덜란드 의사에게 설명을 요청할 정도였다. 그는 이후 렘머린(Johann Remmelin)의『인체 소우주도』(*Pinax microcosmographicus*)를 구하여 통사에게 내용의 설명을 요청하였는데, 당시 통사였던 모토키 료이(本木良意, 1628~97)가 주요한 부분을 번역하여 1682년『아란타경락근맥장부도해』(阿蘭陀經絡筋脈臟腑圖解)라는 이름으로 바쳤다. 이것이 바로 일본에서 처음 네덜란드어 의서를 번역한 것으로, 약 90년 후인 1772년 스즈키 소인(鈴木宗云)이『화란전구내외분합도』(和蘭全軀內外分合圖)라는

醫史學雜誌』42-4, 1996 참조.

이름으로 간행하였다.

이와 같이 네덜란드 의사의 통역을 담당하였던 통사 중에는 이를 계기로 네덜란드 의학에 눈을 뜬 경우도 많았다. 앞서 모토키 료이를 비롯해서 초기의 유명한 인물인 나라바야시 친잔(楢林鎭山, 1648~1711)은 역대 상관의(商館醫)에게서 익힌 성과를 『홍이외과종전』(紅夷外科宗傳)으로 편찬하였고, 그의 아들은 네덜란드 의학에서 연유한 고약을 만들어서 효과를 보기도 하였다. 통사 가운데 가장 뛰어난 인물은 요시오 고규(吉雄耕牛, 1724~1800)다. 『해체신서』의 「서문」을 쓰기도 한 그는 데지마의 상관에게서 외과학·내과학·진단·치료술을 배웠으며, 사지절단술 같은 외과술을 『남만외과수술도권』(南蠻外科手術圖卷)에 남겼다. 그의 문인이었던 고다 큐고(合田求吾, 1723~73)가 『홍모의언』(紅毛醫言)에 남긴 기록에 따르면 고규는 서양의 해부학뿐만 아니라 병리해부의 필요성을 역설하였다고 한다. 무엇보다 그는 『해체신서』의 편찬에 주도적인 역할을 한 마에노 료타쿠에게 네덜란드어를 교육하고, 겐파쿠에게 의학에 대한 지식을 전달함으로써 해부학을 바탕으로 하는 네덜란드 의학이 일본에 본격적으로 수용되는 계기를 마련하였다.

3. 『해체신서』의 저자와 번역의 문제

『해체신서』의 원저자인 쿨무스는 1689년 3월 18일 브레슬라우(폴란드 브로츠와프)에서 태어나, 브레슬라우와 단치히(폴란드 그단스크)에서 김나지움을 다녔다. 1711년부터 수년간 할레, 라이프치히, 스트라스부르크, 바젤의 여러 대학에서 의학과 박물학을 공부하였고, 1719년 바젤에서 박사학위를 받았다. 이후 폴란드 국왕의 시의였던 친형 요한 게오르크 쿨무스가 거주하였던 단치히로 가서 의업을 개시하였다. 1725년에는 단치히에 있는 김나지움의 교수가 되어 의학과 박물학을 가르쳤는데, 학문적으로 활약했던 시기는 1720년대로 그의 나이 30~40대였다. 대표작인 『해부도표』(*Anatomische Tabellen*)의 초판도 이 무렵인 1722년 단치히에서 출판되었다. 그밖의 저작으로 『자연철학요강』(自然哲學要綱, *Elementa philosophiae naturalis*)이 1722년과 27년, 「기형태아(奇形胎兒)의 해부생리학적(解剖生理學的)인 기술」이 1724년, 「청각에 대해서」와 「혈액순환」이 1724년, 「증기와 노을」이 1726년, 「암석」이 1727년, 「후각」(嗅覺)과 「시각」(視覺)이 1728년, 「촉각」이 1729년, 「동물의 발생에 대해서」와 「곤충의 실험」이 1729년에 발표되었다. 특히 그의 고래에 대한 연구는 1733년 린네의 『자연의 계통』에서 고래가 포유류라고 밝혀진 것보다 이른 연구였다는 점에서 의미가 있었다. 그는 1722년 레오폴도 아카데미의 회원이 되었고, 1725년 이후는 베를린 학사원의 회원이 되는 등 그의 학문적 업적은 당시에도 꽤 인정받고 있었다. 또 18세기 위대한 생리학자 중의 한 사람인 할러(Albrecht von Haller, 1708~77)는 쿨무스가 해부학에 뛰어난 학식을 갖고 있다고 높이 평가하기도 하였다. 그가 최후까지 김나지움의 교수로 있었는지는 분명하지 않으며, 56세인 1745년 5월 29일 단치히에서 사망하였다.[18]

그의 대표작인 된 『해부도표』는 독일어 초판이 1722년 단치히에서 간행된 이래 1725년과 1728년 단치히에서, 1732년에는 제3판이 암스테르담에서, 제4판이 1741년 라이프치히에서 간행되었다. 이때까지의 판본은 쿨무스가 직접 편저한 것이라고 말해지는데, 개정판을 낼 때마다 내용

---

18) 이상 쿨무스에 대한 약력은 小川鼎三, 『解體新書』, 中央公論社, 1968, 73~81쪽 참조.

을 개선하고 정비하는 데 쿨무스가 매우 노력하였다고 한다. 한편 라이덴의 외과의사였던 딕텐의 번역으로 네덜란드어본이 1734년 암스테르담에서 출판되었다. 그리고 같은 해에 암스테르담에서 개업하고 있던 의사 마쉬(Pierre Massuet)가 프랑스어로 번역하여 1734년 암스테르담에서 출판되었다. 그런데 마쉬가 라틴어본을 바탕으로 번역했다고 언급한 것을 보면, 라틴어로도 번역이 이미 되어 있었음을 알 수 있다.[19]

이처럼 그의 책이 인기를 끌었던 이유는 설명과 도판이 해부학을 이해하는 데 매우 집약적이었다는 점 때문이었다. 그의 해부서에 실려 있는 많은 수의 해부도는 헤르헤인(Philip Verheyen, 1648~1711)의 저서에서 나왔지만, 그것을 개량하여 분명한 해부도를 제공하였던 것이다. 물론 헤르헤인도 베살리우스의 것을 모방했다고 평가를 받는 상황이고, 게다가 헤르헤인이 현미경으로만 관찰 가능한 조직학 관련 해부도를 싣지 않았다는 점에서 쿨무스의 해부도는 높은 평가를 받기 어렵지만, 해부학을 널리 이해시킨다는 목적에서는 매우 성공적이었다고 말할 수 있다. 그리고 네덜란드 의사에게 인기가 있었던 바로 그 네덜란드어본이 일본으로 전해지고, 이 중에서 『해체신서』의 번역자인 겐파쿠와 료타쿠가 본 것은 1734년 출판본이었다는 점에서 서양뿐만 아니라 동아시아 해부학의 역사에 미친 영향은 지대하였다.

---

19) 이 서적들은 번역된 언어의 차이 이외에도 판본마다 책의 편성 방식에서 차이점이 있다. 우선 독일어본은 상단에는 본문이 있고 하단에는 해설이 있으며 해부도는 해당 부분에 첨부되어 있다. 반면 네덜란드어본은 본문과 해설은 같지만 해부도는 맨 뒤쪽에 모여 있는데, 일본에서 번역된 『해체신서』는 바로 이 체제를 그대로 따르고 있다. 프랑스어본 역시 네덜란드어본과 같은 방식으로 되어 있으며, 라틴어본만은 본문을 맨 앞에 모아서 기술하고 해설은 뒤에 따로 모아서 기술하였는데, 해부도를 생략하였기 때문에 분량이 제일 적다.

쿨무스 책의 네덜란드어본이 30여 년 후 일본에서 관심을 끌 수 있었던 데에는 무엇보다 데지마를 통한 교류가 가장 큰 영향을 미쳤다. 또한 야마와키 도요의『장지』로 촉발된 해부에 대한 호기심, 그리고 무엇보다『해체신서』를 편찬한 이들의 노력이 맞물렸다. 번역의 주역인 스기타 겐파쿠와 마에노 료타쿠를 통해서 그 과정을 살펴보자.

스기타 겐파쿠의 집안은 조부인 스기타 하쿠겐(杉田元伯)을 시작으로 대대로 의학을 하였는데, 그는 니시 겐포(西玄甫)에게서 의학을 익혔다. 그런데 니시 겐포는 사와노 주안에게 남만의학을 배우고 나서 네덜란드 의학을 다시 익혀 상관장에게서 의학증명서를 받았던 인물이다. 따라서 가학을 계승한 겐파쿠는 의학적인 면에서 네덜란드 의학과 밀접한 관계에 있었으며, 실제로 겐포의 아들인 니시 겐테쓰(西玄哲, 1681~1760)에게 의학을 배우기도 하였다. 한편 미야세 류몬(宮瀬龍門, 1720~71)에게서 한학을 익혔는데, 그는 오규 소라이(荻生徂徠, 1666~1728)의 뛰어난 제자였던 핫토리 난카쿠(服部南郭, 1683~1759)의 제자였다. 특기할 점은 핫토리 난카쿠가 일본 최초의 해부를 실시한 야마와키 도요와 교류를 하던 인물이었다는 점이다. 이러한 점이 겐파쿠에게 어떠한 영향을 미쳤는지 확인할 수는 없지만, 흥미로운 관계임은 분명하다.

겐파쿠가 의사로 활동하기 시작한 것은 1752년 와카사(若狹)의 번의로 근무하면서부터였다. 그러던 중 함께 번의로 근무하고 있던 고스기 겐테키(小杉玄適, 1730~91)에게서 야마와키 도요가 인체를 해부했다는 소식을 듣게 되었다. 도요가 죄수를 해부할 수 있었던 것은 오바마(小浜)의 번의였던 이토 유신(伊藤友信), 고스기 겐테키, 하라 쇼안(原松庵) 세 사람의 요청 때문이었으며, 소식을 전한 겐테키와 유신은 도요의 제자였다. 게다가 도요는 이 해부 관찰을 기록한『장지』를 출판하여 당시의 의학계에 큰 충격을 주었던 사정을 미루어 보면, 분명 겐파쿠 역시 『장지』를 보았을 것이며 이로 인해 해부에 더욱더 관심을 갖게 되었을 것으로 생각해볼 수 있을 듯하다.

이후 겐파쿠가 네덜란드 학문에 깊은 관심을 갖게 되는 계기가 생겼다. 1757년 독립하여 니혼바시(日本橋) 근처에서 의사로 개업을 하면서, 근처에 있었던 본초학(本草學)의 대가 다무라 란스이(田村元雄, 1718~76)가 개최하는 물산회(物産會)에 참석하게 된 것이다. 이 모임에서는 네덜란드 상관장인 인데이크[20]가 쇼군에게 바쳤던 도도네우스의 본초서 번역본인 『아란타본초화해』(阿蘭陀本草和解) 등을 연구하였다. 이 모임에 참여하면서 겐파쿠는 『해체신서』를 같이 번역하게 된 동료 나카가와 준안 등과 교류하기 시작하였다. 그리고 1766년 대통사(大通詞) 니시 젠자부로(西善三郎, ?~1768)를 만나 네덜란드어 학습을 요청하는 자리에서 마에노 료타쿠(前野良澤, 1723~1803)를 처음 만나게 된다. 대통사의 조언으로 결국 겐파쿠는 네덜란드어 학습을 포기하였지만, 네덜란드 의학에 대한 그의 열정은 식지 않았다. 그는 1769년 참부(參府)에 동참하였던 대통사 요시오 고규(吉雄耕牛)를 찾아가 헤이스터의 의서를 빌려 삽화를 모사하였는데 후에 『양가대성』(瘍家大成)에 많은 영향을 미쳤다고 한다.[21]

---

20) 인데이크(Hendrik Indijik, ?~1664)는 1660. 10. 26~61. 11. 21, 1662. 11. 6~63. 10. 20 사이의 네덜란드 상관장이었다. 네덜란드 알크마르(Alkmaar) 출신으로 두 차례 상관장을 지냈으며, 1659, 1661, 1663년 세 차례 에도 막부를 방문하였다. 1664년에 세 번째로 상관장에 선발되었으나, 출발하기 전 바타비아에서 사망했다.

21) 겐파쿠가 본 책은 헤이스터(Lorenz Heister, 1683~1758)의 『외과지침』(外科指針, Heelkundige Onderwyzingijin, 1755)이다. 片桐一男, 『杉田玄白』, 吉川弘文館,

그리고 1771년 겐파쿠에게 중요한 사건이 발생하였다. 당시 겐파쿠는 봄에 나카가와 준안이 빌려준 책을 열심히 보고 있었는데, 이는 준안이 에도에 왔던 네덜란드 상관장 일행에게서 빌려온 해부학 서적, 즉『해체신서』번역의 저본인『해부도표』였다. 겐파쿠는 이 책을 구입하기 위해 사카이코(酒井候)의 막료에게 요청하여 겨우 승낙을 받음으로써『해체신서』와의 인연이 본격적으로 시작되었다. 그리고 1771년 3월 4일 마가리부치 가게쓰구(曲淵景漸, 1725~1800)의 가신(家臣)이었던 도쿠노 만베에(得能萬兵衛)에게서 형장에서 후와케(腑分)[22]가 있다는 소식을 전해 듣게 되었다. 그는 이 사실을 나카가와 준안과 마에노 료타쿠에게 알려 세 사람이 해부를 하는 자리에 함께 참석하게 된다. 그리고 자신들이 갖고 있었던 네덜란드어로 된 해부학 서적에 그려진 인체의 모습과 실제 해부를 비교해보면서 감탄하지 않을 수 없었고, 그날로 그 해부학 서적을 번역하기로 의기투합한다.

세 사람 중에서 유일하게 마에노 료타쿠만이 네덜란드어를 알고 있었던 까닭에, 번역의 중추는 료타쿠가 맡게 되었다. 그는 어려서 부친을 잃고 백부인 요도번(淀藩)[23]의 의사 미야타 젠타쿠(宮田全澤) 밑에서 자란 후에 마에노 집안에 양자로 가게 되었는데, 그의 의학에 영향을 미친 백부 젠타쿠는 고방파의 유명한 의사였던 요시마스 도도를 따르는 사람이었다. 이유는 분명하지 않지만 료타쿠는 40세가 넘어서야 네덜란드어를 배우기 시작했는데, 아오키 곤요(靑木昆陽, 1698~1769)를 사사하고 뒤이어 나가사키로 가서 100여 일에 걸쳐 요시오 고규(吉雄耕牛)와 나라바

1994, 67~68쪽.
22) 당시에는 해부를 후와케라고 하였다.
23) 현재 교토 시(京都市) 후시미 구(伏見區) 요도혼마치(淀本町)다.

야시(楢林) 등에게서 네덜란드어 학습을 계속했다.

이처럼 네덜란드어 학습에 열의를 갖고 있었다고는 하지만, 그가 아는 네덜란드어로 책을 번역하는 것은 쉬운 일이 아니었다. 제대로 된 문법책이나 사전도 없는 상황에서 어느 정도 번역을 하기까지 그들이 겪은 어려움은 굳이 설명하지 않아도 충분히 알 수 있을 것이다. 그나마 주어진 단서라고는 『해체신서』에 포함된 해부도에 기호가 표시되어 있었다는 점이다. 그 기호는 각 편에서 설명하고 있는 인체의 기관과 부위를 알아보기 쉽게 표기한 것으로, 해부도와 그에 해당하는 편의 설명에 함께 기재되어 있었다. 그렇다고는 하지만 이는 기관과 부위에 대한 명칭을 알려줄 뿐이었고, 『해체신서』의 원저에는 이미 설명이 되었거나 뒤에 자세한 설명이 나오면 그 부분을 참조하라고 서술되어 있다. 따라서 이러한 경우에는 다시 그 부분에 가서 같은 명칭을 찾고, 이어 부속된 기호를 해부도에서 다시 찾는 작업이 필요했다. 이 방법은 인체 기관에 해당하는 명사 술어에만 주로 해당하는 것으로, 나머지 부분을 번역하는 것은 여전히 난제였다.

여러 난관을 극복하면서 2년여의 시간이 흘러 번역이 거의 끝나갈 무렵인 1773년 『해체신서』를 출판하기에 앞서 겐파쿠와 준안 등은 그림을 위주로 간단한 설명이 붙은 『해체약도』(解體約圖)를 출판하였다. 저자는 겐파쿠, 교열은 준안, 그림은 구마가이 요시카쓰(熊谷儀克)[24]가 담당했다. 『해체신서』 예고편의 성격을 띤 『해체약도』의 첫머리에서 이들은 네덜란드의 해부서를 번역하여 이미 완성하였고 『해체신서』라고 이름붙였

---

24) 구마가이 요시카쓰(熊谷儀克, ?~?)는 에도 중기의 화가로, 와카사(若狹) 사람이다.

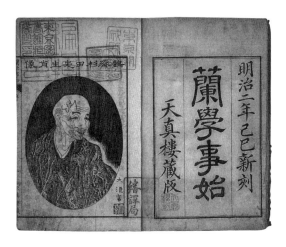

『난학사시』의 젠파쿠 초상화.

다고 밝혔다. 그들이 『해체약도』를 간행한 것은 한편으로 관청의 정식 허가를 받지 않은 책을 출판할 때 막부의 반응을 알아본다는 의미도 있었다. 8년 전 네덜란드어 문자가 쓰여 있다는 이유로 『홍모담』(紅毛談)이 절판된 적이 있었기 때문이다.[25)]

　이러한 조심스러운 과정을 거쳐 1년 후 정식으로 출판된 『해체신서』는 『해체약도』에서 나타난 잘못된 설명을 바로잡았다. 흉관이 쇄골 아래에서 바로 쇄골아래동맥과 만난다는 것을 좌측 쇄골 아래의 혈맥, 즉 정맥과 만난다고 수정하였다. 이는 그들이 비교 검토하였던 다른 여러 해부서가 있었기에 가능하였다. 그것이 바로 『해체신서』의 범례에 실려 있는 덴마크의 해부학자 카스퍼 바르톨린(Casper Bartholin, 1585~1619), 독일인으로 파도바대학교 교수였던 페슬링(Johann Vesling, 1598~1649), 네

25) 여인석 · 황상익, 「일본의 해부학 도입과 정착 과정」, 『의사학』 3-2, 1994, 9쪽.

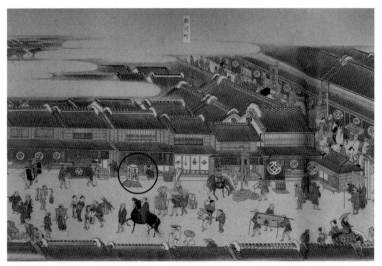

『해체신서』를 출판한 스하라야 이치베에(須原屋市兵衞)(『熙代勝覽』의 중앙, ○표시부분).

딜란드인 개업의 블란카르트(Steven Blankaart, 1650~1702) 그리고 해부학자였던 팔핀(Jan Palfijn, 1650~1730) 등의 해부서였다. 그들은 1년 동안 여러 해부서를 검토하여 잘못된 부분을 발견하고 수정하는 열의를 보였던 것인데,『해체신서』가 나올 무렵에는 많은 종류의 서양 해부학서가 일본에 들어와 있었음을 알 수 있다.

3년에 걸친 번역과정 끝에 탄생한『해체신서』는 일본 내에서 자국인이 사실상 처음으로 번역한 서양의 서적이었다는 점에서 당시 사회에 미친 반향이 매우 컸다. 이 책은 그들이 서양 학문을 이해하는 수준을 보여주기도 하지만, 이후 네덜란드를 비롯한 서양의서를 번역하는 데 기준이 되었다. 특히 번역의 방법으로 제시한 세 가지 원칙과 함께 번역 과정에서 부딪친 의학용어의 문제는 이후 동아시아 의학용어를 사용하는 근거가 되기도 하였다. 그들이 정한 세 가지 번역 원칙은 번역(飜譯), 의역(義譯),

직역(直譯)이었다. 이에 대해 『해체신서』, 「범례」에서 다음과 같이 설명한다.

　글을 옮기는 데에는 세 가지 방법이 있다. 첫째가 번역(飜譯)이고, 둘째는 의역(義譯)이며, 셋째는 직역(直譯)이다. 오란다인이 벤데렌(偭題驗, Beenderen)이라고 말하는 것은 곧 뼈인데, 뼈라고 옮기는 것은 번역이다. 또 카라카벤(加蠟假偭, kraakbeen)이라고 하는 말은 뼈이면서 부드러운 것을 일컫는다. 카라카(加蠟假)는 쥐가 그릇을 갉아먹을 때 나는 소리와 같은 것으로, 이것은 약하고 부드럽다는 뜻을 취한 것이다. 벤(偭)이라는 것은 벤더렌의 약어(略語)인데, 이를 옮길 때 연골(軟骨)이라고 한 것은 의역(義譯)이다. 또 키리이루(機里爾)라는 말처럼 해당하는 단어가 없어서 그 뜻을 풀이할 수 없는 경우 키리이루라고 옮기는 것은 직역이다. 나의 역례(譯例)는 모두 이와 같으니, 읽는 사람은 이것을 고려해야 할 것이다.

　즉 번역은 협의의 번역으로, 현존하는 한자어 중 일대일 대응이 있는 것이나 그에 가까운 기존의 한자어를 대응시키는 것이다. 의역이란 의미, 내용에 맞는 새로운 한자어를 창작하는 것이다. 마지막으로 직역이란 번역이나 의역이 어려워 원어를 한자어나 일본식 표기인 가타카나로 표기하는 것으로 현대의 음역(音譯)이라고 할 수 있다.[26] 이와 같은 과정을 거쳐 만들어진 새로운 의학용어들이 지금까지도 사용되고 있다. 잘 알려져 있듯이 신경이라는 말도 그들이 처음 만들었다. 이전에는 수근(髓筋)

---

26) 李健相, 「日本의 近代化에 영향을 끼친 飜譯文化」, 『日本學報』 58, 2004 참조.

이나 세이누(世奴)라 하였는데, 겐파쿠가 신기(神氣)의 신(神)과 경맥(經脈)의 경(經)을 따서 새로운 말을 만들었다고 한다.

그렇다면 『해체신서』를 번역하려고 나선 겐파쿠와 료타쿠를 비롯한 이들은 과연 어떻게 번역어를 선택하였을까? 그들은 중국보다 우월한 서양의 기술을 익히고 그 기술을 소개하는 서적을 읽고 이해하고 나아가 번역을 통해서 더 많은 사람에게 지식을 전파하는 것을 매우 중요한 사명으로 이해하고 있었다. 다만 너무나 낯선 언어를 어떻게 하면 이해하기 쉬운 말로 옮겨낼 수 있을 것인지를 고민했다. 더구나 번역이란 단순히 언어를 치환하는 것이 아니라, 적절한 어휘를 찾아내고 때로는 새로운 번역어를 만들어내는 과정이라는 점에서 결코 쉬운 작업이 아니었다. 또 그들이 사용하는 많은 용어에는 이전의 전통의학에서도 일반적으로 사용하던 언어들도 있었다. 그 둘 사이에 때로는 유사한 점도 있었지만 서로 이질적인 요소들이 있을 경우에는 혼란을 야기할 수밖에 없었다. 결국 어느 한쪽의 지식을 선택해야 하는 상황에 처하게 마련이었는데 겐파쿠는 그러한 점에서 철저히 전통의학 지식을 제쳐두고 서양의학을 선택하였다. 그 이유는 분명하지 않지만, 겐파쿠가 「범례」에서 '면목'(面目)을 고쳐야 한다고 강한 어조로 말하고 있었던 것은 이러한 사실과도 관련이 있는 듯하다.

세상의 호걸다운 인물이 있더라도 오습(汚習)이 이목(耳目)을 현혹하여서 아직 구름과 안개를 헤치고 푸른 하늘을 볼 수가 없었다. 따라서 진실로 면목(面目)을 고치지 않는다면 그 방에 들어갈 수가 없을 것이다.

전통이라는 잘못된 습관에 현혹되면 결국 난학에서 제시하는 온전한 인체에 대한 이해를 받아들일 수 없으니, 이를 피하기 위해서 전통과 단절하는 단호한 태도를 견지하라는 것으로 이해된다. 이는 의학을 공부하려는 사람에게 심장(心臟)이라는 표현은 전통의학에서의 심장을 의미하는 것이 아니라, 'heart'를 의미하는 것임을 명확히 알아야 한다는 것이다. 그리고 심장은 'heart'라는 의미로 읽을 때만 비로소 온전하게 이해할 수 있으니, 결국 과거의 지식체계와 의미를 과감하게 모두 버리고 단어의 형식으로만 이해하라는 의미였다.

4. 『해체신서』 이후 서양의학의 수용

여덟 번째 쇼군 도쿠가와 요시무네(德川吉宗, 1684~1751)는 이전부터 문제가 되었던 막부 재정을 안정화시키고자 이른바 교호개혁(享保改革)을 추진했다. 세금의 정액제를 실시하고 검약령(儉約令)과 신전(新田)의 개발을 장려하는 등의 정책을 실행하였다. 학문의 영역에서는 실학(實學)을 장려한다는 목적 아래 한역(漢譯) 서양서의 금지를 완화하였으며, 전국 각지의 산물을 조사함으로써 박물학적 인식이 제고되게끔 하였다. 의학 분야와 관련하여서는 아오키 곤요(靑木昆陽)와 노로 겐조(野呂元丈, 1693~1761)에게 네덜란드어 연수를 명령하여, 이들은 네덜란드어 입문서인 『화란문자략고』(和蘭文字略考)와 일본 최초의 네덜란드 본초 번역서인 『아란타본초화해』(阿蘭陀本草和解)를 각각 완성하였다.

이러한 분위기가 전통의학계에도 영향을 미쳐 요시마스 도도(吉益東洞, 1702~73)는 고의방에 근거한 실증적인 의학을 강조하였다. 한편 야마와키 도요는 일본 최초의 해부와 함께 해부서인 『장지』를 간행하였고, 그 뒤를 이어 가와구치 신닌은 해부와 함께 『해시편』(解屍編)을 내놓는다. 이와 같은 실증주의와 해부 시도가 네덜란드의 서적 수입과 맞물려, 인체에 대한 새로운 시각을 낳게 하였고 결과적으로『해체신서』를 번역하게 된 배경이 되었다.[27]

『해체신서』의 번역을 주도한 스기타 겐파쿠는 이후 오바마 번에서 근무하는 한편 천진루(天眞樓)라는 개인학교를 설립·경영하면서 다수의 난학자를 배출하였다. 겐파쿠와 료타쿠 이후 난학의 발달에 가장 크게 기여한 대표적인 인물은 오쓰키 겐타쿠(大槻玄澤, 1757~1827)다. 그는『난학계제』(蘭學階梯)라는 네덜란드어 입문서를 만들었으며, 겐파쿠가 시작한 헤이스터의 외과서 번역을 끝내고『상의신서』(傷醫新書)를 저술하였다. 그리고 겐파쿠의 명을 따라『해체신서』의 번역을 바로잡고 원서의 주를 보충해넣은『중정해체신서』(重訂解體新書) 13권을 1826년에 출판하였다.

『중정해체신서』는 쿨무스의 원전에 좀더 가깝고 충실하게 번역했을 뿐만 아니라, 원저를 넘어 겐타쿠 자신이 여러 종류의 네덜란드 서적을 섭렵하며 얻은 지식도 함께 수록했다.[28]

겐타쿠 역시 스승과 마찬가지로 에도에 사립학교인 지란당(芝蘭堂)을 세우고 많은 난학자를 배출하였다. 그 가운데 이나무라 산파쿠(稻村三伯, 1758~1811)는 할마(Halma)의『난불사전』(蘭佛辭典)을 모태로 일본에서 최초로 네덜란드어 사전인『하루마화해』(波留麻和解, 1796)를 펴냈다. 하시모토 소키치(橋本宗吉, 1763~1836)는 의학뿐만 아니라 천문학이나 지리학에도 관심을 두었으며, 정전기 발생에 관한 연구인『오란다

---

27) 김성수,「에도시대 해부학의 발전」,『의사학』21-1, 2012 참조.

28) 大鳥蘭三郎,「クルムス解剖書の脚注と中訂解體新書」,『日本醫史學雜誌』20, 1974.

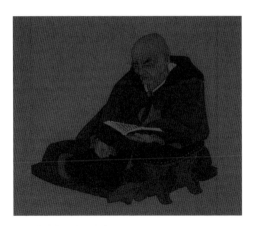
오쓰키 겐타쿠의 초상화.

에레키테르구리원』(阿蘭陀ェレキテル究理原) 같은 저술을 남기기도 하
였다. 이들은 각각 교토와 오사카에서 사숙(私塾)을 열어 난학과 서양의
학문을 에도와 나가사키 이외의 지역으로 전파하는 데 중요한 역할을 하
였다.

　그러나 겐타쿠 문하에서 배출한 대표적인 의학자는 단연 우다가와 겐
신(宇田川玄眞, 1770~1835)이다. 그의 양부인 우다가와 겐즈이(宇田
川玄隨, 1756~98)는 한의학을 배운 뒤에 겐타쿠 문하에 들어가 고터
(Johannes de Gorter, 1689~1762)의 내과서를 번역하여『서설내과찬요』
(西說內科撰要)라는 18권의 책을 펴냈다. 일본에 처음 소개된 서양의 내
과서였다.[29] 그는 자신이 펴낸 저술에 소개된 서양의 약물을 해설하는
『원서명물고』(遠西名物考)를 준비하였으며, 서양의 약물이 화학기술에

---

[29] 大龍紀雄,「解體新書の西說內科撰要に及ぼした影響」,『日本醫史學雜誌』20,
　　1974.

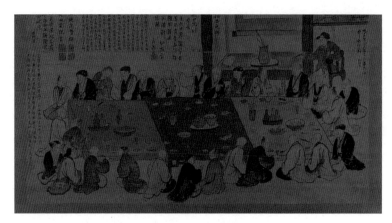

지란당에서 매년 정월에 열린 신년회 모임(「芝蘭堂新元會圖」).

기초한다는 점에 주목하여 블란카르트의 내과서에 실린 부록 일부를『제련술』(製鍊術)로 번역하고 일본에 최초로 제약화학(製藥化學)을 소개한 인물이다.

겐즈이의 양자 우다가와 겐신도 겐타쿠 문하에서 수학하고 난학 연구에 몰두하여 나중에는 풍운당(風雲堂)이라는 학교를 세우고 의학뿐만 아니라 화학·과학·자연철학 등 광범위한 분야를 연구함으로써 양부 겐즈이의 학풍을 이어나갔다. 그 덕에 풍운당에서는 요시다 초슈(吉田長淑, 1779~1824), 후지이 호테이(藤井方亭, 1778~1845), 쓰보이 신도(坪井信道, 1795~1848), 사토 노부히로(佐藤信淵, 1769~1850), 오가타 코안(緖方洪庵, 1810~63), 가와모토 코민(川本幸民, 1810~71), 미쓰쿠리 겐포(箕作阮甫, 1799~1863), 이이누마 요쿠사이(飯沼慾齋, 1783~1865), 아오치 린소(靑地林宗, 1775~1833) 등 다양한 분야에서 많은 난학자를 배출했다.

또 겐신은 막부의 요청에 따라 네덜란드 천문학 서적 번역원으로 초빙되어, 프랑스인 숌멜(Nöel Chomel, 1632~1712)이 편찬한 백과사전의 네덜란드어본인 『가사백과사전』(Huishoudelijk Woordenboek)을 번역하는 일을 맡았다. 이 번역에는 당시 가장 뛰어난 난학자들인 바바 사다요시(馬場貞由, 1787~1822)와 오쓰키 겐타쿠가 중심이 되어 겐신을 비롯하여 오쓰키 겐칸(大槻玄幹, 1785~1838), 우다가와 요안(宇田川榕菴, 1798~1846), 고세키 산에이(小關三英, 1787~1839), 미나토 초안(湊長安, 1786~1838) 등이 참여했다. 그렇게 해서 편찬된 것이 바로 『후생신편』(厚生新編)이었다. 겐신은 일본 최초의 난일사전(蘭日辭典)인 『하루마화해』의 편찬에 참여하기도 하였다. 또 그는 의학분야에서는 양부인 겐즈이가 번역한 『서설내과찬요』의 증보판을 만드는 한편, 분비기관에 사용하는 '선'(腺)과 췌장의 '췌'(膵) 등의 의학용어를 새롭게 만들었다. 이외에도 네덜란드의 해부학서를 번역한 30책의 『원서의범』(遠西醫範), 『신정증보화란약경』(新訂增補和蘭藥鏡), 『원서의방명물고』(遠西醫方名物考), 『내외요론』(內外要論) 등 많은 저서를 남겼다.

겐타쿠가 스승인 겐파쿠와 료타쿠의 『해체신서』를 더 정확하게 번역하고 동판화를 사용해 개량하여 『중정해체신서』를 편찬하는 데 중점을 둔 반면, 겐신은 최신의 네덜란드 해부학서를 차례로 번역하고 아오우도덴젠(亞歐堂田善, 1748~1822)에게 해부도를 의뢰하여 독자적인 해부학 번역서인 『화란내경의범제강』(和蘭內景醫範提網)을 간행하였다. 그리고 『의범제강』은 『중정해체신서』를 뛰어넘는 인기를 얻으면서, 『해체신서』 『중정해체신서』와 함께 일본 초기 해부학사의 대표적인 번역서로 손꼽히게 되었다.

특히 서양 해부학과 함께 인체의 생리(生理)와 병리(病理)에 대해서도 설명하였지만, 무엇보다도 『의범제강』에 실려 있는 52개의 해부도는 일본 최초의 동판해부도로 유명하였다. 이 동판의 제작자인 아오우도 덴젠은 일본에 서양화와 동판제작의 기술을 전파한 인물이었으며, 함께 참여한 나카이 사부로(中伊三郎, ?~1860)도 의학서의 삽화를 모각(模刻)하는 것으로 유명하였다. 그는 1822년 팔펜 해부서의 번역인 『파루헤인해부도보』(把爾翁湮解剖圖譜) 원저의 도판을 모각하기도 하였으며, 1826년 『해체신서』에 실린 목판화의 도판을 동판화로 제작하여 『중정해체신서』에 입체감 있게 표현하였다. 이처럼 서양의학서의 번역과 간행은 단순히 의학에만 영향을 미친 것이 아니라, 그것을 제작하기 위한 기법으로서 회화와 판화 등의 예술에도 많은 영감을 주었다.

한편 서양의학을 단순히 책을 읽음으로써 관념적으로 아는 것이 아니라 실제로 실험을 통해 실증적으로 알고자 하는 경향도 나타났다. 대표적인 예가 신장의 기능을 확인하기 위한 실험으로, 오오야 쇼사이(大矢尙齋, 1765~1826)가 1800년(寬政12) 가가미 분켄(各務文獻, 1755~1819), 후세야 소테키(伏屋素狄, 1748~1812) 등과 함께 여자 사형수의 시체를 해부하면서 이루어졌다. 이때 좌신(左腎)에 구멍을 내고 푸른 액체를 집어넣어, 그것이 요관(尿管)을 통해서 방광(膀胱)으로 이어지는 것을 확인한 이후 신동맥(腎動脈)에 검은 물을 넣었다. 요관으로 배출되는 액체는 검지 않았고, 그 대신 신피질(腎皮質)만이 검게 오염되는 것을 관찰하였다. 이를 통해 혈액의 수분만이 여과되어 소변이 된다는 것을 확인하였고, 이로써 신장의 기능은 전혀 다르게 이해되었다.[30] 전통의학에서 말하는 오장육부의 이론에서 설명된 신장의 기능과는 전혀 다른, 서양의학에서 설명하는 오줌을 만드는 기능을 하는 신장이 처음 확인된 것이었다.

---

30) 酒井シツ, 『日本の醫療史』, 東京書籍, 1982, 314쪽.

이제 인체에 대한 이해 방식이 단순히 구조만을 파악하는 해부학을 넘어서 서양의학에서 말하는 인체의 기능적 요소에 대한 생리학적 탐구로 확장되어갈 수 있는 가능성을 열어놓았다.

네덜란드 의학에 대한 학문적 연구를 지나, 서양의학을 공부한 의사가 막부에 공식적으로 등용되기 시작한 것은 이보다는 늦은 시기였다. 13대 쇼군인 도쿠가와 이에사다(德川家定, 1824~58)의 심한 각기병을 막부의 한방의관이 치료를 하지 못하자 조정의 공론에 의하여 네덜란드 의학을 전공한 의사인 난방의를 막부의 의관으로 채용하게 되었다. 이때 이토 겐보쿠(伊東玄朴, 1801~71), 도쓰카 세이카이(戶塚靜海, 1799~1876), 다케노우치 겐도(竹內玄同, 1805~80) 등이 처음으로 막부의 의관이 되었다. 이들은 모두 나가사키의 명롱숙(鳴瀧塾)에서 지볼트(Phillipp Franz von Siebold, 1796~1866)에게서 네덜란드 의학을 배웠다는 공통점이 있었다. 겐보쿠는 사가 번(佐賀藩)에서 우두종두법(牛痘種痘法)을 실시하였고, 1858년(安政5)에 오쓰키 슌사이(大槻俊齋, 1806~62)와 세이카이(戶塚靜海) 등과 함께 에도에 오타마가이케 종두소(お玉ヶ池種痘所)를 개설한 인물이었다. 이후 겐보쿠는 1861년(文久元年)부터 서양의학소(西洋醫學所)의 취체역(取締役)을 맡았으며, 같은 해 12월에 난방의로는 최초로 시의(侍醫)의 최고위인 법인(法印)에 오르게 되었고, 겐도 역시 서양의학소에서 일하면서 법인에 오를 정도로 차츰 서양의학이 위세를 떨치기도 하였다.

이처럼 일부 네덜란드의 서양의학이 채용되었다고는 하지만 일본의 국내사정은 도쿠가와 막부의 쇄국정책으로 인하여 양이론(攘夷論)이 득세하였기 때문에, 네덜란드 의학이 전국적으로 확산·보급되는 과정은 순탄하지 못하였다. 여전히 고방파를 중심으로 하는 한의계가 우세한 가운데 서양의학의 보급이 순조롭게 전개되지 못하는 상황에서 한난의방(漢蘭醫方)의 절충이 시도되기도 하였다. 히타치(常陸) 지방의 혼마 소켄(本間棗軒, 1804~72)은 일찍 한의학을 수학한 이후에 난방을 연구하고 이를 절충한 대표적인 인물이다. 그는 하나오카 세이슈(華岡靑洲, 1760~1835)의 청림헌(靑林軒)에서 수학하고서는 하나오카의 수술을 발전시켜 대퇴부(大腿部) 절단수술에 성공한 인물이다. 이러한 자신의 수술 증례를 중심으로 1837년에는 10권의『양과비록』(瘍科秘錄), 1854년에는 5권의『속양과비록』(續瘍科秘錄)를 저술하였지만, 한편으로 전통의학 중에서도『상한론』을 근본으로 하여 서양의 의술을 채용할 것을 주장하였다. 이후 그는 미토(水戶) 지방에 종두(種痘)를 지도·보급하는 데에도 공헌하였으며, 소책자인『종두활인십전변』(種痘活人十全弁)을 저술하여 1867년에는 14권의『내과비록』(內科秘錄)에 상세한 내용을 기재하기도 하였다.

이와 같은 노력을 기울였지만 서양의학의 보급이 요원한 상황에서, 그 타개책으로 등장한 것이 바로 종두법(種痘法)의 보급이었다. 높은 치사율과 깊은 상흔을 남기는 천연두의 가장 효과적인 대비책이었던 종두법의 일환으로 인두법이 있기는 하였지만, 제너(Edward Jenner, 1749~1823)가 개발한 안전한 우두법이 서양의학의 대표적인 의학으로 사회적으로 큰 영향을 미쳤다. 19세기 전반 중국식의 인두법이 전해진 이래, 특히 지볼트 등이 서양의 우두법에 대한 정보를 일본에 전했다. 이후 이토 게이스케(伊藤圭介, 1803~1901)의『영길리국종두기서』(暎咭唎國種痘奇書)를 시작으로 우두 관련 서적이 여러 편 간행되었다. 그후 사가번(佐賀藩)의 의사였던 나라바야시 소켄(楢林宗建, 1802~52)이 네덜란드 상관의에게서 우두묘(牛痘苗)를 얻어 번주(藩主)의 자녀에게 접종

함으로써 실제 우두법이 일본에 전래되었다. 이를 계기로 각지에 우두법이 전파되었고, 에도에도 전해져 앞서 언급된 이토 겐보쿠 등에 의해 종두가 실시되었다.

1849년 이래로 막부의 의관은 외과와 안과를 제외하고는 네덜란드 의학을 금지하였지만, 우두법의 전개에 따라 금제는 1858년 폐지되었고, 오타마가이케 종두소가 설치되었다. 그후 1860년 막부 직영의 종두소로 변화되었고, 다음 해에는 서양의학소(西洋醫學所)로 이름이 바뀌면서 의학 교육기관이 되었다가 1863년 의학소(醫學所)로 개편되었다. 이처럼 종두법의 보급으로 천연두를 예방하게 되었을 뿐만 아니라, 서양의학이 본격적으로 증가하는 계기가 만들어졌다. 아울러 1854년 일본과 미국 사이의 조약이 체결된 이후 1855년 나가사키에 해군전습소(海軍傳習所)가 설치되고 군의(軍醫)를 양성하기 위한 의학교육을 시작했다. 1858년 다시 미국과의 수호통상조약의 체결을 시작으로 유럽 여러 나라와 통상조약이 계속 체결되면서 각국에서 의사가 파견되면서 서양의학은 더욱 활성화되었다.

1867년 막부의 쇼군인 도쿠가와 요시노부(德川慶喜)가 대정봉환(大政奉還), 즉 정권을 조정에 되돌리는 왕정복고(王政復古)의 대호령(大號令)이 내려지고, 메이지유신(明治維新)이 시행되면서 일본의 근대화는 새로운 길을 걷게 되었다. 의학의 제도도 큰 변화를 겪게 되는데, 메이지 정부는 서양의학에 기초한 의료체계를 제도화하기로 결정하였다. 이에 서양의학이 중심에 서게 되면서 상징적으로 전통의학이 중심이었던 의학관(醫學館)이 서양의학의 거점이었던 의학소에 부속하게 되었다. 그리고 연말에는 의학에 있어서 서양의학을 채용한다는 태정관(太政官) 포고를 시달함으로써, 앞으로 서양의학을 기본으로 한다는 방침이 공식적으로 결정되었다.

본래 메이지 정부는 막부와 긴밀히 연결되어 있던 프랑스에 대항한 영국의 도움을 받고 있었고, 영국인 의사 윌리스(William Willis, 1836~94)도 활약하면서 초기에는 영국을 중심으로 하는 의학·의료체계를 구축하고자 하였다. 이에 1869년 사가라 토모야스(相良知安, 1836~1906)와 이와사 준(岩佐純, 1836~1912)을 의학취조어용괘(醫學取調御用掛)로 임명하여 그들에게 서양의 어느 나라 의학을 채용할 것인지를 검토하도록 하였는데, 우여곡절 끝에 1870년에 이르러 독일의학을 채용하는 방침으로 결정되었다. 당시 정부는 조약의 개정과 유럽의 제도 등을 조사할 목적으로 이와쿠라 토모미(岩倉具視, 1825~83)를 특명전권대사(特命全權大使)로 임명하고 사절단을 구성하여 파견하였는데, 나가요 센사이(長與專齋, 1838~1902)가 의학과 의료의 조사를 담당하였다. 그는 귀국 후 문부성(文部省) 의무국의 국장으로 의료와 관련된 법규 제정에 착수하였고, 1873년 문부성에서 새로운 의료제도를 정한 법규인 의제(醫制)를 마련하고 이듬해 공포하였다.

이때 공포된 총 76조에 해당하는 조문에서 위생행정과 서양의학에 기초한 의학교육·의사면허제도·의약분업 등 다양한 의료와 위생행정의 조치를 다루었다. 이후 1875년 문부성은 서양칠과제(西洋七科制)를 공포하여 일곱 과목의 시험에 합격하지 않으면 의사 자격을 얻지 못하도록 하였다. 1879년에 반포된 의사시험규칙(醫師試驗規則)에서 서양칠과는 이화학(理化學)·해부학(解剖學)·생화학(生化學)·병리학(病理學)·약물학(藥物學)·내외과(內外科)의 여섯 가지와 안과(眼科)·산과(産科)·구중과(口中科) 중의 하나를 선택하는 것으로 정하여졌다. 이와 같은 일련의 의제개혁은 전통의학을 금지한 것은 아니었지만, 서양의학에 의거하지 않고는 의사가 될 수 없도록 함으로써 결국 새로운 의사를 배출할 수 없는 전통의학은 사라지고 서양의학이 일본 내에서 명실상부하게 중심에 서게 되는 의료체계가 구축되었다.

일러두기

1. 이 책을 번역하는 데 저본이 된 책은 다음과 같다.

   『해체신서』(解體新書) 1774년(安永3) 간행. 국립중앙도서관 소장(古古7-70-6).

   『중정해체신서』(重訂解體新書) 1826년(文政9) 간행. 국립중앙도서관 소장(古古7-70-1).

   와시오 아쓰시(鷲尾厚), 『復刻解體新書と小田野直武』, 無明舍, 2006.

   네덜란드어 원본은, 『ターヘル・アナトミア 複刻版』, 日本醫學文化保存會, 1974.

   게이오(慶應)대학교에서 웹으로 제공하고 있는 『해체신서』의 독일어본, 네덜란드어본, 프랑스어본, 라틴어본, 일본어본과 『중정해체신서』를 이용하였다.

   (http://koara-a.lib.keio.ac.jp/xoonips/modules/xoonips/listitem.php?index_id=3228)

   또 일본에서 현대어로 번역된 오가와 데이조(小川鼎三)·사카이 시즈(酒井シヅ), 『解體新書』, 『日本思想大系65—洋學下』, 岩波書店, 1972와 사카이 시즈, 『解體新書—全現代語譯』, 講談社, 2005(4쇄)를 참조하였다. 사카이 시즈 교수는 준텐도대학(順天堂大學) 의학부를 졸업한 의사학자며, 오가와 데이조는 일본의사학회(日本醫史學會) 이사장을 지낸 전공자로, 위의 연구가 『해체신서』에 등장하는 여러 신체 기관의 현대 명칭과 함께 네덜란드어본과 비교하는 데 큰 도움이 되었다.

   한편 국내에서는 김강현, 「『해체신서』」, 『延世醫史學』 9-1, 2005, 92~103쪽에 「각해체신서서」 「자서」 「범례」와 제1편의 일부분이 번역되어 있어서 참조하였다.

2. 『해체신서』는 「서도」(序圖) 1권과 본문 제1권에서 제4권까지를 합하여 총 다섯 권으로 구성되어 있다. 이 책에서는 독자의 편의를 위하여 「서도」의 서문 및 범례 등은 서두에 두었고, 해부도는 본문에 해당하는 편 앞머리에 배치하였다.

3. 『해체신서』는 독일어 원본의 번역인 네덜란드어본의 재번역에 해당한다. 그러한 이유로 네덜란드어본은 원본, 『해체신서』는 원문으로 지칭했다. 다만 독일어 원본이 소개될 때에는 독일어본이라고 밝혔다.

4. 현대 해부학적 명칭과 설명에 대해서는 이한기 외, 『인체해부학』, 고문사, 2007과 대한병리학회, 『새의학용어사전』, 고문사, 2007을 주로 참조하였다.

5. 원문은 한문으로만 되어 있으며, 가급적 직역을 했으나 문맥상 어쩔 수 없이 의역한 부분도 있음을 밝힌다.

   인체의 명칭이 어떻게 변화했는지를 파악하기 위해 원문의 명칭을 가능한 한 그대로 사용하고자 하였다. 가령 비(臂)는 팔꿈치 위쪽의 팔을 의미하는데, 현재에는 보통 상완(上腕)으로 부른다. 번역문에서는 '비'(臂)로 쓰고, 각주에 상완이나 그에 합당하는 해설을 첨부하였다.

다만 원문과 다르게 하였을 때에는 [ ]를 사용하였다. 예를 들어 심장[心], 뼈[骨] 같은 경우로 처음 나올 때는 '심'(心)으로 표기하고, 그 이후에는 '심장'[心]으로 표기하였다.

6. 『해체신서』 원문의 주석은【 】로 표시하여, 각주에 포함시켰다.

7. 인명, 지명, 작품명의 표기는 국립국어원의 외래어표기법을 따랐다. 다만 『해체신서』에서 서양 인명과 기관의 명칭을 가타카나로 표기한 경우에는 그것을 따랐다. 3편인 「격치」에 처음 나오는 헤히세렌(苛勢驗)의 경우 원본에 따르면 베셀렌(Veſelen)이지만, 『해체신서』에서 표기한 'ヘヒセレン'을 따른다. 마찬가지로 네덜란드의 해부학자인 블란카르트(Steven Blankaart)의 경우에도 『해체신서』의 표기에 따라 부란카루(武蘭加兒)로 한다.

8. 『해체신서』의 「범례」에서 문단의 형식은 네덜란드어본을 따르지만, 기호는 'いろは歌'의 순서와 숫자를 이용하여 수정하였다고 밝혔다. 이에 따라 형식은 그대로 유지하는 한편 『해체신서』에서 변경한 기호를 알파벳 대소문자, 숫자 등으로 다시 바꾸었다. 그리고 네덜란드어본에서는 알파벳 'j'를 사용하지 않기 때문에, 이 책의 번역과도 약간의 차이가 있다.

9. 단락이 지나치게 길 경우에는 독자가 읽기 편하게 행을 나누었다.

解體新書[*]

해체신서

[*]와카사(若狹)   스기타 겐파쿠(杉田玄白)   번역

같은 번[同藩] 나카가와 준안(中川淳庵)   교감

도토(東都)   이시카와 겐조(石川玄常)   참여

관의(官醫) 도토(東都)   가쓰라가와 호슈(桂川甫周) 교열

안에이 3년(安永三年) 갑오(甲吾) 중추(仲秋)

도부쇼린(東武書林) 스하라야 이치베에(須原屋市兵衛) 출판

서문 序文

오란다[阿蘭]라는 나라는 기술에 정통하다. 그 사람들이 마음과 힘을 쓰고 지혜와 기교를 다하여 이룩한 분야에 동서고금을 통해 그들보다 뛰어난 사람들이 없다.[1] 그런 까닭에 위로는 천문(天文)과 의술(醫術)에서부터 아래로 기계(器械)와 의복(衣服)에 이르기까지 정묘하고 치밀하여, 그것을 보는 사람으로 하여금 시원스레 기발한 생각을 낳지 않는 적이 없다. 이에 배에 진기한 화물을 싣고 세계의 여러 나라와 무역을 하면서 해와 달이 비추는 곳, 서리와 이슬이 내리는 곳 가운데 그들이 이르지 않은 곳이 없다. 비록 그렇다고 하더라도 조화(造化)의 위대함은 어찌 신기하지 않겠는가? 우리 나라에 저들이 온 지가 수백 년이 되었다.[2] 그들이

---

1) 원문에는 '宇宙無出于其右者也'라고 하였다. 우주(宇宙)는 시간과 공간을 동시에 의미하며, 우(右)는 뛰어나다는 의미다.
2) 원문에서는 '我東方召彼者'라고 하여, 일본인이 네덜란드인을 불러온 것처럼 되어 있다.

와서 우리에게 물건을 팔고, 관(官)에서는 나가사키(長崎)³⁾에 집을 지어 그곳에 거주하게 하고는 그들을 위해 역관(譯官)을 배치하여 말을 함께 하고 뜻을 전달하여 서로 원하는 것을 통용하여 이익이 되도록 하였다. 해마다 3월이면 동도(東都)⁴⁾에 가서 관(官)⁵⁾을 뵙고 방물(方物)을 올린다.⁶⁾ 이러한 연유로, 내가 역가(譯家)에게 나아가 그들의 천문과 의술을 배운 것이 진실로 적지 않았다.

그러나 그들이 전해준 책과 말이 나의 이목(耳目)에는 익숙하지 않아 이해하기가 쉽지 않았다. 간혹 자신의 이름이 높아지기를 좋아하는 이들

---

3) 원문에서 '기양'(崎陽)이라고 하였는데, 나가사키를 말한다.

4) 에도(江戶), 지금의 도쿄를 말한다.

5) 여기서는 쇼군(將軍)을 의미한다.

6) 에도시대 다이묘(大名)가 에도에 참근(參勤)하는 에도참부(江戶參府)를 말하는데, 다이묘 외에도 데지마(出島)의 오란다 상관장(阿蘭陀商館長)에게도 이 의무가 있었다. 이것은 오란다 상관의 상관장이 에도로 가서 쇼군을 뵙고 일본과의 무역을 허락한 것에 대해 예를 다하는 것으로, 서구의 진귀한 물건을 헌상하는 관례가 있었다. 히라도(平戶) 상관시대인 1609년(慶長14)부터 시작되었으며, 처음에는 부정기적이었으나 1633년(寬永10)부터 제도화되었다. 당초 매년 행하였지만, 1790년(寬政2) 무역액의 감소를 이유로 4년마다 거행하는 것으로 바뀌었으며 헌상물도 줄어들었다. 최후의 참부는 1850년(嘉永3)에 있었으며, 정례화 이후 218년 간 166차례의 참부가 있었다. 당초에는 참부를 정월에 하는 것이 통례여서, 11월 말에 나가사키를 출발하여 정월에 에도에 도착하는 것이 일반적이었다. 그러나 겨울에는 에도에 화재가 많다는 이유로 1661년(寬文元) 이후로 그때를 피하기 위해 나가사키에서 정월에 출발하였다. 왕복하는 데 걸리는 기간은 길 때는 142일, 짧을 때는 67일 정도로 보통 90일 정도가 필요했다고 한다. 일행에는 오란다인 상관장 이외에 의사와 서기 등이 참석하였으며, 여기에 일본인 통사(通詞)와 경호를 담당하는 사람 등 50~60명 정도가 참여하였다. 에도참부는 쇼군이 유럽의 해외정보를 얻는 기회였으며, 동시에 오란다인에게는 일본의 정보를 얻는 기회가 되었다.

이 "나는 오란다의 책을 좋아한다"고 하면, 비록 한두 차례지만 여러 역가의 문을 두드리기도 하였다. (그러나) 결국에는 다만 허무맹랑한 것들이어서, 중도에 그만두었던 적도 역시 적지 않았다. 간혹 역가를 따라가 그 기술을 배울 때 그들은 기술을 오랫동안 익혀서 능숙하게 행하였지만, 책을 놓고서 함께 말하면 간과(看過)하듯 눈 깜짝할 사이에 지나쳐버리는 것도 진실로 적지 않았다.

내가 역가에서 태어나 기구(箕裘)[7]를 이어 관혜(丱兮)[8]에서부터 그 일에 익숙하였기 때문에 가는 곳마다 그 근원을 대할 수 있었다. 그러나 그 이치가 깊거나 그들의 뛰어난 기교로 도달한 것에 이르면, 나라고 할지라도 쉽사리 궁구하여 살필 수 없었다. 이에 앞서 나카쓰(中津)의 관의(官醫)인 마에노 료타쿠(前君良澤)라는 사람이 나가사키에서 나에게 문안 왔었다.[9] 내가 보니 그는 호걸스러운 인물이었는데, 학문에 힘쓰고 힘써서 날이 질 때까지 게으르지 않았다.[10] 나는 그가 독실하게 학문하는 모습에 감동하여, 내가 알고 있는 바를 모두 전수해주었다. 이후 출람(出藍)[11]하는 그의 인물됨은 그뿐만이 아니어서, 내게 인사를 하고 동도로

---

7) '기구'는 가업을 이었다는 의미다.
8) '관혜'는 어린 아이를 의미한다.
9) 『해체신서』의 번역이 마에노 료타쿠와 스기타 겐파쿠의 발의에서 시작되었다는 것은 잘 알려져 있다. 그러나 『해체신서』 안에서 료타쿠의 이름이 나오는 것은 요시오 고규(吉雄耕牛)의 「서문」뿐이다. 이 「서문」으로 료타쿠가 『해체신서』를 번역하는 데 주도적 역할을 했음이 잘 드러난다(酒井シヅ 譯, 『解體新書―全現代語譯』, 講談社學術文庫, 講談社, 2005, 22~23쪽).
10) 원문의 '민면자자'(黽勉孜孜)는 힘써 하는 모습이며, '종귀불권'(終晷不倦)은 날이 지도록 게으르지 않았다는 의미다.
11) '출람'은 '청출어람 청어람'(靑出於藍 靑於藍)을 줄인 표현이다. 따라서 '출람지기'(出藍之器)란 결국 자신을 뛰어넘을 자질이었음을 뜻한다.

돌아가서는 뜻을 같이하는 인물 한두 명과 더욱 연구하기를 그치지 않았다고 한다. 내가 매번 오란다인과 함께 동도(東都)로 가면 번번이 관(館)에 찾아와 논의하였고, 또 뜻을 같이하는 인물을 데려와 나를 기쁘게 하였다. 함께 지낼 때는 항상 마주하여 이치를 밝혔으며, 이별할 때는 천릿길에 편지로 은근한 정을 다하였다. 이에 나는 동도에 인물이 연수(淵藪)[12]와 같이 많이 모여 있다고 여겼다.

그러나 동도의 풍속은 정말이지 겉만 번지르르하게 뽐내기를 좋아하고, 거짓으로 명성을 구하여 이익을 노리는 사람이 많았다. 지금이야 내가 마에노 군(前君)과 비록 오랫동안 서로 알고 있지만, 다른 사람들이 그렇게 행동하였기 때문에 다만 은근한 정을 알리는 것조차도 허락하지 않았었다. 내가 어찌 진심으로 꺼려했겠는가? 문득문득 생각이 났지만 만나지 못한 것이 수년째다. 지금 이번 계사년(癸巳)[13] 봄에 다시 오란다인과 함께 동도에 왔는데, 마에노 군이 다시 뜻을 같이하는 인물들을 이끌고 와서 묻고는 예전처럼 은근한 정을 나타냈다. 그중에 와카사(若

---

12) '연수'는 못에 물고기가 모여들고 숲에 새가 모여드는 것처럼, 갖가지 물건이 많이 모여 있음을 뜻한다.

13) 1773년(安永2) 제137차 에도참부를 말한다. 이때 상관장 알머나울트(Daniel Almenault), 상외과의(上外科醫) 코트베이크(Ikarius Jacobus Kotwijk), 서기(書記) 스휘츠(Jan Schuts) 세 사람이 참여했고, 이들과 함께한 통사로는 대통사(大通詞) 요시오 고자에몬(吉雄幸左衛門, 1724~1800), 소통사(小通詞) 요시오 사쿠지루(吉雄作次郎, 1725~77)가 있었다. 일행은 2월 6일 나가사키를 출발하여, 3월 26일 에도에 도착하였다. 4월 6일 쇼군을 알현하고, 4월 13일 에도를 출발하여 5월 19일에 나가사키에 도착하였다(小川鼎三·酒井シヅ, 『解體新書』, 『日本思想大系65 ──洋學下』, 岩波書店, 1972, 209쪽). 요시오 고자에몬은 「서문」을 지은 요시오 고규(吉雄耕牛)를 말하며, 요시오 사쿠지루는 그의 동생으로 여러 차례 통사를 지냈으며 『홍모류유수약지서』(紅毛流油水藥之書)를 남겼다.

60

狹)[14]의 관의(官醫)인 스기타 겐파쿠가 있었는데, 그가 저술한 『해체신서』를 꺼내어 나에게 보여주었다. 그는 다음과 같이 말했다.

"저[翼]는 료타쿠(良澤)를 따라, 멀리서나마 선생님의 가르침을 받고 오란다의 책 중에서 해체(解體)[15]에 대한 책을 골라 읽었습니다. 료타쿠를 쫓아 이해하고 다시 번역하여서, 드디어 이 책을 낼 수 있었으니 어찌 기쁘지 않겠습니까? 바라건대 선생님께서 한번 열람하시고 의심나는 곳을 물어봐주시면, 저는 죽을지언정 이 책은 썩어 없어지지 않을 것입니다."[16]

내가 받아서 읽어보니 자세하게 밝히고 논지가 분명하여, 그 일과 말이 저들의 것과 비교하여 조금도 틀림없었다. 이에 그가 (저들의 학문을) 이처럼 독실하게 좋아하는 사실에 감격하여, 나도 모르게 눈물이 흘러내렸다. 나는 한숨을 쉬듯, 책을 덮고서 탄식하며 이렇게 말했다.

"아! 지극하구나! 이들의 업적이. 우리 나라에 저들이 온 지가 수백 년이다. 당시의 학자도 셀 수 없이 많았지만, 학자는 그들의 말을 이해할 수 없었고, 역가(譯家)도 글을 짓는 데 서툴렀다. 이러한 까닭에 일찍이 조리 있게 이 학문을 세상에 펼칠 수 있는 사람이 없었다. 이제 저 두 사람이 호걸스러운 자질과 학문에 대한 독실한 의지로써 마음과 몸, 지혜와 기교를 다하여 이에 이르렀다. 이로 말미암아 진실로 뜻이 있는 세상의 의사(醫師)가 이 책으로 인하여 사람의 몸이 나서 자라는 것과 사람의 뼈

---

14) 스기타 겐파쿠는 현재 후쿠이 현(福井縣)인 와카사노쿠니(若狹國) 오바마 한(小浜藩) 사람이다. 원문에서는 와카사를 '郡鄕'으로 표기했는데, 여기서는 '若狹'로 수정하였다.
15) 해부를 말한다.
16) 원문의 '전람'(電覽)은 다른 사람이 봐주는 것을 존칭한 말이다.

가 있는 곳을 알고서는 의술을 펼칠 것이니, 위로는 왕후(王侯)에서부터 아래로는 뭇사람에 이르기까지 생기(生氣)가 있는 사람이라면 아마도 요사(夭死)하지 않고 그 천수(天壽)를 누릴 것이다. 또 뒤에 의학에 뜻을 둔 사람이 이 책을 통해 저들의 책을 읽는다면, 들여야 할 노력과 생각이 훨씬 줄어들 것이다. 아! 지극하도다! 두 사람이 이 학문에 공이 있음이. 진실로 천하와 후세를 위한 덕(德)이다. 이후로 우리 나라 사람도 비로소 오란다인의 의학이 뛰어나 사람들에게 크게 유익하다는 사실을 알게 될 것이다. 아! 지극하도다! 이들의 거사여. 천고(千古) 이래로 두 사람 같은 인물은 없었다. 아! 지난번에 이들이 거짓으로 명성을 구하고 이익을 도모한다고 생각했으니, 큰 잘못이었다. 이제 두 사람은 더욱 힘쓰라."[17]

두 사람이 다시 절을 올리면서 말했다.

"이것은 우리들의 공이 아닙니다. 진실로 선생님의 은덕입니다. 감히 바라건대 선생님의 말씀을 실어 책의 머리로 삼아서, 영원토록 영광으로 여기겠습니다."

나는 사양하며 말했다.

"나[章]는 게으른 사람이네. 요행히도 그대들의 강한 요청으로 내가 조구(曹丘)[18]가 되어 이 성대한 일에 함께한 것도 깊이 부끄러운데, 내가

---

17) 원문의 '면전'(勉旃)은 서로 힘을 쓰다, 노력하다는 뜻이다.
18) 중국 전국시대에 계포(季布)라는 사람의 이름을 알리는 데 거든 사람이다(酒井 シツ, 앞의 책, 23쪽). 계포는 초나라 항우(項羽)의 장수였으나, 명망이 높고 자신의 말을 반드시 지키는 사람이었던 까닭에 후에 유방(劉邦)에게 등용되었다. 그런데 조구(曹丘)라는 사람이 그를 찾아와, "초나라 사람은 황금 백 냥을 얻는 것보다 계포의 한 마디 승낙을 받는 것이 낫다고 말하는데 어떻게 그렇게 유명해지셨습니까? 우리는 동향인이고 내가 당신의 얘기를 각처에 퍼뜨리면 당신의 이름도 온 천하에 유명해질 것입니다"라고 하였다. 이에 계포는 마음이 흐뭇해

감히 비루한 말로 그 곁을 더럽힐 수 있겠는가? 하물며 이 책이 유행하여 일월(日月) 같은 자리에 오르면, 천하가 저절로 그 귀중함을 알 것인데 내가 어찌 이 책에서 영광을 얻을 것인가?"

　그러나 두 사람이 듣지 않으니, 내가 그들을 알게 된 연유를 기록하여 서문으로 삼는다.

　　안에이(安永) 2년[19] 계사년(癸巳年) 봄 삼월
　　오란다 역관(譯官) 사이히(西肥)[20]의
　　요시오 에쇼(吉雄永章)[21]가 짓고

　　갑오년(甲午年, 安永3) 정월(正月)
　　도코 겐린(東江源鱗)이 씀.

　　조구를 빈객으로 극진히 대접했고, 과연 조구로 인해 계포의 이름도 세상에 널리 알려졌다고 한다. 여기에서 '계포일낙'(季布一諾), 즉 약속은 반드시 지킨다는 고사가 나왔다고 한다(『史記』, 卷100, 列傳40, 季布欒布傳).

19) 1773년이다.
20) 사이히(西肥)는 나가사키의 한 지명이다.
21) 오란다 통사로 유명한 요시오 고규를 말한다.

자서自序

탄토시후(丹都止夫)[1] 왕학교(王學校) 대의학약의궁리학(大醫學藥醫窮理學) 요한 아탄 큐루무스(與般亞單 闕兒武思)

일찍이 아르마냐국(亞爾馬泥亞國)[2] 사람이 지은 해부서[解體書]가 있었는데, 모두 그 나라 말을 사용하였다. 서점에서 그 책의 재각본(再刻本)을 가지고 와서 나에게 우리 나라 말로 고쳐줄 것을 요청한 것이 이제 십 년이 되었다. 나 역시 해부학을 배우는 사람을 위해 우리말로 고치고 싶었다. 그와 비슷한 책을 널리 구하여도 보았지만, 이 책의 설명처럼 상세한 것은 보지 못했다. 책을 구하기 위해 쓴 돈도 적지 않다. 간혹 학교에 가서 다른 사람들과 논의하였지만 함께 하려는 사람은 없었다. 이에 나는 물러나와 개업하고서 이 작은 책을 저술하였다.

---

1)【지명이다.】지금은 폴란드에 속한 단치히(Danzig)로, 1919년까지는 독일의 서프로이센 주에 속해 있었다.
2) 현재의 독일이다.

이 책은 읽기에 편해야 한다고 생각했기 때문에, 형체(形體)와 내경(內景)을 설명하는데 다음과 같이 순서를 정하였다. 처음에는 쓰임[用]을 들었다. 두 번째로는 형상(形狀)을 설명하였다. 세 번째는 소재(所在)를 설명하였다. 네 번째는 부속(附屬)되는 것들을 설명하였다. 다섯 번째로 그것에 소속(所屬)하는 것을 설명하였다. 여섯 번째는 그것의 안에 있는 것[居內]을 설명하였고, 일곱 번째는 부분(部分)을 설명하였다. 여덟 번째는 기능[所主]을 설명하였다. 항목마다 부호를 붙여서 이해하는 데 쉽도록 하였다. 특히 부도(附圖)에도 기호를 붙인 것은 학자들이 책의 본문을 읽거나 그림을 보고서도 사람의 몸에 대해 분명히 알도록 하기 위해서다. 또 다른 나라의 해부학 서적을 가져다가 주석을 붙여서 이해하기 어려운 것을 풀어냈고, 주석의 설명이 본문과 연결되는 작은 부호는 서로 대조하여 읽는 데 편하도록 하였다.

이 책은 처음에 사람의 몸 전체를 설명하고, 다음으로 두부(頭部), 흉부(胸部), 복부(腹部) 및 내경(內景)과 그 부분에 부속하는 것들을 설명하였다. 피부는 전신(全身)이 모두 같은 까닭으로 두편(頭篇)에서 설명하였다. 26·27 두 편[3]은 내가 새로 밝힌 것이며, 그림도 새로 제작한 것이다. 다른 그림 중에 간혹 내가 직접 제작한 것도 있는데, 직접 해부[解體]하여 실제 모습을 그려낸 것이다. 22편의 게루관(奇縷管)[4]의 그림은 이전에 그 구부러진 모양을 잘못 알았으니, 지금 옆에 그린 것[5]이 옳다. 그 그림이 완성된 지가 이미 2년이 지났기 때문이다. 삼가 해부학을 배우는 사람에게 질병이 없기를 바라며, 나 역시 무탈하다. 밝구나! 하늘이여! 사람

---

3) 생식기와 임신에 관한 편이다.
4) 흉관(胸管)을 말한다. 이에 대한 설명은 『해체신서』 제3편을 참조할 것.
5) 318쪽 도판의 오른쪽 상단에 수정한 부분을 볼 수 있다.

을 낳은 것이 이 책에서 말한 바와 같으니, 학자가 형체와 내경을 명확하게 알게 되는 것도 하늘의 은덕이다.[6]

---

6) 실제 원저자 쿨무스가 작성한 서문의 내용은 다음과 같다.

"친애하는 독자들에게.

이 해부학표는 여태까지 독일어로 이미 두 차례 출판되었지만, 이번에는 출판사가 요청하여 새롭게 두세 가지의 증정을 더하고 구판보다 좋은 인쇄와 정밀한 도판을 가진 제3판을 내게 되었습니다. 십 년 전 처음에는 오로지 내 청강생을 위해서 이 책을 저술했습니다. 그 이유는 해부학을 배우는 사람을 위해 충분히 지도해 줄 수 있는 저술을 볼 수 없었기 때문입니다. 게다가 대학에서 그다지 필요하지 않다면 길게 강의를 할 필요가 없다는 변명도 있었습니다. 쓸데없이 길게 원리를 설명한다면, 대부분의 학생은 금방 그만둬버리는 것이 상례이기 때문입니다. 그런 까닭에 나는 해부학을 처음으로 배우는 사람이 반드시 알아야 하는 것을 도표로 모으고, 다루는 각 내장(內臟)의 정의, 형상, 위치, 결합관계, 실질, 조직, 부분 및 효용을 대개 하나의 항목에다 싣는 형태로 배열하여 세상에 내놓았습니다. 그렇게 함으로써 사람들이 각각에 부속한 내용 전부를 일목요연하게 볼 수 있는 것이 가능하게 되었습니다. 그렇지 않으면 생각이 뿔뿔이 흩어져버리기 쉽기 때문입니다. 또 나는 각각의 도표에 도판을 더하였는데, 경비를 절약하기 위해서 가장 간단하게 새겨놓았습니다. 그렇지만 독자는 인체의 모든 부분에 대해서 명확하게 이해할 수 있을 것입니다.

초판이 다른 나라에서도 큰 수요가 있었고 환영을 받아서, 제2판에서는 여기저기 흩어져 있는 표를 구판보다도 순서를 분명히 하여 병렬하였습니다. 그리고 말미에는 주석을 첨가하였습니다. 그 결과 학생들은 처음에 표(본문)를 공부하고 그것에 통달하고 난 후에 주석에서 많은 계발을 얻고, 그것으로 다른 해부서 중에서 난해하여 불명확한 것을 좀더 용이하게 이해할 수 있게 될 것입니다. 앞에서 말한 순서를 이 판에서도 그대로 두어보았습니다. 즉 표의 항목을 따라서 각각의 사항을 적당한 장소에 배치하였는데, 인쇄소의 요망으로 주석을 표 아래에 덧붙이게 되었습니다. 주석이 여러 항목에 걸치게 된 것은 이 때문입니다.

나는 이번 판에서도 역시 각 부분의 논술을 자연의 순서, 즉 사람들이 인체의 구분에 대해서 일반적으로 인정하는 순서를 따랐습니다. 그래서 처음에 두부(頭部), 다음에는 흉부(胸部), 최후에 복부(腹部) 순서로 하고, 그다음에 각 부에 속하는 내장을 기술하였습니다. 같은 이유로 두부를 논술할 때에도 전신의 피부에 대해서 기술하였는데, 그것은 인체 어디에서도 두부 이상으로 육막(肉膜)이 명료하게 관찰되는 장소가 없기 때문입니다. 26번째와 27번째 표(본문)는 특히 조심하였습니다. 이 판에 있는 부도는 좀더 정확한 개념과 명료한 이해를 주기 위해서 지금까지보다 많은 도판으로 분할하였으며 그중에서 2~3개의 도판은 내가 직접 그린 것입니다. 인체의 각 부분을 완전하게 새겨서 명료하게 도시(圖示)하려면 해부용 메스 같은 붓을 사용하는 것이 가장 좋다고 생각할 정도였습니다. 그밖에 21번째의 표에서 도판제작자의 잘못으로 흉관(胸管)이 위쪽으로 약간 구부러지게 새겨졌기 때문에, 그것과는 반대로 상단부는 옆의 그림이 보여주는 것처럼 자연스러운 위치에 두지 않으면 안 되니, 이것을 주의하기 바랍니다. 이외에도 다른 잘못이 발견되더라도, 그것은 내가 부족하기 때문이 아니며 내가 살지 않는 외국에서 출판되었다는 것과 매우 급하게 도판을 제작했기 때문이라는 것을 이해해주기 바랍니다. 이들 도표는 이미 2년 전에 인쇄에 붙여졌지만 도판의 제작과 몇 가지 다른 장애 때문에 지금까지 발행이 늦어졌습니다.

그럼 이만. 친애하는 독자 여러분. 인체의 각 부분은 놀랄 수밖에 없는 훌륭한 솜씨로 알 수 없게 만들어졌으니, 그 가운데 신(神)의 예지(叡智)와 전능하신 조물주의 속성이 분명하게 빛나는 육체를 나와 함께 관찰하지 않으시렵니까? 그것이 여러분에게 이익이 되며 위대한 신을 찬미하는 일입니다."

이것은 佐藤昌介, 『洋學史論考』, 思文閣出版, 1993, 9~16쪽을 참조하여 작성한 것이다. 『해체신서』의 번역과 비교하면, 번역상의 오류 이외에도 신에 대한 부분을 생략한 점이 눈길을 끈다.

범례凡例

1. 이 책은 오란다 사람 요한 아탄 큐루무스(與般亞覃闕兒武思)[1]가 저술한 『타혜루 아나토미』(打係縷亞拏都米)라는 책을 번역한 것이다. 지금까지 200년 동안 오란다 사람이 왔었는데, 그들에게 가서 그 의술을 전수받은 사람이 많았다. 그러나 겨우 한두 가지의 치료법을 배워서 호구(糊口)의 방법으로 삼는 정도일 뿐이었다. 어찌 그들의 책을 읽고서 의술(醫術)을 수련하는 수준에 이를 수 있었겠는가? 대개 오란다라는 나라는 기술에 정통하여, 지식과 기교가 미치지 못하는 곳이 없을 정도다. 그런데 세상에 빨리 은덕을 베푸는 것으로는 의술이 으뜸이다. 다만 언어가 난해하고 그 문자가 특이하며 문장의 용법이 달라서 비록 좋은 책과 좋은 방법이 있더라도 세상에서 올바르게 쓸 수가 없었다.[2]

---

[1] 옮긴이 스기타 겐파쿠는 원저자 쿨무스를 오란다인, 즉 네덜란드인이라고 하였지만 실제는 독일인이다(酒井シツ, 앞의 책, 34쪽).
[2] 원문의 '주리'(侏離)는 뜻이 통하지 않는 만이(蠻夷), 즉 오랑캐의 소리를 말한다. '곡정'(曲釘)은 머리 부분이 'ㄱ'자 모양으로 구부러진 못으로 서양의 문자가 그

나의 집안은 대대로 양의(瘍醫)[3]를 직업으로 삼았기 때문에 오란다의 책을 소장하고 있었다. 내가 부모의 직업을 계승하여 어렸을 때부터 그 일에 익숙하였기 때문에 그들의 책을 볼 수 있었다.[4] 그러나 본래 보기 드문 책인데다 내용도 어려워 이해하기 힘든 것들을 만나더라도 끝내 물어볼 데가 없어서, 실망하고 낙담한 것이 눈먼 악사(樂師)가 도와줄 사람을 찾는 듯하였다. 이에 마음을 바꾸어 따로 중국에서 나온 고금(古今)의 의서를 찾아 읽고, 여러 차례 깊이 연구한 지가 오래되었다. (그러나) 중국의 치료법과 논설을 연구할수록 (그 내용이) 견강부회(牽强附會)[5]한 것이어서, 밝히려고 하면 점점 더 어두워지고 바로잡으려 하면 점점 더 잘못되어, 하나라도 쓸 만한 것을 보지 못하니 한단(邯鄲)의 걸음을 배우는 사람처럼 망연해하였다.[6] 난서(蘭書) 가운데 난해한 곳이 10 가운데

와 같이 생겼음을 말한다.

3) '양의'는 외과의를 말한다. 『화한삼재도회』(和漢三才圖會) 권7, 「인륜류」(人倫類)에서는 의학의 분과 가운데 외과(外科)를 언급하면서 양의라고 말하였다. 양의에는 남만(南蠻, 포르투갈)과 오란다(阿蘭陀, 네덜란드) 두 종류가 있으며, 치료법은 가전(家傳)되었다고 한다. 「범례」에서는 스기타 겐파쿠가 부도(附圖)를 작성하는 데 참조한 서목 중에서 바르톨린(Casper Bartholin)과 코이테르(Volcher Coiter, 1535~1600)의 해부서를 자신이 소장하였다고 기록하고 있는데, 그의 집에 전해지고 있던 해부서였을 것이다.

4) 원문의 '기구'(箕裘)는 가업을 이었다는 의미며, '동관'(童丱)은 어렸을 때라는 말이다.

5) 원문은 '穿鑿附會牽强疎鹵'이다. '천착'(穿鑿)은 억지로 이치에 맞지 않는 말을 하는 것이며, '부회'(附會)는 관련이 없는 일을 합쳐서 하나로 한다는 말이다. '견강'(牽强)은 이치에 맞지 않는 것을 억지로 끌고 간다는 의미며, '소로'(疎鹵)는 거친 상태를 말한다. 결국 '견강부회'한다는 표현으로 축약할 수 있다.

6) 『장자』(莊子), 「추수편」(秋水篇)의 고사다. 전국(戰國)시대 조(趙)나라의 수도 한단(邯鄲) 사람의 걷는 모습이 멋있다고 하여 연나라의 청년이 직접 한단에 가서

7에 이르지만, 한설(漢說)에서는 채용할 만한 것이 10 가운데 1에 지나지 않았기 때문이다.

결국에는 다시 가학(家學)에만 전념하여 그밖의 것은 살펴보지 않았는데, 근래에 나의 의술을 시행하자 환자들이 치료법을 구하여 나날이 번성하게 되었지만, 거듭 이 두 가지에 개탄스러운 점이 있었다.[7] 널리 구하여 한두 명의 지기(知己)를 얻자 약간의 방서(方書)를 구해서 충분한 시간을 두고 음미하며 서로 논의하고 문답하였는데,[8] 시간이 지나자[9] 비로소 얼음이 풀리는 듯이 순조롭게 이해할 수 있었다. 그 이후에 사물(事物)에 그것을 시험해보았더니 취하는 것마다 근원에 이르는 것이 명백하여 불을 보듯 분명하였다. 이에 해부의 책을 가져다 그 통설에 의거하여 해부하여 살펴보니 하나도 어긋나지 않았다. 장부(臟腑)와 규관(竅關),[10] 골수(骨髓)와 맥락(脈絡)의 위치와 정렬된 상태를 비로소 알 수 있게 되

걷는 방법을 배우려 흉내 냈지만, 배울 수 없었을 뿐만 아니라 그 이전의 걷는 방법마저 잊어버리고 네 발로 기어서 자기 나라로 돌아왔다는 내용이다(酒井シヅ, 앞의 책, 34쪽).

7) 여기서는 개(慨)를 '대개' '개요' 등의 의미가 아니라, 개탄한다는 개(慨)로 해석하였다. 이 문장에서 말하는 '두 가지'는 오란다 의학은 이해하기 어렵고 중국의 의학은 쓸모가 없다는 점을 말하는 것으로 보인다.

8) 원문은 '우유염어'(優柔厭飫)다. 『근사록』(近思錄), 「위학편」(爲學篇)에서 남송(南宋)의 유학자 정이(程頤)가 "옛날의 학자는 마음에 여유가 있어서 자득(自得)함이 많았는데"(伊川先生曰 古之學者 優柔厭飫) 지금의 학자는 그렇지 않다고 말한 데서 나왔다.

9) 원문의 '거제(居諸)를 완게(玩愒)한다'는 세월을 함부로 낭비한다는 뜻으로, 『시경』(詩經) 국풍(國風), 「일월사장」(日月四章)의 '일거월제'(日居月諸)에서 나온 글귀다.

10) '장부'는 오장육부(五臟六腑)를 의미하며, '규관'은 구규(九竅)와 관절(關節)을 말한다.

었으니, 어찌 유쾌하지 않으리오. 이것(해부서)으로써 한설을 살펴보면, 해부의 서적이 옳고 한설은 틀렸다.[11] 오직 『영추』(靈樞) 가운데 "해부해서 보았다"[12]라는 글이 있는데, 한인(漢人)도 옛날에는 반드시 해부의 법이 있었을 것이다. 후세 사람이 그것을 전하지 못하고서 다만 찌꺼기[13]만을 믿고는, 고찰할 수 없는 말만을 하면서 수천 년이 흐르는 동안 끝내 진면목을 알지 못하였으니 어찌 애석하지 않겠는가. 살펴보건대 해부는 양과(瘍科)의 핵심이기에 알지 않으면 안 된다.[14] 여러 증상(症狀)의 소재는 해부를 제외한다면 알 수가 없을 것이다. 오란다인이 정교할 수 있었던 것도 이 해부학에서 비롯하였기 때문이다.

따라서 의술로 나아가려는 사람이 진실로 여기에 연원을 두지 않으면 결코 불가능하다. 그런데 우리 나라 의사는 이를 돌아보지 않고도 부끄러운 줄 모르는 것은 과연 무슨 마음인가? 뼈를 깎는 듯 노력한 후에야 얻는 성공을 이루지 못하는 것은 당연하다. 그래서 나는 난서(蘭書) 가운데

---

11) 원문은 '其前者近于是而後者不遠于非也'이다. 직역하면 '전자'인 화란의 해부 서적은 옳음에 가깝고 '후자'인 한설(漢說)은 그름에 멀지 않다가 된다.

12) 『영추』는 침구학을 주로 다룬 중국의 의서로, 본래 명칭은 『황제내경영추경』(黃帝內經靈樞經)이다. 12편 「경수」(經水)에서는 해부와 관련하여 "사람이 죽으면 해부하여 볼 수 있으니, 장(藏)의 단단함과 무른 정도, 부(府)의 크기, 곡식(穀食)의 많고 적음, 맥(脈)의 길고 짧음, 혈액(血液)의 맑고 어지러움, 기(氣)의 많고 적음" 등이라고 기록하고 있다(『靈樞經』, 「經水第十二」, "其死可解剖而視之 其藏之堅脆 府之大小 穀之多少 脈之長短 血之淸濁 氣之多劣 十二經之多血少氣 與其少血多氣 與其皆多血氣 與其皆少血氣 皆有大數").

13) 원문의 '조박'(糟粕)은 학문이나 서화·음악 따위에서, 옛사람이 다 밝혀서 지금은 새로운 의의가 없는 것을 이르는 말이다.

14) 해부학이 의학에서 차지하는 위치를 분명하게 보여준다. 그 이후로 일본에서도 서양의학에 뜻을 두게 된 것은 무엇보다 해부서를 배웠기 때문이었다고 한다(酒井シヅ, 앞의 책, 34쪽).

특히 이것을 골라 번역하여 초학자의 모범으로 삼았다. 일을 해나갈 길[15] 이 일단 정해지면 지혜가 생기게 되고, 이를 지난 이후에야 생사(生死)와 골육(骨肉)의 오묘함을 이해할 수 있을 것이다. 오호라, 나의 작업이 여기에 이른 것은 실로 하늘의 총령(寵靈)에 힘입은 것이다. 어찌 사람의 힘만으로 할 수 있었겠는가. 세상에 의학에 뜻을 둔 사람이 나 자신을 곽외(郭隗)[16]에 비교했다고 여겨서, 사방의 비난을 받는다 해도 사양하지 않겠다.

1. 아나토미(亞拏都米)는 해체(解體)라고 번역한다. 타혜루(打係縷)는 도보(圖譜)다. 그래서 이 제목을『해체신서』(解體新書)라고 하였다.[17]

---

15) 원문은 '도철'(塗轍)이다. 여기서 도(塗)는 길을 의미하는 도(途)와 같다. 도철은 수레바퀴 자국이라는 말로 도리(道理), 이치(理致) 등을 의미하는데, 여기서는 간단히 길로 해석하였다.

16) 곽외(郭隗)는 전국시대 연(燕)나라의 현인(賢人)이다. 소왕(昭王)이 국력을 회복하기 위하여 외(隗)에게 인재의 등용책을 물었을 때, "외(隗)부터 먼저 시작하시오."라고 답하였다. 이에 왕은 그를 위하여 궁을 짓고 그에게 사사(師事)하자, 악의(樂毅) 등 여러 나라의 인재가 모여들어 결국에는 국력이 점차로 부강하게 되었다고 한다(『漢韓大字典』, 민중서림, 1990, 1245쪽).

17)『해체신서』의 표제를 독일어본에서는 'Anatomische Tabellen'라고 하였으며, 네덜란드어본에서는 'Ontleedkundige tafelen'이라고 하였다. 'Ontleedkundige'는 해부학 'tafelen'은 도표를 의미한다. 네덜란드어본을 본 스기타 겐파쿠가 네덜란드어 명칭으로 말하는 것이 일반적이라고 할 수 있다. 그럼에도 그는 라틴어인 아나토미라고 말하고 있는데, 아마도『해체신서』제1편 첫머리에서 아나토미라고 언급된 것을 따른 것으로 생각할 수 있다. 이에 반해『중정해체신서』에서는 라틴어와 함께 네덜란드어를 병기하여 설명하면서 다음과 같이 말한다. "해체과(解體科)【새로 정한 것으로 의역이다】는 아나토미아【라틴어】온토레유도콘데【오란다어】다. 온토레유도는 몸을 해부한다는 뜻이며, 콘데는 기술·분과라는 말이다"(『重訂解體新書』권5, 翻譯新定名義解上, 「解體總括篇第一」, "解體科【新定義譯】空納多密亞【羅甸】翁多儸鐸工牒【和蘭】按翁多儸鐸者解剖肢體之

2. 원본(原本)[18]에는 주(注)가 있지만, 지금은 형체(形體)에 관련되는 것만을 취해서 번역하고 나머지는 모두 생략하였다.

3. 이 책의 조례(條例)는 하나같이 원본에 의거하였으니, 반드시 고칠 필요는 없다. 예컨대 (어떤 조례에) 속하는 것은 한 글자를 내려서 글을 썼고, 다시 그것에 속하는 것은 한 글자를 내려서 글을 썼는데 반드시 한 단락으로 읽어야 한다. 대체로 이런 종류의 글쓰기는 일본과 중국의 고금(古今) 서적에는 이례적인 것으로, 그 참모습을 어지럽히지 않으려는 것이다. 읽는 사람은 고려해야 한다.

4. 해체의 책은 도보(圖譜)를 참조하여 읽는 것이 가장 중요하기 때문에 각 조에는 반드시 그림이 있고 아울러 기호를 붙여서 보기에 편하도록 하였다. 독자는 반드시 서로 참조하여 보아야 하며, 이를 소홀히 하지 않아야 한다.

5. 원본의 기호는 모두 그 나라의 글자를 사용하였지만 이제 그것을 일본어로 바꾸었으니, 보기에 편한 것을 우선하였기 때문이다.

6. 이 책에 실려 있는 그림과 설명은 모두 오란다의 해체에 관한 여러 책에서 교감(校勘)하여 가장 명료한 것을 취했고, 이를 옮겨 그려서 이해하기 쉽게 하였다.

그림을 취한 책은 다음과 같다.

목(木) 표시는 톤뮤스(東米私)의 해부서[19]

義 工牒者術也").

18) 원본은 네덜란드어본을 말한다. 그러나 독일어본도 형식은 같다.

19) 덴마크 학자 토마스 바르톨린(Thomas Bartholin, 1616~1680)이 1651년 간행한 『개정해부학』(改正解剖學, *Anatomia reformata*)이다(岩熊哲, 『解體新書를中心

화(火) 표시는 부란카루(武蘭加兒)의 해부서[20]

토(土) 표시는 카스파루(加私巴兒)의 해부서[21]

금(金) 표시는 코이테루(故意的爾)의 해부서[22]

수(水) 표시는 안부루(安武兒)의 외과서(外科書) 해체편(解體篇)[23]

학설을 취한 책의 목록은 다음과 같다.

카스파루(加私巴兒)의 해부서[24]

헤스린키스(苟私林牛私)의 해부서[25]

부란카루(武蘭加兒)의 해부서 이본(異本)[26]

とする解剖書誌』, 東山堂, 1943, 16~21쪽).

20)【관의 가쓰라가와 호겐 소장】네덜란드 의사 블란카르트(Steven Blankaart, 1650~1702)의 해부서로 원저명은 『신해부학』(新解剖學, *De niew Hervormde Anatomie*)이다(小川鼎三·酒井シヅ, 앞의 책, 216쪽).

21)【덴마크의 학자 카스퍼 바르톨린(Casper Bartholin)의 해부서라고 되어 있지만, 실제로는 그의 아들인 토마스 바르톨린(Thomas Bartholin)이 아버지의 이름으로 1641년에 출판한 『신해부학』(新解剖學, *Anatomia nova*)이다(岩熊哲, 앞의 책, 16~21쪽).

22)【스기타 겐파쿠 소장, 라틴어본】네덜란드에서 태어나 주로 독일에서 활동한 코이테르의 해부서다(小川鼎三·酒井シヅ, 같은 책, 216쪽).

23)【나카쓰(中津) 시의(侍醫) 마에노 료타쿠(前野良澤) 소장】프랑스 학자 파레(Ambroise Pare, 1517~90)의 외과서 가운데 해부학을 기술한 부분이다(小川鼎三·酒井シヅ, 같은 책, 217쪽). 도쿠가와 막부(德川幕府)에서는 궁중에서 쇼군(將軍)을 진찰하는 사람을 오의사(奧醫師)라고 했지만, 통상은 시의라고 했다.

24)【관의 가쓰라가와 호겐 소장, 라틴어본】

25) 독일 학자 페슬링(Johann Vesling, 1598~1649)의 해부서인 『해부학집성』(解剖學集成, *Syntagma anatomicum*)이다(岩熊哲, 앞의 책, 55~57쪽).

26)【나카쓰 시의 마에노 료타쿠 소장】블란카르트의 『해부학 실천론』(解剖學 實踐

파루헤인(巴爾靴員)의 해부서[27]

하루시토스(拔爾詩都私)의 해부서[28]

미스케루(米私計爾)의 해부서[29]

이제 그림을 취한 곳의 책 목록에 모두 기호를 표기한 것은 읽는 사람
이 서로 대조하여 보기에 편하게 하기 위함이다.

1. 원본의 그림이 미세하여 볼 수 없는 것은 일일이 현미경[30]을 써서
모사(摸寫)하였다.

2. 대체로 해석하기가 어려운 사물에 대해서는 모두 오란다의 해체(解

論, *Anatomia Practica Rationalis*)을 말한다(小川鼎三·酒井シヅ, 앞의 책, 217쪽).

27) 벨기에인 팔핀(Jan Palfijn)이 발표한 해부서인 『외과용인체해부학』(外科用人體
解剖學, *Heelkonstige Ontleeding van's Menschen Lichaam*)이다(岩熊哲, 앞의 책,
40~43쪽).

28) 【상동(上同)】 확실하지 않으나, 17세기 네덜란드인 블라시우스(Gerardus
Blasius)로 추정된다(小川鼎三·酒井シヅ, 앞의 책, 217쪽).

29) 【처사(處士) 이시카와 겐조(石川玄常) 소장, 아르마냐국(亞爾馬泥亞國)의 책】
독일어본에서 Muskel Anatomie(근육해부학)이라고 한 것을 사람 이름으로 잘
못 해석한 듯하다(小川鼎三·酒井シヅ, 같은 책, 217쪽). '처사'는 관직에 나가지
않고 재야에 있는 사람이다.

30) 일본에서 현미경을 사용하기 시작한 때는 18세기로, 나가이 리켄(中井履軒,
1732~1817)은 일본 최초의 현미경 사용기인 『현미경기』(顯微鏡記)를 저술하
였다. 리켄은 당시 동양 고전과 경학(經學) 주석의 제일인자였을 뿐만 아니라,
천문학과 해부학 등의 서양과학에도 정통하였다. 해부학과 관련하여서는 『월조
롱필』(越俎弄筆)과 『월조재필』(越俎載筆)을 남겼다. 당시의 현미경은 서양에서
들어온 것을 모방해서 일본인이 제작한 것으로 금속제였던 서양의 것과는 다르
게 목제(木製)나 죽제(竹製)였다고 한다. 리켄 외에 우다가와 고사이(宇田川 興
齋, 1821~87)의 『현미경기』도 있다. 이러한 사실을 감안할 때, 실제로 『해체신
서』의 도보를 그릴 때도 현미경을 사용했을 것이다.

76

體)에 관한 여러 책과 금수(禽獸)와 초목(草木)의 도보(圖譜),[31] 천문·지리·기계·의복 등에 관한 책의 내용을 참고하여 그 밑에 주를 달았다. 또 그 설명을 취해서 해석하는 경우에는 곁에 써서 읽는 사람이 편하게 하였다.

3. 글을 옮기는 데에는 세 가지 방법이 있다. 첫째가 번역(飜譯)이고, 둘째는 의역(義譯)이며, 셋째는 직역(直譯)[32]이다. 오란다인이 벤데렌(偭題驗, Beenderen)이라고 말하는 것은 곧 뼈인데, 뼈라고 옮기는 것은 번역이다. 또 카라카벤(加蠟假偭, kraakbeen)이라고 하는 말은 뼈이면서 부드러운 것을 일컫는다. 카라카(加蠟假)는 쥐가 그릇을 갉아먹을 때 나는 소리와 같은 것으로, 이것은 약하고 부드럽다는 뜻을 취한 것이다. 벤(偭)[33]이라는 것은 벤데렌의 약어(略語)인데, 이를 옮길 때 연골(軟骨)이

---

31) 여기서 말하는 도보가 구체적으로 어떠한 것인지는 알 수 없지만, 도도네우스(Rembertus Dodoneus, 1517~85)의 『식물도보』(植物圖譜)와 욘스톤(Joannes Jonstonus, 1603~75)의 『동물도보』(動物圖譜)를 말하는 것으로 보인다. 도쿠가와 요시무네(德川吉宗, 1684~1751)는 본초학에 관심을 갖고 있었기 때문에, 서양서적의 수입을 금지하였는데도 아오키 곤요(青木昆陽, 1698~1769)와 노로 겐조(野呂元丈, 1694~1761) 등에게 화란어를 습득하게 하였다. 특히 노로 겐조는 1661년 나가사키에서 대통사(大通詞)인 요시오 도자부로(吉雄藤三郎, ?~1748)를 통해서 상관장이었던 바에이엔(Jacob van Waeijen)과 욘스톤의 『동물도보』에 대해 의견을 나누고, 1741년 『아란타금수충어도화해』(阿蘭陀禽獸虫魚圖和解) 한 권을 펴냈다. 또 도도네우스의 본초서를 근간으로 『아란타본초화해』(阿蘭陀本草和解) 여덟 권을 출간하였다. 이러한 배경을 근간으로 뒤에 히라가 겐나이(平賀源內, 1728~80)는 동도약품회(東都藥品會)를 개최하면서, 1763년(寶歷13) 『물류품척』(物類品隲)이라는 박물지(博物志)를 간행하였다. 이에 대해서는 도이 야스히로(土井康弘)의 『本草學者平賀源內』(講談社, 2008)를 참조할 것.
32) 음역(音譯)을 말한다.

라고 한 것은 의역(義譯)이다. 또 키리이루(機里爾)[34]라는 말처럼 해당하는 단어가 없어서 그 뜻을 풀이할 수 없는 경우 키리이루라고 옮기는 것은 직역이다. 나의 역례(譯例)는 모두 이와 같으니, 읽는 사람은 이것을 고려해야 할 것이다.

4. 서양의 여러 나라에서 부르는 지나(支那)는 곧 지금의 청(淸)나라이며, 우리 나라에서는 예로부터 한(漢) 또는 당(唐)이라고 많이 칭하였다. 원(元)나라 도원의(陶元儀)[35]의 『철경록』(輟耕錄), 청나라 요류기(廖瑠璣)[36]의 『정자통』(正字通)의 서문에는 모두 한(漢)이라고 칭하였다. 지금 두 사람을 본받아 전부 한(漢)이라고 칭하였으니, 그것은 동서(東西) 양한(兩漢)[37]을 지칭하는 것이 아니다.

5. 이 책에서 직역한 문자는 모두 한인(漢人)이 서양 여러 나라의 지명을 옮기는 데 사용한 것과 오란다의 『만국지도』(萬國地圖)를 서로 참조

---

33) 'Been'은 'Beenderen'의 단수형태이지만 여기서는 약어로 취급하였다.

34) 네덜란드어로 'Klier'인데 여기서는 음역으로 키리이루라고 정했지만, 나중에 우다가와 겐신(宇田川玄眞, 1770~1835)이 선(腺)이라는 글자를 만들었다. 이에 대해서는 뒤에서 다시 설명한다.

35) 도원의는 중국 천태(天台) 사람이다. 송(宋)이 멸망한 이후 벼슬하지 않고 저술에 전념하였다. 밭을 갈면서도 항상 붓과 벼루를 들었는데, 항아리 하나를 나무 아래 두고서는 생각나는 것이 있으면 바로 적어서 항아리에 던져두었다. 그것이 가득 차게 되자 꺼내어 『철경록』이라고 제목을 붙였다고 한다(酒井シヅ, 앞의 책, 34쪽).

36) 요문영(廖文英)을 가리킨다. 『정자통』은 자서(字書)의 이름인데, 본래 명나라 장자열(張自烈)의 저술인 것을 요문영이 그 원고를 사서 자신의 저술로 간행하였다고 한다(酒井シヅ, 같은 책, 34쪽).

37) 서한(西漢)은 전한(前漢)을 말하며, 동한(東漢)은 후한(後漢)이다. 전한의 수도는 장안(長安)이었는데, 후한에서는 낙양(洛陽)으로 수도를 옮겼다. 낙양이 장안보다 동쪽에 있는 까닭에, 낙양을 수도로 하였던 후한을 동한이라고 하였다.

하여 수정한 것을 모아서 옮긴 것이다. 옆에 와쿤(倭訓)[38]을 달아 읽는 사람들에게 편하도록 하였으니, 조금도 억측할 필요는 없다.

6. 격치(格致) 일편(一篇)에서는 의학(醫學)의 가장 중요한 것들을 열거하고 있다. 따라서 오란다어로 명목(名目)을 기록하고 주해(註解)하는 데 역어(譯語)를 사용함으로써, 오로지 배우는 사람들이 편하도록 하였다. 그밖의 문맥(門脈)[39]의 종류를 간혹 오란다 이름으로 기록한 것도 있는데, 이러한 예를 따른 것이다.

7. 이 책을 읽는 사람은 마땅히 면목(面目)을 고쳐야 한다. 한토(漢土)[40]의 고금(古今)에 있었던 의가(醫家) 중에서 장부(臟腑)와 골절(骨節)을 설명했던 적이 많지 않았던 것은 아니었다. 그러나 옛사람들은 간혹 일부만을 엿보았을 뿐인데, 비록 칠통소추(漆桶掃帚)[41]라 할지라도 역시 취할 만하였다. 후세의 마현태(馬玄台),[42] 손일규(孫一奎),[43] 활백인(滑伯仁),[44] 장경악(張景岳)[45]의 무리에 이르면, 그들이 거론한 삼초

---

38) 와쿤은 한자나 한문으로 된 문장에 일본어를 표기하여 읽는 방법이다. 즉 읽는 순서 등을 표기하였는데, 이 책에서는 편의를 위하여 표기하지 않았다.

39) 위장(胃臟), 비장(脾臟)으로부터 혈액을 간(肝)에 인도하는 복강 내의 중요한 정맥이다.

40) 중국을 말한다.

41) '칠통'(漆桶)은 칠을 한 필통이며 '소추'(掃帚)는 빗자루를 말하는데, 결국 극히 시시한 것을 일컫는다.

42) 마현태는 명대 의사로, 『소문주증발미』(素問註証發微)라는 저서가 있다.

43) 손일규는 명대의 저명한 의사다. 대략 16세기에 살았는데, 저서로 『적수현주』(赤水玄珠), 『의지서여』(醫旨緒餘), 『의안』(醫案)이 있다.

44) 활백인은 금원대의 의사로, 『소문』(素問), 『난경』(難經), 『상한론』(傷寒論)을 주로 연구하였다고 한다. 대표적인 저서로는 『십사경발휘』(十四經發揮)와 『난경본의』(難經本義)가 있다.

45) 장경악은 명대 의사인 장개빈(張介賓, 1563~1640)이다. 주로 『내경』(內經)을

(三焦),[46) 추절(椎節)은 모두 서로 맞지 않았다. 오로지 좋아하는 것만을 아첨(阿諂)하고 억도부회(臆度傅會)[47)하여 천고(千古)에도 결국 하나로 일치되지 못했다. 아, 노망(鹵莽)[48)도 매우 심하구나. 장부와 골절의 위치에 조금이라도 차이가 있다면 사람은 무엇으로 설 수가 있겠으며, 치료는 무엇으로 할 수 있겠는가. 이때 선배 중에 그것을 밝히고자 간간이 해부하여 본 경우도 있었다.[49) 그러나 옛 관습에 빠져 장부와 골절에 대한 구설(舊說)과 차이가 나는 것을 보았으면서도 다만 의심만 할 뿐 망설였으니,[50) 아마도 연(燕)나라 사람이 연나라를 잊는 것과 비슷할 것이다.[51) 결국 분

연구하였고,『유경』(類經) 30권,『유경도익』(類經圖翼) 11권,『유경부익』(類經附翼) 4권,『질의록』(質疑錄) 1권을 편찬하였다. 만년에 이를 집대성하여『경악전서』(景岳全書) 64권을 편찬하였다.

46) 삼초는 오장육부 가운데 육부의 하나다. 실체가 불분명하여 논란이 되어왔으며, 한의(漢醫)와 난의(蘭醫) 사이에서도 쟁점이 되었다.

47) '억도부회'는 멋대로 짐작하여 끌어다 맞춘다는 뜻이다.

48) '노망'은 성질이나 재질이 무디고 거친 모습, 행동이 단순하고 경솔함을 의미하는데 자신이 보잘것없음을 말한다.

49) 1754년(寶歷4)에 야마와키 도요(山脇東洋, 1705~62)가 일본에서 처음으로 관의 허락을 받아 인체를 해부했다. 그 자손들도 해부를 해서, 그 방면에 종가(宗家)로 여겨졌다(酒井シヅ, 앞의 책, 34쪽). 이에 덧붙이면 도요는 당시 해부의 기록으로『장지』를 출간하였는데, 선풍적인 인기가 있어서 해부에 반대하였던 한의(漢醫)들도 많이 보았다고 한다. 한편 스기타 겐파쿠가 도요의 해부사실을 알고 있었음이 여기서 드러나는데, 그런데도 그의 해부관찰을 폄하하는 듯한 인상을 준다.

50) 원문의 '호의'(狐擬)는 의심하면서 망설인다는 의미다.

51) 연나라에서 태어나 다른 나라에서 성장한 사람이 귀국 도중에 진(晋)나라를 거쳐갈 때 동행한 사람이 이곳이 연나라라고 속였다는 고사다.『열자』(列子),「주목왕편」(周穆王篇)에 나온다.

명하게 알 수 없었기에,[52] 끝내는 멸렬(滅裂)하게 되었다. 또 힘차게 깃발을 올리고 북을 쳤지만,[53] 역시 모두 해체(解體)의 법을 알지 못하여 단지 허무맹랑한 것에 속할 뿐이었으니 어찌 슬프지 않겠는가. 애석하도다. 세상에 호걸 같은 인물이 있더라도 잘못된 습속이 눈과 귀를 현혹하여 구름과 안개를 헤치고 푸른 하늘을 볼 수가 없었다. 그런 까닭에 진실로 면목(面目)을 고치지 않는다면 그 방에 들어갈 수가 없는 것이다. 오호라! 사람들 중에는 유능한 사람도 있고 무능한 사람도 있는데, 나는 재주도 없으며 다른 기술도 없다. 오직 홀로 이 분야에 전념하여 밝힐 수 있었으니, 진실로 옛사람에게 부끄럽지 않다. 그 시초[54]는 면목을 고치는 데 요점이 있으니, 만일 나와 뜻을 같이하여 해부학에 종사하면 아마도 경지에 이를 수 있을 것이다. 내가 비록 문사(文辭)에 익숙하지 않기 때문에 이 책에서 잠시 그러한 뜻을 전달할 뿐이니, 독자 가운데 만약 이해하지 못하는 것이 있다면 내가 살아 있는 동안 내게 질문하여도 좋다.

---

52) 원문에서 '노'(矑)는 눈동자를 말하며, '분'(分)은 안다는 의미다. 따라서 '노분'(矑分)은 '분명하게 알다' 정도로 해석할 수 있다.

53) 천하를 떠들썩하게 할 만한 명의로서의 기치를 내걸었다는 의미다.

54) 원문에서 '권여'(權輿)는 저울대와 수레의 바탕을 말한다. 즉 저울을 만들 때는 저울대부터 만들고 수레를 만들 때는 수레 바탕부터 만든다는 뜻으로 사물(事物)의 시초(始初)를 의미한다.

발문跋文[1]

    나의 친구인 스기타 겐파쿠가 번역한 『해체신서』가 완성되었다. 나에게 책의 그림을 모사해달라고 하였다. 홍모(紅毛)[2]의 그림은 매우 뛰어나서, 나처럼 재능이 없는 사람이 감히 (그 수준에) 미치기를 바랄 수 없는 것이었다. 비록 그렇기는 하지만 만약 그릴 수 없다고 말하면, 원망이 친구에게 미칠 것이다. 아! 내가 세상의 사람들에게 원망을 살지언정 어찌 천년에 나쁜 흔적을 남기겠는가? 세상의 군자(君子)들에게 용서를 바란다.

    도우(東羽) 아키타번(秋田藩) 오다노 나오타케(小田野直武)

---

1) 본래 발문이라고 되어 있지는 않지만, 실제로 발문에 해당하기에 옮긴이가 삽입하였다.
2) '홍모'는 화란인, 즉 네덜란드인을 말한다. 원래 일본식 발음인 '고모'라고 표기해야 하지만 이해를 돕기 위하여 '홍모'라고 하였다.

해부학자[解體家]가 중요하게 여기는 것에는 네 가지가 있다.
첫째는 지체(肢體)를 아는 것이다.
둘째는 몸 안의 모습[內景]을 아는 것이다.
셋째는 병과 죽음의 원인을 아는 것이다.
넷째는 몸이 썩을 때까지 차례로 관찰하여, 그 전모를 아는 것이다.

1 해체의 의의 解體大意篇

○해체서(解體書)는 해체의 방법을 기술한 책이다.[1] '형체'(形體)의 명

---

1) 해체(解體)는 말 그대로 몸을 분해한다는 의미로 현재는 '해부'라는 말로 사용한다. 여기서는 「범례」에서 밝힌 대로 해체라는 용어를 그대로 사용하기로 한다. 해부학의 역사에 대해서 간단하게 살펴보고자 한다면, Jacalyn Duffin, *History of Medicine*, University of Toronto Press, 1999(신좌섭 옮김, 『의학의 역사』, 사이언스북스, 2006, 23~62쪽)을 참고하면 좋다. 이 책에 따르면, 해부학(anatomy)이라는 말의 어원은 그리스어 'ανατομη'에서 왔는데, 이는 해체(dissection)를 의미한다. 'ανατομη'은 해체라는 의미 외에도 구조, 즉 모양·크기·각 기관 사이의 관계라는 의미도 있으며, 어떤 문제를 분석하는 행위를 뜻하기도 한다. 결국 해부학은 인체 기관의 구조와 그것을 파악하는 일련의 행위를 총칭한다고 정의할 수 있다. 이러한 해부학은 고대 알렉산드리아에서 절정을 이루었다가 잠시 쇠퇴한 후 르네상스 시대에 다시 부활하였고, 베살리우스(Andreas Vesalius)의 저작인 『인체의 구조』(*De humani corporis fabrica*)가 1543년에 출간되면서 근대의학의 기점이 마련되었다. 그러나 해부학은 실제 치료에 도움을 줄 수 없다는 점 때문에 학문적으로 인정받지 못하다가, 19세기 초 타진과 청진 등의 진단기술 발전과 질병 개념의 재정립을 기점으로 현대의학의 중요한 요소로 자리 잡았다.

칭과 모양, 그리고 여러 장기[臟][2)]의 안쪽과 바깥쪽, 몸에서 주관하는 기능을 설명한다.[3)]

○(해부를) 분명하게 알고자[4)] 하는 사람에게는 시체(屍體)[5)]를 직접 해부해보는 것이 가장 좋으며, 그다음으로는 동물을 해부하는 것이 좋다.

○해체를 하는 방법에는 여섯 가지가 있다.

첫 번째는 골절(骨節)[6)]을 아는 것이다.

두 번째는 키리이루(機里爾)[7)]가 있는 장소를 아는 것이다.[8)]

---

2) 한의학에서 장(臟)은 이른바 오장육부로 표현되는 간(肝), 심(心), 비(脾), 폐(肺), 신(腎)을 말하지만, 여기서는 오장(五臟)의 한정적 의미보다는 인체 내부의 장기라는 넓은 의미로 사용된다.

3) 이에 대해 『중정해체신서』에서는 해체과(解體科)를 설명하면서, 신체를 해부하여 인체의 부위와 기관이 모이고 결합하는 것과 형질, 연속하는 것, 위치와 기전(機轉)·관능(官能)을 탐구해서 다른 사람이 학습할 수 있도록 하는 것이라고 정의내린다(『重訂解體新書』권1, 「解體總括篇第一」, "夫解體科者 覃思竭巧 解剖身體 以精究明辨其諸部衆器之聚結形質連續位置及機轉官能 而使人人可以學焉者也"). 여기서는 '해체'라는 말과 함께 신체를 '해부'한다는 말을 사용하고 있음이 눈에 띈다.

4) 원문에서는 '심'(審)이라고 하였는데, '살피다'라는 의미 외에도 '깨달아서 분명하게 한다'는 뜻도 있다. 여기서는 후자로 번역하였다.

5) 원본에서는 '인체'라고 하였다(小川鼎三·酒井シツ, 앞의 책, 231쪽).

6) 골절은 뼈와 관절을 말한다.

7) 키리이루는 현대 의학용어로 선(腺)이라고 부르는데, 네덜란드어에서는 'klier'라고 한다. 신체의 대사와는 관계없는 물질을 분비하거나 배출하도록 특수화된 세포 집단으로, 『중정해체신서』에서는 키리루[濾胞]라고 하였으며 우다가와 겐신(宇田川玄眞)의 『의범제강』(醫範提綱)에서 비로소 '선'이라고 명명하였다.

8) 【한인(漢人)이 말하지 않은 것인데, 크기는 일정하지 않으며 장소도 여기저기에 있다.】 원문은 '所在有之'라고 해서, 특정한 장소에 있음을 지적하였다. 그런데 선(腺)이 한 군데에만 있는 것은 아니기에, "여기저기에 있다"라고 번역하였다. 이후 "所在有之"가 자주 나오는데, 정해진 "위치가 있다" 정도로 해석한다. 여기

세 번째는 신경(神經)[9]을 아는 것이다.[10]

네 번째는 맥도(脈道)[11]의 순환과 맥(脈)이 드러남을 아는 것이다.[12]

다섯 번째는 장기의 형태와 작용을 아는 것이다.

여섯 번째는 여러 근육[筋]이 모이는 바를 아는 것이다.[13]

○'해체'의 방법을 알고자 하는 사람에게 중요한 것이 세 가지 있다.

첫 번째는 스승이 아는 것을 따라 배우는 것이다.[14]

두 번째는 뜻을 같이하는 사람과 유용한 도구다.[15] 도구로는 ① 선반

서 말하는 '한인'은 중국인을 말하는 것이지만, '한의'(漢醫) 나아가 중국적 사
고를 갖고 있는 모든 사람과 그들의 지식체계를 지칭한다고 볼 수 있다. 『해체신
서』에서는 '한인이 말하는 것과는 다르다'나 '한인이 말하지 않은 것이다'라고
해서, 그들과는 다르다는 점을 명확히 하여 난의(蘭醫)로서 자신들의 독자성 내
지 정체성을 확보하고자 한 흔적이 보인다.

9) 스기타 겐파쿠는 중국의 의학에서 언급하지 않았다고 하였지만, 명말(明末) 방
이지(方以智)가 저술한 『물리소지』(物理小識)에서는 신경을 수근(髓筋)이라고
기록하였다. 방이지의 기술도 서양의학에 기초한 것이었다(小川鼎三·酒井シヅ,
앞의 책, 231쪽).

10)【한인이 말하지 않은 것으로 보고, 듣고, 말하고, 행동하는 것[視聽言動]을 주관
한다.】

11) 맥도는 맥관(脈管)을 말한다. 한의학에서 말하는 맥도는 일반적으로 12경맥과
독맥(督脈)·임맥(任脈)을 지칭하는 경맥(經脈)과 낙맥(絡脈)을 의미하는데, 여
기서는 동맥과 정맥류를 말하는 것이다.

12)【한인이 말하는 것과 다르다.】

13)【한인이 말하는 것과 다르다.】 이상의 내용은 『중정해체신서』에서도 그대로 답
습되었다.

14) 즉 해부를 잘 아는 선생님에게 배우라는 의미다(酒井シヅ, 앞의 책, 44쪽). 원본
에서는 "인체 해부에 대해서 경험이 풍부한 해부학자의 강의와 명쾌한 가르침
을 받으라"고 되어 있다(小川鼎三·酒井シヅ, 같은 책, 232쪽).

15) 원본에서는 "해부 시 청강생의 열의 있는 주의(注意)와 자신이 직접 실습하는
것"이라고 하였다(小川鼎三·酒井シヅ, 같은 책, 232쪽).

② 크고 작은 칼 ③ 푸리이무(布里母)[16] ④ 관(管) ⑤ 털이 단단한 솔[17] ⑥ 바늘[針] ⑦ 실 ⑧ 가위 ⑨ 물총 ⑩ 스폰기우스(私奔牛私)[18] ⑪ 망치 ⑫ 끌이 필요하다.[19]

세 번째는 고금의 해부서[解體之書]를 숙독하는 것이다.[20] 살펴볼 의학자는 가레뉴스쿠(牙列奴私枯), 기리바시스(厄里挳止私), 카루퓨스(加爾布私), 헤사리토스(苟沙里都私), 핫로피토스(發路毘都私), 코루모히스(故爾母湖私), 코이테루(故意的爾), 유스타키토스(歐私太幾都私), 인쿠라시아스(因枯蠟止亞私), 하로리토스(華路里都私), 라우렌티토스(刺烏斂質

---

16)【형태는 피침(披針)과 같지만 크다.】 송곳을 말한다. 피침은 '鈹鍼'이라고도 하며, 구침(九針) 가운데 하나로 형태는 끝이 칼날처럼 생겼다. 피침과 구침에 대한 내용은 『영추경』의 제1편인 「구침십이원」(九鍼十二原)에서 살펴볼 수 있다.

17) 즉 브러시를 말한다.

18)【형태는 면 솜 같으며, 작은 바늘구멍이 있고 황색이다. 우리 나라에서는 이것을 해면(海綿)이라거나 수흡(水吸)이라고 부른다.】 스폰기우스는 스펀지를 의미한다. 그 모양새가 해면과 같이 생겼고, 물을 잘 흡수한다고 해서 '해면' '수흡' 같은 이름이 붙었다. 『중정해체신서』에서는 스폰기라고 했는데, 여기서는 앞으로 스펀지라고 칭한다.

19) 『중정해체신서』에서는 약간의 설명을 덧붙였다. 특히 첫 번째 조항에서, 스승에게 직접 말로써 전수받을 것을 강조한다. 그리고 열거되는 도구 가운데 갈쿠리인 '구'(鉤)가 더해졌다(『重訂解體新書』 권1, 「解體總括篇第一」, "其當學之法 第一 須先從游一明師數試解剖善爲訓導者 以受其口授 第二 須擇同志之士 篤好精思明惠敏捷者 俱之 及備諸器之便用於解剖者 諸器 大盤一 大小刀二 鉤三 鈹鍼四【和蘭名不離模 有厚薄大小數品】大小管五 蠟線捻子六【見于後】鍼七 絲八 大小剪刀九 水銃十 海綿十一【和蘭名斯洪疑 詳于後】槌十二 鑿十三").

20) 이하 거론하는 의학자의 명칭은 『해체신서』에서 표기된 발음을 기초로 작성하였으며, 그들에 대한 간단한 설명은 부록 「제1편에 인용된 의학자」에 첨부하였다. 인물에 대한 간략한 설명은 대한병리학회 편, 『새의학용어사전』과 小川鼎三·酒井シヅ, 앞의 책, 406~410쪽을 주로 이용하였으며, 그밖에 관계된 논문 등의 전거는 따로 밝히지 않았다.

都私), 핫부리키토스(發武里幾都私), 캇세리토스(訝勢里都私), 스피게리토스(私畢牙里都私), 푸라테루스(布刺的爾私), 바우히뉴스(襪烏非奴私), 렌메리뉴스(連墨里奴私), 리요라니(利搖刺泥), 카스파루(加私巴爾), 토마스(都馬私), 바루토리뉴스(襪兒刀里奴私),[21] 헤스린기우스(苟私林牛私), 마루케치스(馬爾計知私), 히코모루스(吸孤毛爾私), 지메루부루쿠(地墨兒蒲兒骨), 비토로쿠(比獨魯孤), 몬니쿠스(門泥古私), 헤루헤인(苟爾靴員), 다라케(達刺計), 케세루텐(計勢兒電), 헤이스테루(苟意私的爾) 등 31명이다. 또 고잇시(古意詩), 모루간니(摩爾顏泥)는 맥락(脈絡)의 미세한 것에 정통했으며, 위리스(微哩私)와 히우센(喜烏星)은 뇌(腦)와 심장[22]에 정통했다. 지헤루네이(地苟爾企逸)와 하루사루하(欲兒沙縷法)는 귀[耳]에 대해서, 하루하토스(欲爾法都私), 로우유류스(魯烏物侶私), 티이베시토스(帝迷止都私) 등 세 사람은 심장과 혈액에 대해서, 기릿소니토스(宜律素泥都私)는 간(肝)에 대해서, 벳리뉴스(白里奴私)는 신장[腎]에 대해서, 앗세리토스(亞拙里都私), 페큐토(百刮都), 한호루네(罕和爾企), 사루토세만(沙兒都勢曼) 등 네 명은 진액(津液)이 흐르는 것에 대해서 정통했다. 스테노(私的那), 와루톤(哇爾東), 누크,[23] 페에루(百曰爾) 등 네 명은

---

21) 원본에는 카스퍼 바르톨린(Casper Bartholin)과 토마스 바르톨린(Thomas Bartholin) 두 사람을 표기하면서 "카스퍼 그리고 토마스 바르톨린"이라고 하였던 것을 세 사람으로 잘못 이해한 것이다.

22) 원본에 따르면 신경이어야 하는데 오역한 것이다(小川鼎三·酒井シヅ, 앞의 책, 232쪽).

23) 원본에는 네덜란드의 해부학자 누크(Anton Nuck, 1650~92)가 있는데, 『해체신서』에서는 빠졌다. 그럼에도 키리이루에 정통한 사람이 네 명이라고 한 점을 보아, 출판상에 발생한 오류인 듯하다. 『중정해체신서』에서는 뉴크(胸古)라고 해서 첨가하였다.

키리이루(機里爾)에 대해서, 가라아후(牙剌亞布)와 네다무(企達母)는 생식기와 태아에 대해서, 케루쿠린키우스(計爾古林牛私), 하헤루스(法係爾私), 파루헤인(巴兒係員), 린데론(林蝶論) 네 사람은 뼈에 대해서, 부로우네(無魯烏匿)와 코우페루(孤烏百爾)는 근육에 대해서 정통했다. 그 나머지 해부에 정통한 사람으로는 리세루스(禮世縷私)가 있다.[24]

○해부학자[解體家]가 중요하게 여기는 것에는 네 가지가 있다.[25]

첫째는 지체(肢體)[26]를 아는 것이다.

---

24) 『해체신서』와 원본의 차이점은 갈레누스 앞에 언급되어 있는 히포크라테스(Hippocrates)와 중간에 있는 누크(Nuck)가 빠진 점이다. 한편 『중정해체신서』에서도 히포크라테스가 생략되어 있으며, 리세르(Lyser) 부분이 다르게 표시되었지만 『해체신서』에서 빠졌던 누크가 들어갔다. 『중정해체신서』는 그 대신에 부록에 해당하는 편에서 히포크라테스가 서양의학과 해부학의 시조가 되는 인물이라고 설명하면서 다음과 같이 말한다. "서양에서 태고 이래, 해부학이 의학의 근원이 되었으며 병을 고치는 기본이 되었다. (원본의) 주(註)에서 말하기를 옛날에 의성(醫聖)이 있었는데 '히포크라테스 코스'라고 하였다. 지중해의 코스섬에서 태어나, 격물궁리(格物窮理)의 학문을 전공하고 사람의 몸에 나아가서는 몸소 해부하여서 인체 내외의 물질을 알아내고 형체와 기관의 이치를 모두 연구하였다. 그리고 의학의 도리와 가르침을 세워 의학의 전통을 확립하여 후세에 은혜를 베풀었다. 진실로 유럽 의도(醫道)의 기반을 열어서 해부학의 스승이 되었다"(『重訂解體新書』 권5, 翻譯新定名義解上, 「解體總括篇第一」, "蓋泰西振古以來 以此術爲醫法之宗源 治疾之基本醫 註證曰 在昔有醫聖 名曰依卜蛤蠟得斯革烏斯 生於地中海內 哥斯島 專事格物窮理學 尤就人身 躬解其體 以格知內外諸物 究盡刑器實理 而建道建教 垂統創業 以貽惠於後世矣 誠是我歐邏巴洲中醫道之開基 解體家之祖師也").

25) 원본에서는 "해부의 이익과 목적"이라고 하였다(小川鼎三·酒井シヅ, 앞의 책, 232쪽).

26) 원본에서는 "지극히 교묘한 육체로부터 조물주의 지혜를 인식하는 것"이라고 하였다(小川鼎三·酒井シヅ, 앞의 책, 232쪽). 그리고 '지체'(肢體)는 신체의 외형을 말한다고 할 수 있다. 지체는 일반적으로 사지(팔과 다리)와 몸통을 말하는

둘째는 몸 안의 모습[內景]²⁷⁾을 아는 것이다.

셋째는 병과 죽음의 원인을 아는 것이다.

넷째는 몸이 썩을 때까지 차례로 관찰하여, 그 전모를 아는 것이다.²⁸⁾

데, 한의학에서는 오장육부가 있는 몸통을 중시한다. 이와 다르게 『해체신서』에서는 몸통과 함께 사지를 병칭하였다는 점에서 의미를 갖는다.

27) 원본에서는 "신체에 처음부터 갖추어진 성질을 연구하는 것"이라고 하였다(小川鼎三·酒井シヅ, 앞의 책, 232쪽). 한편 내경(內景)의 어원은 도가의 경전인 『황정경』(黃庭經)의 내경, 외경이라는 표현에서 유래한다. 이를 의학에 접목시킨 것은 『동의보감』(東醫寶鑑), 「내경편」(內景篇)이 최초인데, 『동의보감』에서는 정(精)·기(氣)·신(神) 및 진액(津液)의 흐름과 오장육부(五臟六腑)의 기능에 초점을 두었다면 『해체신서』는 인체의 기관과 조직에 대한 해부학적 구조를 더욱 중시했다.

28) 원본에서는 "우리의 신체는 특히 깨지기 쉽고 훼손되기 쉬운 구조이기 때문에 마땅히 없어지고 죽을 운명임을 더욱 상기하는 것"이라고 하여, 해부를 통해서 인간의 나약함과 신(神)의 위력, 자연의 위대함을 인식할 것을 설명하였지만, 겐파쿠 등은 해부의 실용적인 목적으로 해석하였다고 한다(小川鼎三·酒井シヅ, 같은 책, 232쪽). 이에 대해서 『중정해체신서』에서는 다음과 같이 좀더 정확하게 설명한다. "마땅히 근본으로 여겨야 할 것은 다음과 같다. 첫째, 인신(人身) 구조의 기교는 모두 조물주의 신묘하고 헤아리기 어려운 신령한 지혜에서 나왔다는 것을 살피는 것이다. 둘째, 신체가 부여받은 물질이 각기 본연의 형상을 이루게 되는 연유를 아는 것이다. 셋째, 질병과 사망의 원인을 아는 것이다. 넷째, 인신의 형체와 본질은 원래 파괴되고 썩어 없어지는 것이 모여서 만들어졌음을 깨달아서, 반드시 사망하여 소멸하게 되는 이치를 고찰하여야 한다"(『重訂解體新書』 권1, 「解體總括篇第一」, "其當宗之旨 第一 在觀察人身造構之奇巧 悉出於造物主神妙不測之靈智矣 第二 在辨知身體賦稟之諸物 所以各成其本然形象之由矣 第三 在鑒識疾病死亡之所以起因矣 第四 在感悟人身之體質 元當破壞腐朽者之所以聚會結成 而其究竟必歸死亡消滅之理矣").

　주(註)에서 다음과 같이 말하였다. 해부는 의학[醫道]의 큰 근본으로, 내과·외과 및 여러 과에서 먼저 힘써야 한다. 무엇 때문인가? 의사가 만약 사람의 내부[內景]를 잘 알지 못한다면, 질병의 원인을 살필 수가 없다. 질병의 원인을 알지 못하는데도 병을 고치는 치료를 한다는 것은 억측이며 터무니없는 일이다. 그 준칙을 잃은 자에게 무엇을 바라겠는가? 비유하자면, 선장이 나침반의 사용에 익숙하지 않으면 움직일 때마다 해로(海路)를 잘못 알게 되는 것과 같다. 질병의 여러 증상은 모두 몸 안에 갖추어져 있는 여러 물질과 뭇 기관이 본래의 형질이 변화되어 자연스러운 평상시 기능을 잃어서 발생한다. 그런 까닭에 의사는 마땅히 먼저 해부를 하여 실측(實測)함으로써, 그 본연의 형질과 자연스러운 평상 기능을 이해해야 한다. 그렇지 않으면 평상시의 기능을 잃고 변화를 낳게 한 원인을 고찰할 수 없다. 사명(司命)의 직분[29]을 받들어 지극히 귀한 생명을 대하는 사람이 병의 근원을 살피지 않고 망령되이 방술(方術)을 시술하면, 알지 못하는 사이에 드러나지 않게 사람을 상하게 하니 이보다 큰 죄는 없다.

　신중하지 않을 수 있겠는가? 아! 어리석은 사람들이 어리석게도 (이를) 살피지 않고 지극히 귀한 자신의 몸과 생명을 용렬한 의사들에게 맡기니, 비유하자면 해로(海路)에 익숙하지 않고 나침반의 사용법을 잘 모르는 선장과 함께 대양에서 배를 같이 타는 것과 같다. 간혹 암초에 부딪히거나 모진 풍랑과 파도를 만나면 배가 파괴되고 뒤집혀서, 마침내 사

---

29) '사명지직'(司命之職)은 인간의 수명을 맡은 관직이라는 뜻으로, 『주례』(周禮), 「천관재제일」(天官宰第一)에 나온다.

지(死地)에 빠지니 또한 슬프지 않겠는가? 거친 기술자와 용렬한 무리들이 치료할 즈음에 병의 근원을 살피지 않고 잘못된 치료를 해서 장부를 망가뜨리고 뼈와 육체를 손상시키고 혈액(血液)이 망령되이 흐르고 맥도(脈道)가 범람하게 되어 여러 가지 증상이 다투어 일어나고 여러 나쁜 증상이 모여들어서 결국에는 사지(死地)에 빠진다. 이러한 때를 당하면 비록 뛰어난 기술과 이름난 학식이 있어도 어찌하지 못할 뿐이다. 이에 다만 신명(神明)이 몰래 도와주기만을 바라거나 하늘에 위급함을 호소하면서, 속수무책으로 피해를 당하니 슬프다. 하늘은 자연을 통해 사물[物類]을 내리고, 사물은 자연으로부터 받아서 형질을 갖추었다. 그런 까닭에 사람의 몸에 있는 여러 물질과 기관은 모두 조물주와 자연의 기교(奇巧)와 전능함에 기대어 오묘하게 합하여지고 신령스럽게 모여 형질과 관능을 부여받았다.

이 때문에 삼강(三腔)과 사지(四肢), 표리(表裏)와 내외(內外), 정신과 의식[神識]의 활동, 기관(機關)의 움직임이 기묘하다고 말할 수 있다. 비록 아주 미세하여서 쓸모없는 것 같은 것도 진실로 조금[一毫]도 쓸모없어서 폐기해버릴 수 있는 것은 없다. (이러한 점에서) 조물주의 기교와 전능이 두루 미쳐서 이르지 못하는 곳이 없고, 다하지 않음이 없음을 볼 수 있다. 삶을 온전히 하고 목숨을 보전하는 이치 역시 지극하다. 그러니 해체의 기술은 오직 의사만이 본받아야 할 것이 아니며, 비록 다른 학문을 연구하는 사람일지라도 이것에 의지해서 사람의 몸 안의 모습을 분명히 살피고 자연의 오묘한 운용을 극진히 연구하면, 한편으로는 조물주의 생생(生生)하는 큰 덕(德)에 감격할 것이며 한편으로는 몸과 성명(性命)이 지극히 중요함을 아끼게 될 것이다. 학자는 이를 생각하라.[30]

30) 이 부분은 『해체신서』에 없다. 그러나 앞서 '해부의 목적'에 대해서 부가적으로 설명하는 부분인데, 『중정해체신서』에서 주증(註證)이라고 하여 자세하게 설명하고 있어서 첨가하였다. 『重訂解體新書』권1, 「解體總括篇第一」, "註證曰 夫解體者 醫道之大本 而內外諸科之先務也 何也 醫若不熟識人身內景 則疾病之原由 不可得而察焉 不察疾病之原由 而秉術施治 是臆度無稽 不失其準則者幾希 譬猶舟師不熟羅鍼法 而動誤海路矣 凡疾病諸症 無不悉皆因體中具有之諸物衆器 變其本然之形質 失其自然之常機 而起者 故爲醫者 宜先解體測實 以理會其本然之形質 自然之常機 不然則不可以察其失常生變之所由起矣 夫苟奉司命之職 以對至貴之生靈者 不察病原 妄施方術 不知不識 殞傷人於冥冥之中 罪莫大焉 可不愼哉 嗟乎 人之憃愚 懵然不察 將至貴之身命 委任之凡庸醫輩 譬猶與舟師不慣海路不熟鍼法者 俱航大洋 或突撞暗礁 或觸冒風濤 遇破壞致傾覆 遂陷溺於死地 不亦悲乎 蓋臨工庸輩之於治療方術 不察其病原 錯誤其治法 敗壞藏府 損傷骨骸 血液妄行 脈道泛濫 諸症競起 衆惡簇集 遂瀕於死地矣 當此時 雖有精工名哲 亦末如之何耳 於是徒祈神明之冥助 告急號天 束手受敗 悲夫 蓋天以自然賦物類 物類稟自然具形質 故人身諸物衆器 皆賴造物自然之奇巧全能 而妙合靈會 以稟受形質 賦與官能 是以三腔四肢 表裏內外 神識之活動 機關之運轉 可謂奇且妙矣 雖則至微至細 若無用然者 固無一毫可以爲剩物而廢棄矣 可見造物主之奇巧全能 周悉懇到 無所不屆 無所不盡也 所以全生保命之理 亦至矣哉 然則解體之術 不唯醫家者流宗之 雖他究理學家 賴之以審明乎人身之內景 究盡乎自然之妙用 則一以感念造物生生之洪德 一以愛惜人身性命之至重矣 學者思諸."

2 신체의 이름形體名目篇[1]

○몸통은 줄기[幹]인데, 나누면 세 부분이다.[2]

---

1) 겐파쿠 등은 『해체신서』를 번역할 때 이 편부터 시작하였는데, 『난학사시』(蘭學事始)에서는 그 이유에 대하여 다음과 같이 설명했다. "처음부터 신체 내부에 대해 알 수 없었다. 그러나 이 책의 처음에 전신의 전면, 후면의 그림이 있었다. 이것은 신체의 외면을 그린 것으로 각 부분의 이름을 모두 알 수 있었기 때문에, 이 그림의 부호와 설명의 글을 대조하여 맞추면서 고찰해나가면 우선 수월할 것이라고 여겼다. 가장 앞에 이 그림이 있는 이유라고 여겨서, 모두가 우선 이것부터 번역해나가기로 정하였다. 이것이 곧 『해체신서』 권두의 「형체명목편」이다"(芳賀徹 등 옮김, 『蘭學事始』, 中央公論新社, 2004, 35~36쪽).

한편 『해체신서』에서는 「범례」에서 말한 대로 원본의 체제를 중요하게 여겨서, 문장에서 줄을 바꾸거나 부호를 사용할 때도 원본을 그대로 따랐다. 다만 원본에서는 부호를 알파벳 대문자와 소문자로 썼는데, 『해체신서』에서는 대문자인 경우 'イロハ…'로, 소문자는 'いろは…'를 붙였으며, 아라비아 숫자는 한문 숫자로 표기하였다. 또한 몇몇 곳에서 기호를 사용할 때도 원문을 그대로 따랐지만, 제1권에서 '✝' 대신에 다른 기호를 이용하였다. 이는 그리스도교를 금하였던 당시의 시대상을 반영하는 것이며, 겐파쿠 등이 출판에 대해 어떻게 생각했는지 알 수 있게 해주는 대목이다(小川鼎三·酒井シヅ, 앞의 책, 410쪽).

2) 원본에서는 "인체는 일반적으로 세 개의 강소(腔所)로 나뉜다"고 하였다(小川鼎

뒷면

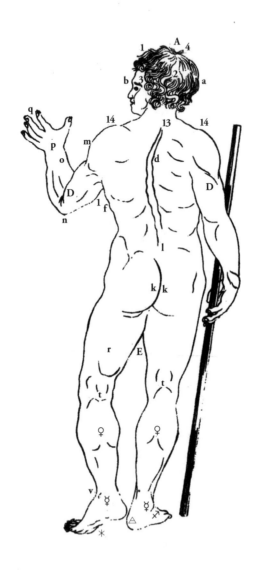

앞면

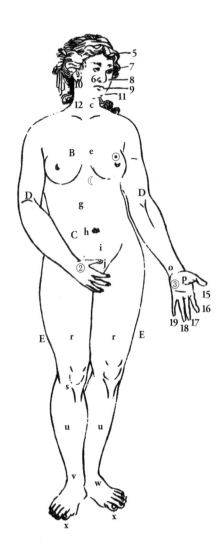

ᴬ상체(上體)³⁾는 머리부위[頭顱]다. 설명이 6편에 있다. 여기에 속하는 것으로

ᵃ머리[顱]는 목덜미[項]의 머리카락이 난 부분까지다. 여기에 속하는 세부적인 것으로,

1 전정(前頂)⁴⁾은 이마 위[額上]다.

2 후정(後頂)⁵⁾은 정수리[頂]에서부터 목덜미[項]까지다.

3 관자놀이[顳顬]는 귀 앞에 (맥이) 박동하는 곳이다.⁶⁾

4 정수리[頂巓]⁷⁾는 머리카락이 자라는 곳이다.

ᵇ얼굴[面]에 속하는 것으로

5 이마[額]는 눈썹 위[眉上]에서부터 머리털이 난 끝부분[髮際]까지다. 사람이 늙으면 이마에 주름[皺]이 생긴다.⁸⁾

三·酒井シツ, 앞의 책, 233쪽). 반면『해체신서』에서는 몸통과 사지를 각각 줄기와 가지로 비교한다. '간'(幹)은 그런 의미에서 일반적으로 몸통이라는 의미로도 통용된다.

3)『해체신서』에서는 상체·중체·하체로 구분하였으나『중정해체신서』에서는 강(腔)이라는 용어를 사용하였다. 강(腔)은 몸속의 빈 부분을 말한다. 이에 따라 상강·중강·하강으로 구분하였으며, 상강에 속하는 것이 두부(頭部)며 중강에 속하는 것이 흉부, 하강에 속하는 것이 복부라고 하였다(『重訂解體新書』권1,「外形部分篇第二」, "夫軀幹者 頭胸腹也 分之爲三腔 曰上腔 曰中腔 曰下腔 是也").

4) '전정'은 전두(前頭)를 말하는데,『중정해체신서』에서는 노(顬)라고 하였다.

5) '후정'은 후두(後頭) 부위를 말한다.

6) 원본에서는 "귀의 앞쪽과 연결되는 곳"이라고만 하였는데, "맥이 뛰는 곳"은 겐파쿠 등이 첨가한 것이다(小川鼎三·酒井シツ, 앞의 책, 234쪽).

7) '두정'은 두개골에서 가장 높은 부분을 말하는데, 이상까지의 명칭을『중정해체신서』에서도 그대로 사용한다.

8) 원본에서는 "나이가 들면 이마에 주름이 생긴다. 눈썹 사이는 매끄러워서 털이 없는데, 이곳이 미간이다"라고 하였다(小川鼎三·酒井シツ, 같은 책, 234쪽).

⁶ 코[鼻]는 설명이 11편에 있다.

⁷ 눈꺼풀[眼瞼]과 눈썹[眉]은 설명이 9편에 있다.

⁸ 볼[頰]은 공기를 머금으면 팽창하는 곳으로, 턱[顎]이라고 한다.⁹⁾

⁹ 입[口]과 입술[盾]은 설명이 7편에 있다. 입술 위 움푹 들어간 곳을 인중(人中)이라고 하며, 입의 양 끝에 들어간 곳을 입꼬리[吻]라고 한다.¹⁰⁾

¹⁰ 귀[耳]는 설명이 10편에 있다.

¹¹ 턱[頷] 위에 들어간 곳을 승장(承奬)¹¹⁾이라고 한다.¹²⁾

^c목[頭莖]은 머리를 받쳐준다. 여기에 속하는 것으로

¹² 경(頸)은 목의 앞부분에 속한다. 한가운데 돌출한 곳을 결후(結喉)¹³⁾라고 한다.

¹³ 항(項)은 목의 뒷부분에 속한다. 중간에 들어간 곳을 뉴카(奴

---

9) 독일어본에서는 "협(頰, Wangen)은 팽창하면 협(頰, Backen)이라고 한다"라고 양자를 구분하는데, 원본에서는 Backen을 악(顎, kaaken)으로 번역하였다(小川鼎三·酒井シヅ, 앞의 책, 234쪽). Wangen은 뺨을 의미하며, Backen은 그보다 넓은 범위의 뺨을 말한다.

10) 원본에서는 "위에서 말한 작은 도랑(즉, 인중)의 양쪽 끝을 상수(上鬚)라고 한다"고 하였다(小川鼎三·酒井シヅ, 앞의 책, 234쪽). 상수(上鬚)는 콧수염이 자라는 장소를 말한다.

11) '승장'은 아랫입술 가운데 움푹 들어간 곳으로, 한의학에서는 임맥(任脈)에 속하는 혈자리 이름이다.

12) 이 부분까지에 대해서 『중정해체신서』에서는 협(頰)을 권(顴, 뺨)으로, 악(顎)을 함(頷)으로, 함(頷)을 이(頤, 턱)로 고쳤을 뿐 그 내용은 대동소이하다.

13) '결후'는 후두의 연골이 약간 튀어나온 부분으로, 대부분 성인 남자의 목 중간쯤에 있다. 원본에서는 'Adams-appel'(pomum Adami), 즉 아담의 사과라고 했는데, 이미 알려진 용어인 결후를 사용하였다.

戈)[14)]라고 한다.[15)]

14 어깨[肩]는 목[頭莖]의 양옆이다.

B 중체(中體)는 가슴[胸]과 등[背]이다.[16)] 설명이 13편에 있다. 앞뒤
로 속하는 것에

d 뒤에 속하는 것은 등[背], 척추[脊],[17)] 어깨[胛][18)] 다.

e 앞에 속하는 것은 가슴 및 결분(缺盆)[19)]이며, 다시 여기에 속한 것

---

14) 원본의 'nucha'이며 목 뒤의 움푹 들어간 부분을 말하는데,『중정해체신서』에서
는 항와(項窩)라고 하였다.

15)【하늘이 덮고 땅이 받드는 바를 나누면 사대주(四大州)가 된다. 첫째는 아시아
[亞齊亞]라 하고, 둘째는 유럽[歐羅巴]이라 하며, 셋째는 아프리카[亞弗利加]라
고 하고, 넷째는 아메리카[亞墨利加]라고 한다. 우리 나라[일본]와 중국[漢], 조
선(朝鮮), 크고 작은 유구(琉球) 등의 여러 나라는 아시아에 속한다. 오란다, 프
랑스[拂卵察], 영국[諳厄利亞], 에스파냐[伊斯把你亞] 등의 여러 나라는 유럽에
속한다. 나머지 이대주(二大州)에도 각각의 나라가 있으며, 그 나라들은 각각 다
른 언어를 사용한다. 그러나 프랑스, 영국, 에스파냐 세 나라가 서로 통하는 것이
있으니, 라틴어[羅甸]라고 부른다. 일본, 중국, 조선 등이 비록 언어는 다르지만
문자가 같은 것과 유사하다. 오란다라는 나라의 학문이 프랑스에서 나왔던 까닭
에 일을 기록하는 데 라틴어를 사용하였다. 대개 사물이 있으면 반드시 라틴어
와 국어[오란다어]의 명칭이 있는데, 지금 직역한 것은 모두 오란다의 국어를 사
용한 것이다. 간혹 라틴어에는 있지만 오란다어에 없는 경우에 라틴어를 사용하
였으니, 매 조항 아래 라틴어라고 표기하였다. 아래는 이와 같다.】본문에서는
주(州)라는 용어를 사용하였는데, 국가나 나라를 의미한다. 이 부분까지『중정
해체신서』의 설명도 같으나, 어깨를 설명하면서 "어깨는 목의 아래쪽 양쪽이다"
를 첨가하였다(『重訂解體新書』권1,「外形部分篇第二」, "肩 屬項之下邊兩側").

16) 즉 흉부(胸部)인데,『중정해체신서』에서는 중강(中腔)이라고 하였다.

17) 척주(脊柱)나 척추를 말하는데,『중정해체신서』에서는 척추(脊椎)라고 하였다.

18) 견갑골(肩胛骨)이다.『중정해체신서』에서는 견갑(肩胛)이라고 했다.

19) 이는 쇄골(鎖骨)이라고 하는데,『중정해체신서』에서는 쇄골로 표기했다. 견갑골
안쪽의 오목하게 들어간 곳이다.

으로는

ⓔ젖가슴[乳]과 유두(乳頭)는 설명이 13편에 있다.

⟪명치[鳩尾][20]는 심장 아래 우묵한 곳이다.

ⓕ옆구리[脇]는 갈비뼈 사이의 얇은 거죽으로, 인테루코스타리아(因的兒孤私太利亞)[21]라고 한다.

ⓒ하체(下體)[22]는 허리[腰]와 복부(腹部)다. 이에 속하는 것으로

ⓖ대복(大腹)은 갈비뼈[肋]와 배꼽 부위의 사이 부분이다. 그 양쪽을 히부콘도리아(喜步工度利亞)[23]라고 한다.[24]

ⓗ배꼽[臍]은 설명이 19편에 있다. 배꼽의 위아래 각각 두 마디의 횡경(橫徑) 정도를 제부(臍部)라고 한다.[25]

ⓘ소복(小腹)은 배꼽 부위 아래다. 그 양쪽을 이리아(意利亞)[26]라

---

20) 구미(鳩尾)는 가슴과 배의 경계인 한가운데 우묵하게 들어간 곳으로, 일반적으로 명치라고 한다. 『중정해체신서』에서는 심와(心窩)라고 하였다.

21) 【라틴어】 원본의 'Intercostalia'로 지금의 늑간(肋間), 즉 갈비뼈 사이를 의미한다.

22) 『중정해체신서』에서는 하강(下腔)이라고 하면서, 그 부위를 복부[肚腹]라고 하였다.

23) 【라틴어】

24) 이는 상복부로, 『중정해체신서』에서 상복부라고 칭하면서 배꼽둘레[臍廓]까지라고 하였는데 의미상 차이가 없다. 또 히부콘도리아를 묘(眇)라고 하였는데, 이는 원본의 'Hypochondria'다.

25) 【몇 마디 횡경(橫徑)이라는 것은 손가락의 마디를 놓고, 가로로 손가락의 개수를 취한 것이다. 아래에서는 이를 따른다. 예를 들어 중지 횡경은 대략 중지 1촌이다.】

26) 【라틴어】 이 부위는 서혜부(鼠蹊部)로, 아랫배와 넓적다리 사이를 말한다. 이리아(意利亞)는 'ilia'로 장골부위를 말한다. 『중정해체신서』에서는 하복부(下腹部)라고 칭한 것 이외에, 대부분의 내용은 동일하다. 다만 '이리아'를 겸(臁)이

고 한다.

ʲ음모 끝부분에서부터 좌우가 합쳐지는 부분까지를 시카무토(止加母氏)²⁷⁾라고 한다. 설명이 26편에 있다.

ᵏ고과(尻膀)에 속하는 것은 항문(肛門)과 회음(會陰)이다.²⁸⁾

ˡ허리[腰]는 엉덩이 위[尻上]다.

○사지(四肢)는 상하의 가지다.²⁹⁾

ᴰ팔[手]³⁰⁾은 상지(上支)다. 이에 속하는 것으로

ᵐ상박[膊]은 팔꿈치[肘] 위쪽의 단단한 곳이다.³¹⁾

①겨드랑이[腋]는 팔[臑]과 옆구리[脅]의 끝부분이다.³²⁾

라고 했는데, '겸'은 일명 허구리, 즉 허리 좌우의 갈비뼈 아래 잘록한 부분을 말한다.

27) 【이 말은 번역하여 치(恥)라고 부른다.】 시카무토는 원본의 'Schaamte'이며, 치골 부위를 말한다. 『중정해체신서』에서는 은처(隱處)라고 명명하였다.

28) 고과는 엉덩이와 사타구니를 말하는데, 보통 대퇴부(大腿部)라고 한다. 『중정해체신서』에서는 고(尻)를 항문(肛門)과 병예(屛翳, 항문과 생식기 사이)며, 그 양쪽을 과(膀)라고 하였다.

29) 사지를 상하의 가지[上下之支]로 표현한 것은, 몸을 줄기[幹]로 묘사했기 때문이다.

30) 수(手)는 일반적으로 손을 말하지만, 여기서는 손과 팔을 포함하고 있기 때문에 좀더 넓은 의미에서 팔로 표현했다.

31) 박(膊)은 상완(上腕) 부위로 어깨를 의미할 때도 있지만, 어깨에서 팔꿈치까지를 상박, 팔꿈치에서 손목까지를 하박이라고 한다. 『중정해체신서』에서는 노(臑)라고 하였다.

32) 원본에서는 "옆구리와 가슴의 중간, 어깨 아래에 있는 부위"라고 하였다(小川鼎三·酒井シヅ, 앞의 책, 236쪽). 한편 『중정해체신서』에서는 옆구리의 오목한 곳을 늑와리(肋窩裡)라고 하였다.

ⁿ 하박[臂]은 팔꿈치[肘]에서 손목[腕]까지다. 하박 상단의 바깥쪽을 팔꿈치[肘]라고 하며, 그 안쪽에 무늬가 생기는 곳을 주중(肘中)이라고 한다.[33]

ᵒ 완후(腕後)는 맥(脈)을 짚는 곳이다.[34]

ᵖ 완전(腕前)에 속하는 것으로[35]

②손등[手背]은 바깥쪽이며

③손바닥[掌]은 안쪽이다. 살이 쪄서 불룩하게 솟았으며 손금[紋理]이 있다.

ᑫ 손가락은 다섯 개다.

¹⁵ 첫 번째는 크고 단단해서 대지(大指)라고 한다.

¹⁶ 두 번째는 주로 사물을 가리키므로 시지(示指)라고 한다.

¹⁷ 세 번째는 길어서 중지(中指)라고 한다.

¹⁸ 네 번째는 반지를 끼기에 환지(環指)라고 한다.

¹⁹ 다섯 번째는 귀를 후비는 데 편하므로 소지(小指) 또는 이지(耳

---

33) "팔꿈치[肘]에서 손목[腕]까지다." 이 부분은 겐파쿠 등이 첨가한 내용이다(小川鼎三·酒井シヅ, 앞의 책, 236쪽). 『중정해체신서』에서는 비(臂) 부위를 설명하면서 약간의 수정을 가하였다. 즉 상박과 하박이 구부러지는 안쪽을 주중(肘中)에서 곡추(曲䏈)로 고쳤고 그 바깥쪽에 돌기되는 부위, 즉 팔꿈치를 주(肘)에서 흘주(肬肘)라고 바꿨다(『重訂解體新書』 권1, 「外形部分篇第二」, "腸臂相接可屈曲之處 謂之 其外面突起者 謂之肬肘").

34) 전완(前腕) 부위다. 『중정해체신서』도 완후(腕後)라고 하면서, 진맥해서 혈액의 동정(動靜)을 살필 수 있는 곳이라고 설명한다(『重訂解體新書』 권1, 「外形部分篇第二」, "腕後 診脈以察血之動靜之處"). 그런데 완후 즉 손목의 뒤라는 표현이 애매하여 혼란을 줄 수 있는데, 실제 해당하는 도면을 확인하면 손목의 안쪽 부위를 말한다.

35) 완전(腕前)은 손에 해당하는 부위다.

指)라고 한다.[36)]

ㅌ 다리[足][37)]는 하지(下支)다. 이에 속하는 것으로

　ㄱ 허벅지[股]는 엉덩이[尻]에서부터 아래로 무릎[膝]까지다.[38)]

　ㅅ 무릎[膝]은 앞쪽에 높이 솟은 곳이다.

　ㅌ 오금[膕][39)]은 뒤쪽에 굽은 곳이다.

　ㅜ 정강이[脛]는 무릎 아래부터 복사뼈[踝]까지다.[40)]

　　♀ 장딴지[腓腸]는 뒤쪽에 무른 살덩이 부분이다.[41)]

　　♂ 복사뼈[踝]는 뒤꿈치 앞 양쪽에 솟은 뼈다.[42)]

　　ㅸ 복사뼈[踝骨]의 앞을 전부(前跗)라고 한다.[43)]

　　　△ 복사뼈 뒤쪽 불룩하게 솟은 곳을 뒤꿈치[踵]라고 한다.[44)]

---

36) 손가락을 설명하는 부분은『중정해체신서』와 큰 차이가 없지만 첫 번째 손가락을 무지(拇指)라고 하였다.

37) 족(足)은 보통 발을 의미하지만, 넓은 의미로 여기서는 다리라고 명칭하였다. 앞에서 수(手)를 팔로 해석한 것과 같다.

38) 원본에서는 "다리의 상단부로, 가장 큰 곳이다. 체간(體幹)의 하부에서부터 무릎까지"라고 하였다(小川鼎三·酒井シヅ, 앞의 책, 237쪽). 고(股)는 일반적으로 허벅지를 말하는데, 여기서는 내측대퇴부와 전·후대퇴부 외에도 둔부, 외음부를 모두 포함시켜야 할 것이다.

39) 오금[膕]은 슬와(膝窩)라고 하며, 무릎 뒤쪽에 움푹 들어간 곳이다.

40) 전하퇴부에 해당한다. 여기서 경(脛)은 무릎 아래 부위 모두를 말하고 있지만,『중정해체신서』에서는 그중에서도 전면부라고 명확하게 하고 있다(『重訂解體新書』권1,「外形部分篇第二」, "脛 自膝下至跗之閒 前面也").

41) 현재는 후하퇴부라고 하는데,『중정해체신서』에서는 그냥 비(腓)라고만 하였다.

42) 이는 안쪽의 내과(內踝)와 바깥쪽의 외과(外踝)로 다시 구분된다.

43) 전부(前跗)는 족근부(足根部)를 말하는데, 대개 발목 부위에 해당한다.

44)『중정해체신서』에서는 종(踵)을 근(跟)이라고 하였고 이것을 과골이 아닌 각완(脚腕), 즉 전부(前跗)에 배치하였다.

ʷ전부(前跗)의 앞을 후부(後跗)라고 한다.[45]

↗전부(前跗)의 밖을 발등[足背]이라고 한다.

*족부(足跗)의 뒷면을 발바닥[蹠]이라고 하는데,[46] 여기가 일신
(一身)이 끝나는 곳이다.

ˣ옛날의 해체서(解體書)에서는 엄지발가락을 핫리스(發縷私)라고
하였고, 라틴어에서는 핫리키나리(發縷氣那里)라고 하였다.[47] 나
머지 네 발가락의 명칭은 알 수 없다. 복사뼈[踝]와 발톱[爪]은 손
과 다름이 없으니,[48] 모두 설명이 5편에 있다.

---

45) 도설을 참고하면 발의 전체 부위를 말하는데, 발등, 발바닥, 발가락 등이 여기에
해당한다. 『중정해체신서』에서는 각완이라고 하였다. 그런데 小川鼎三·酒井シ
ヅ, 앞의 책, 237쪽에 따르면 네덜란드어에서 신체를 중심으로, 가까운 곳은
voor(前), 먼 곳은 na(後)라고 하였는데, 원본에서는 앞서 전부(前跗)를
voorvoet, 후부(後跗)를 navoet라고 기록하였다. 이를 통해 『해체신서』의 번역에
서 네덜란드어의 용법을 상당 부분 정확하게 이해하고 있음을 볼 수 있다고 한
다. 완후·완전 역시 이와 같은 방식으로 기술되어 있다.

46) 원본에서는 "발의 안쪽"이라고 하였다(小川鼎三·酒井シヅ, 같은 책, 237쪽).

47) 핫리스(發縷私)는 'hallus(또는 hallux)'이며, 핫리키나리(發縷氣那里)는
'hallucinari'로 큰 발가락이라는 의미다. 한편 小川鼎三·酒井シヅ, 같은 책, 237
쪽에서는 원본에서 "옛날의 해부학자는 무지를 hallus라고 하였는데, 라틴어의
hallucinari는 손가락 중에서 돌출한 것을 의미한다"고 하였으므로, 무지를 의미
하는 것은 아니라고 하였다. 『해체신서』에서는 발가락을 손가락과 마찬가지로
지(指)라고 하였으나, 『중정해체신서』에서는 손가락과 구분하기 위하여 지(趾)
라는 명칭을 사용하면서 다음의 내용을 첨가하였다. "오직 엄지발가락만은 예
로부터 궐지(蹶指)라는 이름이 있었고, 나머지 발가락은 이름이 없었다. 【살펴
보니, 중국에서도 역시 엄지발가락만 민(敏)이라는 이름이 있으니 무(踇)와 같
은 이름이다.】"(『重訂解體新書』 권1,「外形部分篇第二」,"唯大指古來有蹶指之名
餘指無命名【按漢亦唯足大指 有敏若踇之名耳】".

48) 원본에서는 "하지의 다리, 관절, 과(踝), 발톱은 상지와 이름이 같다"고 하였다
(小川鼎三·酒井シヅ, 같은 책, 237쪽).

3 격치[1] 格致篇

○사람의 몸에서 격치(格致)할 것이 두 가지다. 하나는 단단하게 얽혀 있어서 손으로 잡을 수 있는 것이며, 하나는 흐르고 움직여서 손으로 잡

---

[1] 원본에서는 'Van de wezentlyke deelen des Llighaams'라고 하였는데, '몸을 구성 하는 요소들에 대하여'라는 의미다. 한편 『중정해체신서』에서는 편명을 '신체원 질'(身體元質)이라고 하여 원래의 의미에 가깝게 표현하였으며, 최근의 번역본에 서는 "사람의 몸을 구성하는 요소"라고 번역하였다(酒井シヅ, 앞의 책, 55쪽). 그 러나 옮긴이는 '격치'가 갖고 있는 의미를 살리고자 그대로 두었.

편명이기도 한 격치는 격물치지(格物致知)한다는 말로 『해체신서』에서는 약간 다른 의미로 사용되고 있는 듯하다. 성리학에서 말하는 격물치지로서 사물을 고 찰한다는 것은 사물과 그것을 포함하는 현상계 전체를 유기체적인 관점에서 고찰 하는 방식을 주로 취한다. 그에 반하여 스기타 겐파쿠는 각 사물을 구성하고 있는 요소를 하나하나 고찰하는 방식으로 이해하는데, 즉 인체라는 커다란 유기체의 구성요소를 개별적으로 파악하는 데 이용하고 있기 때문이다. 이처럼 격물치지에 대한 새로운 이해는 개별 사물에 대한 연구뿐만 아니라 학문의 자립성을 확보하 는 데 매우 중요한 요소가 되며, 이를 통하여 윤리학과 철학으로 귀결되는 성리학 적 태도에서 벗어나 학문으로서 서양 — 네덜란드 — 의학을 받아들일 수 있는 계 기가 될 수 있었다고 생각한다.

격치편도(格致篇圖): 격치해야 하는 것들

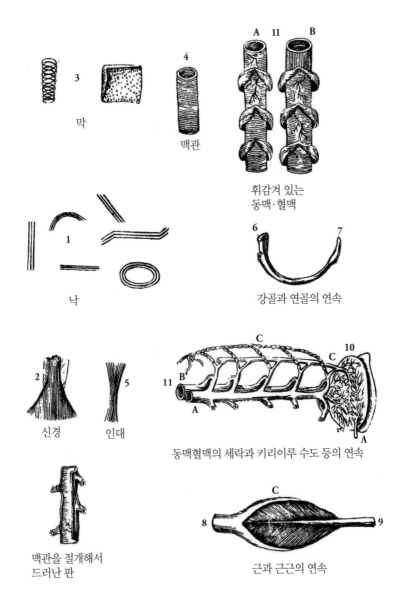

막

맥관

휘감겨 있는
동맥·혈맥

낙

강골과 연골의 연속

신경   인대

동맥혈맥의 세락과 키리이루 수도 등의 연속

맥관을 절개해서
드러난 판

근과 근근의 연속

을 수 없는 것이다.[2]

○단단하게 맺혀 있어 손으로 잡을 수 있는 것으로

    ¹ 헤히세렌(苟勢驗)[3]은 형태가 가늘고 미세하여 실과 같다. 이것은 경맥(經脈)[4]의 가지로, 여기저기에 분포한다.[5]

    ² 세이니(世奴)[6]는 색이 하얗고 단단하다. 그 근원은 뇌(腦)와 척수

---

2) 『중정해체신서』에서는 '인신지원질'(人身之元質)이라고 하여, 그 의미를 명확히 하였다. 즉 "대저 사람을 이루는 기본 물질은 크게 두 가지로 나뉜다. 하나는 응고되어 모양이 정해진 기구이고, 다른 하나는 유동성의 액체다. 응기(凝器)는 유액(流液)을 담고, 유액은 응기를 길러내어 사람의 몸과 재료가 된다"고 하였다(『重訂解體新書』 권1, 「身體元質篇第三」, "凡人身之元質 大別爲二類 一謂之凝定器 一謂之流動液 凝器包攝流液 流液循養凝器 以爲人身之體質也").

3) 【이것은 낙(絡)으로 번역한다.】 원본의 'Veſelen'으로, 현재에는 섬유조직이라고 한다. 『중정해체신서』에서는 "섬유는 그 바탕이 간단하며 섬세하기가 실과 같다. 대개 응정기(凝定器)가 각자의 형질을 만드는 바탕은 모두 이 물질이 모여서 조직된 것이다"라고 하였다(『重訂解體新書』 권1, 「身體元質篇第三」, "纖 質單純 纖細如絲條 凡凝定諸器 所以造成各自形質者 悉皆此物之所聚會組織也").

4) 경맥(經脈)과 낙맥(絡脈)은 한의학에서 기혈(氣血)이 순환하는 통로로, 내부로는 오장육부, 외부로는 피부와 연결된다. 이 중에서 인체의 주간(主幹)으로서 가로로 통하여 비교적 깊이 분포되어 있는 것을 경맥이라 하고, 분지(分枝)로 나뉘어 가로로 비스듬히 비교적 표층에 가깝게 분포된 것을 낙맥이라고 한다. 이를 통해서 젠파쿠가 전통적인 용어를 새로운 상황에 맞추어 다양한 의미로 재해석하고 있음을 볼 수 있다.

5) 원본에서는 "경맥의 가지로 여기저기 분포한다"는 내용이 없으며, "다른 고체 부분은 모두 섬유로부터 만들어진다"고 하였다(小川鼎三·酒井シツ, 앞의 책, 238쪽).

6) 【이것은 신경(神經)으로 번역한다.】 원본의 'Zenuwen'이다. 신경은 수많은 뉴런(신경세포)으로 구성되어 있으며, 인간의 감각·지각 기능을 전달하는 데 중요한 기관이다. '신경'이라는 말을 만든 것에 대해 젠파쿠는 매우 자랑스러워했는데, 이는 전통의학에서 언급된 적이 없는 전혀 새로운 성과였기 때문이다. 한편 『중정해체신서』에서는 "신경은 백색이며 단단한 성질을 가졌다. 형태는 실과

[脊]에서 나온다. 보고 듣고 말하고 행동하는 것을 주관한다. 그리고 아픔과 가려움, 춥고 더움을 알아서,[7] 여러 움직일 수 없는 것을 <u>스스로</u> 움직일 수 있게 하는 것은 이 신경(神經)이 있기 때문이다. 설명이 8편에 있다.

³후리이스(火里私)[8]는 얇고 넓으며 여기저기에 분포한다. 사물을 둘러쌀 수 있으며, 단단하게 붙들어 매는 곳에 있다.[9]

⁴롯켄(綠兼)[10]은 형태가 막과 같으며 맥관(脈管)을 얽어매고 있다.

⁵반도(蠻度)[11]는 막과 같지만 단단하다. 형태가 다양하며 여기저기

비슷한데, 뇌수와 척수에서 나와 온몸에 분포하며 여러 부위에 가득하니 이르지 않은 곳이 없으며, 도달하지 않은 곳이 없다. 대개 신체가 지각 활동하여 여러 가지로 운영할 수 있는 것은 모두 이 신경의 기능으로 말미암은 것이다"라고 하였다(『重訂解體新書』권1, 「身體元質篇第三」, "神經 白色勁質 形如線縷 出於腦髓及脊髓 分布於一身 蔓延於諸部 無所不至 無所不達矣 凡身體所以知覺活動 以爲百爾運營者 皆此經之官能之由焉").

7) 보고 듣고 …… 춥고 더움을 안다는 부분까지를 원본에서는 "매우 민감한 부분이다"라고 하였다(小川鼎三·酒井シヅ, 앞의 책, 238쪽).

8)【이것은 막(膜)으로 번역한다.】원본의 'Vliezen'으로, 막은 표면을 덮거나 공동의 내면을 덮는 또는 공간이나 기관을 나누는 얇은 층의 조직이다. 『중정해체신서』에서는 "막은 얇고 넓게 퍼져 있어서, 여러 물질을 둘러싸고 있으면서, 여러 기관에 연결시킨다. 또 막으로 형질을 이룬 것이 있다"고 하였다(『重訂解體新書』권1, 「身體元質篇第三」, "膜 薄質扁潤 被包諸物 連綴衆器 又有特以此物作形質者").

9) 酒井シヅ, 앞의 책, 55쪽에서는 "무언가를 넣고 있는 곳에도 있다"고 해석하였다.

10) 원본의 'Rokken'인데, 체내기관(體內器官)의 겉쪽에 있는 막으로 피막(皮膜) 또는 외막(外膜)이라고도 한다. 겐파쿠는 이에 대한 적절한 말을 만들지 못했지만, 후에 『중정해체신서』에서는 의막(衣膜)이라고 하였다.

11) 원본의 'Banden'으로, 인대를 말한다. 인대는 골이나 연골을 연결하는 섬유성 조직으로 관절을 지지하고 보강해주는 역할을 한다. 『중정해체신서』에서는 계

에 분포한다. 간혹 골절이 서로 연결되도록 한다.[12] 관절에 있지 않은 것들은 넓고 크다.[13]

6 벤데렌(偭題斂)[14]은 색이 하얗고 단단하다. 아픔과 가려움을 모른다. 겉은 조밀하며 안쪽은 성기다. 뼈가 육체의 줄기가 되어서 육체를 부지하게끔 한다. 상세한 설명이 4·5편에 있다.

7 카라카벤(加蠟假偭)[15]은 색이 하얗고 약간 투명하다. 부드러워서 구부릴 수 있다. 여기저기에 분포하고 있으며, 주로 뼈에서부터 생겨난다.[16]

8 스피이루(私比縷)[17]는 색이 약간 붉다. 살 안쪽으로 사이사이 섞여 있는데, 가운데 부분은 좁고 끄트머리는 넓다. 혈맥(血脈), 신경 등의 세락(細絡)이 서로 얽힌 막(膜)의 상태여서, 골육(骨肉)을 둘러쌀 수 있으며 몸을 움직이는 것을 주관한다. 이름이 여러 가지인데 두(頭), 복(腹), 미(尾)라고 하며 상세한 설명이 28편에 있다.[18]

대(繫帶)라고 명명하였고, 『의범제강』에서 인대(韌帶)라고 하였다.

12) "간혹 골절이 서로 연결되도록 한다"는 부분을 원본에서 "뼈는 인대로 서로 연결되어 있다"고 하였다(小川鼎三·酒井シヅ, 앞의 책, 238쪽).

13) 【이것은 막도 아니고 근육도 아니며 피부도 아니다. 인중혈(人中穴)의 안쪽 면과 잇몸[齗]이 서로 상대하여 연결된 것이다.】

14) 【이것은 골(骨)로 번역한다.】 원본의 'Beenderen'으로, 현재에도 골(骨)로 사용한다. 이에 대한 원본의 설명은 "백색으로 단단하며 감각이 없고, 모두 가운데 구멍이 있다"고 하였다(小川鼎三·酒井シヅ, 같은 책, 238쪽).

15) 【이것은 연골(軟骨)로 번역한다. 바닷새나 물고기의 뼈와 같이 뼈가 부드러운 부분이다.】 원본의 'Kraakbeen'이다.

16) 원본에서는 뼈에서 생장하는 것이 아니라, "일반적으로 성장하면서 뼈로 된다"고 하였다(小川鼎三·酒井シヅ, 같은 책, 238쪽).

17) 【이것은 근(筋)으로 번역한다.】 원본의 'Spier'이며, 현재는 근육이라고 한다.

18) 원본에서 "근육은 운동기관이다. 이것은 혈관과 신경이 섞여 있는 순수한 섬유

⁹페스(百私)¹⁹⁾는 곧 근육의 끝이다.

¹⁰키리이루(機里爾)²⁰⁾는 바깥을 싸고 있는 막이다. 안쪽은 마치 스
펀지와 같으며 신경과 맥락이 서로 교차하는 사이에 있다. 키리
이루에 의해 혈중(血中)의 물이 분리되어 송관(送管)으로 보내진
다.²¹⁾

¹¹제맥(諸脈)²²⁾은 길게 뻗어나가 있다. 성질은 막과 같으며 모두 둥
근 관²³⁾이다. 이것은 혈액이 움직이는 곳이다.²⁴⁾ 자세하게 설명
하면,

ᴬ스라쿠아데루(私刺古亞題爾)²⁵⁾는 심장으로부터 나온 피를 받아서

로 만들어지며, 막으로 둘러싸여 있다"고 하였다(小川鼎三·酒井シヅ, 앞의 책,
239쪽). 한편『해체신서』28편에 따르면, 근두(筋頭)는 근육이 시작하는 부
위며, 근복(筋腹)은 근육의 중간 부분, 근미(筋尾)는 근육이 끝나는 부위라
고 하였다.

19)【이것은 근근(筋根)으로 번역한다. 한인(漢人)이 대근(大筋)이라고 말한 것이
이것이다.】원본의 'Pees'이며, 현재 건(腱)이라고 하는데 근육과 골격을 연결하
는 섬유조직이다.『중정해체신서』에서부터 '건'이라고 하였다.

20) 원본의 'Klier'로, 스기타 겐파쿠가 조어(造語)하지 못하였는데,『중정해체신서』
에서도 역시 키리루[濾胞]라고 하였다. 이후 우다가와 겐신이 '선'(腺)으로 명명
하였다.

21)【송관은 수액을 받아들이는 여러 관을 말한다.】

22) 원본에는 'Vaten'이며,『중정해체신서』에서는 혈맥(血脈)이라고 해서 혈액이 이
동하는 통로라고 하였다. 또 명칭의 통일성을 위해서인지 동혈맥(動血脈)과 정
혈맥(靜血脈)으로 구분하였는데, 현재는 동맥·정맥으로 사용한다.

23) 관(管)은 액체를 운반하는 신체 내의 모든 관으로, 주로 혈관과 림프관을 지
칭한다.

24) 원본에서는 "신체의 체액은 이 관을 통해서 흐른다"고 하여 혈액이라고 한정하
지 않았다(小川鼎三·酒井シヅ, 앞의 책, 239쪽).

25)【이것은 동맥(動脈)으로 번역한다. 한인이 말한 동맥이다.】원본의 'Slagaders'로

온몸에 전달한다. 모이기도 하고 불룩하기도 하고 움직이기도 한다.[26] 얽힌 모양이 네 가지인데, 첫째는 통(桶)처럼 생겼고, 둘째는 집처럼 생겼으며, 셋째는 근육처럼 생겼고, 넷째는 신경처럼 생겼다.[27] 상세한 설명이 16편에 있다.

B 보루아데루(何兒亞題爾)[28]는 동맥의 피를 받아들여 심장으로 돌려보낸다. 움직임이 없으며, 그 안쪽에는 카랏푸후리이스(加剌布火里私)[29]가 있다. 얽힌 모양이 네 가지다. 첫 번째는 막(膜)처럼 생겼으며, 두 번째는 통(桶)처럼 생겼고, 세 번째는 키리이루처럼 생겼으며, 네 번째는 근육처럼 생겼다.[30] 상세한 설명이 17편에 있다.

동맥인데, 심장에서 전신으로 보내는 혈액을 포용하는 관상구조로서 외막, 중막, 내막으로 이루어진다.

26) 원본에서 "동맥은 수축, 확장 그리고 박동하는 힘을 가졌다"고 하였다(小川鼎三·酒井シヅ, 앞의 책, 239쪽).

27) 이상 동맥의 형상을 각각 순서대로 맥관상(脈管狀), 봉와상(蜂窩狀), 근층상(筋層狀), 장막상(漿膜狀)이라고 한다.

28)【이것은 혈맥(血脈)으로 번역한다. 한인이 말한 청맥(靑脈)이다.】원본의 'Veneaders'로 정맥(靜脈)인데, 전신의 모세혈관에서 정맥혈을 거두어 심장으로 보내는 혈관이다. 정맥의 혈관벽은 3층으로 되어 있으며, 대부분의 정맥은 그 내막이 이중으로 접혀져 판막을 형성하고 있어, 혈액이 말초 방향으로 흐르지 못하도록 한다. 『중정해체신서』에서는 정맥에 있는 판을 장막(障膜)이라고 했다.

29)【이것은 판(瓣)으로 번역한다. 맥관(脈管)의 안쪽에 매달려 있어서, 퉁소의 혀[簫簧]처럼 생겼다. ×로 표시하였다.】원본의 'Klapvliezen'이다. 퉁소의 혀에서 소(簫)는 죽관을 나란히 묶어 만든 악기로, 큰 것은 스물여섯 개, 작은 것은 열여섯 개의 관으로 되어 있다고 한다. 황(簧)은 피리 따위의 혀로, 즉 피리나 생황(笙簧)의 관에서 취주구(吹奏口)의 가운데 있으면서 피리를 불면 진동하여 소리를 낸다.

30) 이들을 각각 내막상(內膜狀), 맥관상, 선상(腺狀), 근층상이라고 한다.

^C와테루핫텐(哇的爾發天)³¹⁾은 가는 관이다. 모양은 얇고 투명한데, 여기에서 수액(水液)을 받아들인다.³²⁾ 상세한 설명이 24편에 있다. 별도로 수도(水道)와 비슷한 것이 있는데, 이것은 장(腸)에서 게루(奇縷)³³⁾를 받아서 게루과구(奇縷科曰)³⁴⁾에 전달한다. 상세한 설명이 21편에 있다.

헤토(苛都)³⁵⁾는 설명이 6편에 있다. 메르쿠(墨爾古)³⁶⁾는 뼈 안에 있으며 설명이 4편에 보이는데 모두 기름처럼 엉겨 있다.

○흐르고 움직여서 손으로 잡을 수 없는 것으로³⁷⁾

부루도(蒲縷度)³⁸⁾는 혈맥³⁹⁾과 동맥 안에 있으며 그 색은 붉다. 이것은

---

31) 【이것은 수도(水道)로 번역한다.】 원본의 'Water-vaten'인데, 림프관이다. 림프는 알칼리성의 담황색 액체로, 조직액에서 유래한다. 림프액은 신체의 모든 부위에서 모이며, 림프관을 거쳐서 혈액으로 돌아간다. 『중정해체신서』에서는 이를 수맥(水脈)이라고 하였고 수맥과 유사한 동맥(潭脈), 즉 문맥이 있어서 유미(乳糜)를 운반한다고 말한다.

32) 수액은 림프액을 말한다. 한편 원본에서는 "각 부분으로부터 림프액을 심장으로 운반한다"고 하였다(小川鼎三·酒井シヅ, 앞의 책, 239쪽).

33) 게루(奇縷)는 유미를 말한다.

34) 유미조(乳糜槽)이다.

35) 【이것은 지(脂)로 번역한다.】 원본의 'Vet'이며, 현재는 지방(脂肪)이라고 한다. 『중정해체신서』에서도 역시 지방이라고 하였다.

36) 【이것은 수(髓)로 번역한다.】 원본의 'Merg'며, 현재는 골수(骨髓)라고 한다.

37) 원본에서는 "유동하는 부분, 즉 신체의 액체 부분"이라고 하였다(小川鼎三·酒井シヅ, 앞의 책, 240쪽). 『중정해체신서』에서는 유동제액(流動諸液)이라고 명명하였다.

38) 【이것은 혈(血)로 번역한다.】 원본의 'Blood'로 혈액이다. 혈액은 심장, 동맥, 모세혈관, 정맥을 순환하는 액체며 체세포로 영양분과 산소를 운반한다.

온몸을 돌아 흐르면서 온몸에 영양을 준다. 그밖의 진액(津液)도 이것으로부터 나뉜다.[40]

우테루(哇的爾)[41]는 맑고 묽은데, 온몸의 각 부위에서 나와 심장에 영양을 주는 것을 주로 한다.[42]

웨이(洎乙)[43]는 맛이 짠데, 이것 역시 혈이 나뉘어서 만들어진 것이다. 온몸을 돌아, 신장[腎][44]과 땀구멍[汗孔]으로 들어간다.[45]

스웨이도(私物越都)[46]는 웨이(洎乙)다. 피부 아래에서 생성되며, 생성되면 땀구멍을 따라 배출된다. 날이 더우면 멈추지 않는다.[47] 설명이 6편에 있다.

피스(毘私)[48]는 신장에서 생성되는데, 즉 웨이다. 요도(尿道)[49]를 거

---

39) 정맥(靜脈)을 말한다.
40) 원본에서는 "다른 체액들은 모두 혈액으로부터 일정한 기관을 거쳐서 분비된다"고 하였다(小川鼎三·酒井シヅ, 앞의 책, 240쪽).
41) 【이것은 물[水]로 번역한다.】 원본의 'Water'이며, 『중정해체신서』에서는 수액(水液)이라고 했다.
42) 원본에서는 "심장으로 운반된다"고 하였다(小川鼎三·酒井シヅ, 같은 책, 240쪽).
43) 원본의 'Wey'로, 장액 또는 혈장이다. 혈장은 혈액응고가 일어난 후 혈병(血餅) 수축으로 나오는 담황색의 액체를 말한다. 『중정해체신서』에서는 짠 액체라고 하면서 노(滷)라고 하였다.
44) 『해체신서』에서는 평신(平腎)이라고 했는데, 정확한 의미를 알 수 없다.
45) 원본에서는 "특히 신장과 땀구멍을 통해 신체로부터 배출된다"고 하였다(小川鼎三·酒井シヅ, 같은 책, 240쪽).
46) 【이것은 땀[汗]으로 번역한다.】 원본의 'Sweat'이다.
47) 원본에서는 "눈으로 보이지는 않지만, 신체로부터의 증발이 여기에서 일어난다"고 하였다(小川鼎三·酒井シヅ, 같은 책, 240쪽).
48) 【이것은 오줌[尿]으로 번역한다.】 원본의 'Pis'이며, 말 그대로 소변이다.
49) 【장 사이에 있는 요도(尿道)】

쳐서 방광(膀胱)에 도달하고, 방광에 도달하면 소변을 보게 된다. 상세한 설명이 26편에 있다.

게루(奇縷)[50]는 성질이 유즙(乳汁) 같다. 이것은 음식이 장(腸)과 위(胃) 사이에서 소화되어 만들어진다. 게루가 만들어지면 액도(液道)로 흐르다가 게루과구(奇縷科臼)에 모여 피가 된다.[51] 상세한 설명이 21편에 있다.

메루케(默縷計)[52]는 백색이며 유방(乳房) 안에서 만들어진다. 부인(婦人)은 이로써 소아(小兒)를 기를 수 있다. 설명이 13편에 있다.

사아도(沙亞度)[53]는 백색이며 끈적끈적하지만 응결되지는 않는다. 고환(睾丸)에서 만들어져, 정낭(精囊)[54]에 머물러 있으며 사정(射精)하게

---

50) 원본의 'Gyl'로, 현재는 유미(乳糜)라고 부른다. 유미는 소화된 지방이 암죽관 속에 흡수된 젖 빛깔의 림프액으로 보통 소화관 벽의 림프관 안에서 볼 수 있다. 『중정해체신서』에서 유미라고 하였다.

51) 원본에서는 혈액이 되는 것이 아니라 "유미관(乳糜管)과 흉관(胸管)을 거쳐서 혈액으로 흘러들어간다"고 하였다(小川鼎三·酒井シヅ, 앞의 책, 240쪽). 이와 같은 오류가 1772년(安永2)에 출판된 『해체약도』(解體約圖)에서도 보인다. 즉 "게루를 게루관으로 나르는데, 위로 게루과구에 모인다. 점차 변해서 혈액이 되고, 결분골 아래 이르러서 동맥으로 교차한다"(『解體約圖』, "輸之於奇縷管 上會 于奇縷科臼 漸化爲血 至於缺盆骨下而交動脈也")고 하였다. 여기서 동맥이 정맥의 오류라는 것은 『해체신서』에서 고쳐졌지만, 림프계가 유미관으로부터 흉관을 거쳐 쇄골하정맥에 이르러 처음으로 혈관계와 합쳐진다는 것은 무슨 말인지 알 수 없다. 이처럼 육안으로 직접 조사하기 어려운 곳에는 오류가 현저히 많은데, 이것은 의미를 정확히 이해할 수 없는 상황에다 전혀 새로운 견해이기에 이해하기 어려웠기 때문이다(小川鼎三·酒井シヅ, 같은 책, 410쪽).

52) 【이것은 유즙(乳汁)으로 번역한다.】 원본의 'Melk'이며 유즙을 말한다. 『중정해체신서』에서는 유(湩)라고 명칭하였다.

53) 【이것은 정액[精]으로 번역한다.】 원본의 'Zaad'로, 정액(精液)이다.

54) 【방광(膀胱)의 아래쪽, 음모(陰毛)가 난 부분이다.】

된다. 이것이 태아[胎]로 된다.[55] 설명이 26편에 있다.

세이뉴호쿠토(世奴和孤都)[56]는 뇌(腦) 안에서 만들어진다. 사지(四支)와 온몸 가운데 신경이 지나는 곳에는 모두 이것이 있어서 (기능을) 온전히 할 수 있다.[57] 그런 까닭에 지이루레이키게스텐(地爾禮其牙私天)[58]이라고 하는데, 설명이 8편에 있다.

타라넨(太羅念)[59]은 눈[眼]으로부터 나온다. 상태는 물처럼 방울지는데, 키리이루(機里爾)의 작용이다.[60] 눈이 항상 촉촉하고 윤기가 나는 것은 이 액체가 있기 때문이다. 감정이 일어나면 많이 나온다.[61] 설명이 9편에 있다.

오오루스메루(窩窩爾私墨爾)[62]는 맛이 쓰고 부드럽다. 더러운 것들이

---

55) 원본에서는 "인류의 증식을 위해 고환에서 만들어진다"고 하였다(小川鼎三·酒井シヅ, 앞의 책, 240쪽).

56) 【이것은 신경즙(神經汁)으로 번역한다.】 원본의 'Zenuwvogt'이다. 『중정해체신서』는 신경액(神經液)이라고 하면서 두뇌에서 만들어져 신체를 운영하는 데 기틀이 된다고 하여 '생활신기'(生活神機)라고도 했다.

57) 원본에서는 "신경액의 유입이 신경을 팽창시킨다"고 하였다(小川鼎三·酒井シヅ, 같은 책, 241쪽).

58) 【이 말을 번역한 것이 생기(生氣)다.】 원본의 'Dierlyke Geesten'으로, 동물의 정기나 생명의 기운이라고 할 수 있다.

59) 【이것은 눈물[淚]로 번역한다.】 원본의 'Traanen'이다.

60) 원본에서는 "항상 소량으로 안선(眼腺)에서 작용한다"고 하였다(小川鼎三·酒井シヅ, 같은 책, 241쪽).

61) 원본에서는 "때때로 눈물이 눈으로부터 많이 흐르기도 한다"고 하였다(小川鼎三·酒井シヅ, 같은 책, 241쪽).

62) 【이것은 정녕(耵聹)이라고 번역한다.】 원본의 'Oor-smeer'로, 외이도 내의 분비물을 말한다. 흔히 귀지라고 부르는 것인데 『중정해체신서』에서는 이구(耳垢)라고 했다.

귀 안에서 응결한 것이다. 설명이 10편에 있다.

스노토(私邪都)⁶³⁾는 콧구멍 깊은 곳에 있다. 이것은 키리이루(機里爾)의 작용이다. 맑기도 하고 탁하기도 한데, 만약 코를 풀지 않으면 엉기어 뭉친다. 몸 가운데에서 쓸모없는 것으로,⁶⁴⁾ 흘러나오는 곳은 콧구멍과 축문(畜門)이다.⁶⁵⁾ 설명이 11편에 있다.

스페쿠세루(私百故世兒)⁶⁶⁾는 맛이 없다. 이것을 작용하게 하는 것은 여러 종류의 키리이루로, 타관(唾管)⁶⁷⁾을 거쳐 입⁶⁸⁾에 도달한다. 음식물을 씹을 수 있는 것은 이것으로 부드러워지기 때문이다.⁶⁹⁾ 설명이 7편에 있다. 별도로 식도[咽]와 위(胃)로부터 나오는 진액(津液)이 있는데, 그 속성은 타액[唾]과 같다. 설명이 20편에 있다.

아루후레이스쿠사후(亞兒福禮私古沙步)⁷⁰⁾는 맑고 묽으며, 대키리이루

---

63) 【이것은 콧물[涕洟]로 번역한다.】 원본의 'Snot'로, 코(snot der neus)의 약어다 (小川鼎三・酒井シヅ, 앞의 책, 241쪽).

64) 원문의 '장물'(長物)은 길기만 하고 오히려 방해가 되거나 쓸모없는 것을 지칭한다.

65) 축문 역시 콧구멍을 의미한다. 한편 원본에서는 "콧물은 끈적하고 말랑하며 쓸모없는 점액으로, 비강(鼻腔)의 여러 곳에 있는 선(腺)으로부터 분비되고 농축되어서 결국에는 콧구멍과 구개(口蓋)로부터 밖으로 배출된다"고 하였다(小川鼎三・酒井シヅ, 같은 책, 241쪽).

66) 【이것은 타액[唾]으로 번역한다.】 원본의 'Speekzel'로 타액을 말한다. 『중정해체신서』에서는 진타(津唾)라고 했으며, 식도액(食道液)과 위액(胃液)도 성질이나 기능은 같다고 하였다.

67) 【혀와 턱에 있다.】 즉 타액선도관(唾液腺導管)이다.

68) 더 정확하게는 구강내(口腔內)라고 해야 한다.

69) 이 뒤에 "끈적거리며 뻑뻑하면서 무익한 점액을 담(痰)이라고 한다"는 원본의 내용이 생략되었다(小川鼎三・酒井シヅ, 같은 책, 241쪽).

70) 【즉 대키리이루(大機里爾汁)의 즙(汁)이다.】 원본에서는 'Alvleesch zap' 또는

(大機里爾汁) 가운데 포도처럼 생긴 데서 나온다. 그 관이 모여서 위(胃)의 아래 입구[71]와 십이지장(十二指腸)[72]으로 들어가 음식물의 소화를 돕는다. 설명이 20·22편에 있다.

　가루(牙兒)[73]는 황색이며 맛은 쓰다. 간(肝)과 담(膽)에 있는 두 개의 관으로부터 나와 위(胃)의 하구(下口)[74]로 흘러가, 음식물을 소화시킨다. 이 담즙은 충장(蟲腸)[75]에 이르러서 그 기능[氣]이 다한다.[76] 상세한

　'Pancreaticus'라고 하였는데, 지금의 췌액(膵液)을 말한다. 'Alvleesch'는 췌장(膵臟)이며, 췌액은 췌장에서 분비된다. 『중정해체신서』에서는 췌장을 순(肫)이라고 명명했기 때문에 순액(肫液)이라고 정하였다.

71) 지금은 유문(幽門)이라고 하는데, 대부분의 척추동물에서 위(胃)의 끝부분과 소장(小腸)의 시작 부분을 구분해주는 원뿔 모양의 협착부다. 주된 기능은 소장이 수축할 때 그 내용물이 위로 다시 흘러들어가는 것을 방지하며, 커다란 음식 덩어리나 소화 안 된 음식이 소장으로 넘어가지 못하게 하는 것이다. 유문의 안쪽은 점막으로 덮여 있으며 위액이 분비된다.

72) 【소장(小腸)에 속한다.】

73) 【이것은 담즙(膽汁)으로 번역한다.】 원본의 'Gal'로 담즙이다. 쓴맛의 알카리성 녹색 내지 갈색의 끈끈한 체액으로서, 간에서 분비되어 십이지장으로 주입된다. 담즙산염, 콜레스테롤, 레시틴, 지방, 색소 및 점소를 함유하고 소화흡수 작용을 보조한다. 『중정해체신서』에서는 담액이라고 하면서, 담액은 간에서 만들어져서 담에 저장되어 있다고 분명히 하고 있다(『重訂解體新書』 권1, 「身體元質篇第三」, "膽液 色黃味苦 成於肝 藏於膽 每從肝膽二管出 注入十二指腸 以化熟飮食 又獎發腸之蠕動機 以扶助消化之用矣").

74) 위(胃)의 하구(下口)는 유문(幽門)을 말하는 것이나, 여기서는 십이지장이 맞다(酒井シヅ, 앞의 책, 61쪽).

75) 【대장(大腸)에 속한다.】

76) 원본에서는 "연동운동을 촉진해서 십이지장으로 들어간다"고 하였다(小川鼎三·酒井シヅ, 같은 책, 242쪽). 원본에서 'worm-wyze beweeging'(벌레와 같은 운동)이라고 하였는데, 즉 장이 소화된 음식물을 아래로 내려보내기 위한 연동운동 또는 유동운동을 말한 것인데 오역한 것이다. 겐파쿠 등이 장의 운동으

설명이 20·24편에 있다.

그밖에 눈곱[眵] 및 자궁(子宮) 등의 진액은 각 조항에서 설명한다.[77)]

로 소화된 음식물이 내려간다는 것을 전혀 몰랐기 때문이다. 이것이 『의범제강』
에서는 "항상 대·소장은 동시에 천천히 축장(縮張) 운동을 한다. … 이것을 유
동기(蠕動機)라고 한다"고 하였고, "유동기는 벌레처럼 미동해서 한번 줄어들고
한번 늘어나는 모습을 형용한 것이다. 위관(胃管, 식도)과 위(胃)에도 있다"라고
설명되었다(小川鼎三·酒井シヅ, 앞의 책, 410쪽). 이는 『의범제강』 권2에서 '유
동기'를 설명하면서 말한 것이다(『醫範提綱』 권2, 「三腔提綱篇第三 腸」, "居恒大
小腸モ二徐徐二縮張ノ運動ヲ爲ス. 腸ヲ襲成スル諸膜ノ機能二由ル. 此ヲ以テ小
腸二於テハ乳糜ヲ傳輸シ粗滓ヲ順下シ, 大腸二於テハ糟粕ヲ傳送導泄ス. 此ヲ腸
ノ蠕動機ト謂ウ【蠕動機トハ蟲ノ這ウ如ク微動シテ一縮一張スルヲ形容スルナ
リ胃管及ピ胃ニモアリ】").
한편 충장은 충수(蟲垂)를 말한다. 충수는 근육질의 좁은 관으로 한쪽 끝은 막혔
고, 다른 쪽 끝은 맹장과 붙어 있으며 맹장 쪽으로 열려 있다. 맹장은 대장이 시
작되는 첫 부분으로 주머니처럼 생겼으며 소장에서 소화된 음식물이 이곳으로
넘어온다. 사람의 충수는 소화기관의 역할을 하지 않으며, 사람이 진화하는 과
정에서 점점 퇴화된 것으로 여겨진다.

77) 원본에서는 "기타 체액인 지방(脂肪), 활액(滑液), 전립선액(前立腺液), 요도(尿
道)와 질(膣)의 점액, 눈의 체액, 부신(副腎)의 액체 등은 각각의 항목에서 서술
한다"고 하였으며, 눈곱에 대해서는 말하지 않았다(小川鼎三·酒井シヅ, 같은
책, 242쪽). 한편 『중정해체신서』에서는 이상의 부분에서 관절에 있는 관절지액
(關節脂液), 섭호액(攝護液, 전립선액), 요도액(尿道液), 질내액(窒內液), 측신액
(側腎液), 안루(眼淚) 등을 언급하였다.

4 뼈와 관절의 분류 骨節分類篇

○뼈[骨]와 관절(關節)의 형질(形質)과 연속(連續)에 대한 설명은 뒤에 붙인다.[1]

○어린 아이는 뼈의 중간 부분[2]이 모두 무르지만, 자라면서 점점 단단해진다.[3]

---

1) 원본에서는 "골격은 교묘하게 조합된 뼈로 만들어지며, 거기에는 자연 그대로의 순서, 형태 및 연계가 보존되어 있다"고 하였다(小川鼎三·酒井シヅ, 앞의 책, 242쪽). 이 부분에 대해서, 『중정해체신서』에서는 골절 구조가 각각 필요에 맞게 형상이 갖추어진 것을 두고 천공(天工), 즉 하늘의 조화(調和)로 이해하고 있다(『重訂解體新書』권1, 「骨骸總括篇第四」, "夫骨骸之爲全象也 衆骨連屬 所以造立 而各具形狀 互得適合者 悉出於天工所致 可謂奇巧妙機也").

2) 골간(骨幹)을 말한다.

3) 이 문장은 오역 때문에 의미가 완전히 반대로 되었는데, 골간은 처음부터 단단하게 된 것이다(酒井シヅ, 같은 책, 67쪽). 원본에서는 "골간은 뼈의 중간 부분이다. 소아의 경우 아직 단단하지 않지만, 점차 단단하게 된다"고 하였다(小川鼎三·酒井シヅ, 같은 책, 242쪽). 그러나 『중정해체신서』에서는 좀더 정확하게 해석되었다. 즉 뼈의 중간 부위는 성장하면서 점차로 단단해지는 변화가 가장 먼저

골절분류편도(骨節分類篇圖)

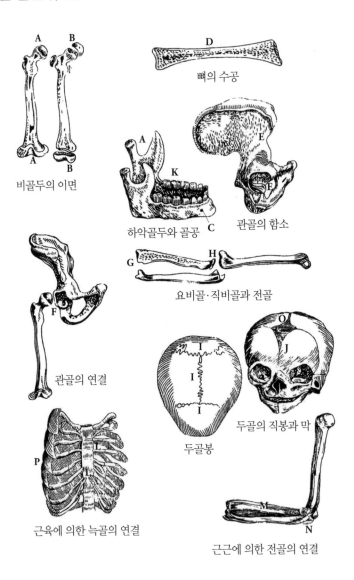

뼈의 수공

비골두의 이면

하악골두와 골공

관골의 함소

관골의 연결

요비골·직비골과 전골

두골봉

두골의 직봉과 막

근육에 의한 늑골의 연결

근근에 의한 전골의 연결

○뼈가 융기(隆起)한 것에는 두 가지가 있다.

　ᴬ 융기[4]하면서 단단하고 형태가 둥근 것은 복사뼈[踝]와 팔[髆],[5] 넓적다리[髀][6] 등의 골두(骨頭)[7]다.[8] 형태가 다른 것은 협거골(頰車骨),[9] 능골(稜骨), 오훼골(烏喙骨)[10] 등의 종류다.

　ᴮ 복사뼈[踝], 팔[髆], 넓적다리[髀] 등의 골두는 모두 자라날 수 있다.[11] 자라나면 그 안에는 바늘 눈[針眼] 같은 구멍이 있게 되어, 스펀지처럼 된다.[12] 소아는 아직 뼈가 완성되지 않아 균일하게 연골

시작된다고 지적한다(『重訂解體新書』 권1, 「骨骸總括篇第四」, "諸骨中間 凡諸骨在小兒 則皆軟弱 隨年長 漸變爲堅剛 而其變先自中間始").

4) 원본의 'apophyses'로 융기(隆起), 돌기(突起)를 말한다.

5) 상완골(上腕骨)로 팔의 긴 뼈를 말한다. 윗부분은 견갑골의 측면 홈[窩]과 연결되어 어깨관절을 형성한다. 아랫부분은 척골(尺骨)과 요골(橈骨)의 돌기와 결합하여 팔꿈치관절을 형성한다.

6) 대퇴골(大腿骨)로, 엉덩이에서 무릎 사이에 있는 뼈다.

7) 골단(骨端)이라고 하는데, 기다란 뼈의 끝부분으로 성장기 동안 연골에 의해 뼈의 다른 부분과 나뉘어 있으며 이 부위에서 성장이 일어난다.

8) 【우리 나라 세속에서 난골(卵骨)이라고 말하는 종류다.】

9) 협거골(頰車骨)은 악골(顎骨)의 근돌기(筋突起)로, 아래턱뼈 마디와 아래턱뼈 모서리 부위다.

10) 오훼골은 척추동물의 흉부를 형성하는 뼈의 하나로, 오구돌기(烏口突起)라고 한다. 상완골 위쪽 끝의 앞부분에 있으며 견갑골 쇄골과 함께 상지대(上肢帶)를 구성한다.

11) 원본의 'Epiphysis'는 골단(骨端)이다.

12) 원본에서는 "골단은 작은 스펀지 모양의 뼈로, 여기에 개재한 연골에 의해 성장한다"고 하였다(小川鼎三·酒井シヅ, 앞의 책, 242쪽). 여기서 말하는 융기는, 즉 융기해서 단단하며 원형인 것과 복숭아뼈 같은 부위를 말한다. 반면 『중정해체신서』에서는 "諸骨隆起 凡有二類 曰突起 曰旁起"라고 해서, 돌기와 방기로 구분한다. 돌기는 복숭아뼈와 같이 융기한 부분을 말하며, 방기는 관절이 있는 곳에서 돌출한 부위를 지칭한다. 현대 의학용어로 표현하면 융기(또는 돌기)와 과

(軟骨)이지만, 자라면서 점점 단단해지고 형태가 완전히 이루어진
다.[13]

ㅇ뼈가 (벌어진) 틈의 형태에는 여러 가지 종류가 있다.

ㄷ구멍이 관통한 곳은 혈맥과 신경이 통과한다.

ㄹ안쪽이 비어서 관(管)처럼 생긴 것은 수액(髓液)을 저장한다.

ㅌ함몰되어 절구처럼 된 것은 각각의 기능이 있다.

비추(髀樞)[14]에는 두 가지의 형태가 있다. 하나는 함몰되어 안이 깊고,
하나는 함몰되었지만 안쪽이 평평한 것이다.

또 함몰되어 깊은 것은 안구(眼球)가 들어가는 곳이다.[15] 함몰되었
으나 작은 도랑같이 길게 패인 것은 근(筋)과 맥(脈)[16]이 들어가는 곳
이다.[17]

(顆)인데, 융기는 약간 둥글게 돌출한 것을 지칭하며, 과는 관절면을 가진 골단
부의 융기한 부분을 말한다.

13) 원본에서는 "단단한 돌기로 변화된다"고 하였다(小川鼎三·酒井シヅ, 앞의 책,
242쪽).

14) 관절와(關節窩)라고 볼 수 있다. 비(髀)는 넓적다리뼈, 즉 대퇴골을 의미하는데
비추는 대퇴골을 고정시키는 관절와를 의미한다. 원본에서는 "관절이 되는
것에는 두 종류가 있는데, 깊은 것과 얕은 것이 있으며, 전자는 관골구(寬骨
臼)이고 후자는 일반적인 관절와다"라고 하였다(小川鼎三·酒井シヅ, 같은
책, 242쪽).

15) 이곳은 안와(眼窩)다. 안구, 안근(眼筋) 등 시각기(視覺器)를 수용하는 부위다.
안와는 7개의 뼈로 구성되며, 위쪽에는 전두골과 접형골, 아래쪽에는 상악골·
관골 및 구개골, 외측벽으로는 관골과 접형골, 내측벽으로 상악골·누골·사골·
접형골로 형성된다. 안쪽에는 시신경관(視神經管)과 상하안와열(上下眼窩裂)
이 있으며, 누낭(淚囊)과 비루관(鼻淚管) 등이 통한다.

16) 혈관(血管)과 제맥(諸脈)을 말한다.

○뼈에 부속된 것으로는 두 가지가 있다.

○하나는 관절(關節)이다. (뼈와 뼈 사이가) 성글어서 눌러보면 알 수 있다.[18] 두 개나 세 개의 뼈가 서로 연결되어 있는데, 세분하면 하나는 성긴 것[19]이며 다른 하나는 빽빽하여[20] 눌러서 알 수가 없다.

F 관절이 깊게 서로 삽입된 것이 있다.[21]

G 관절이 단지 서로 접한 것이 있다.[22]

H 관절이 서로 끼워져 있는 것이 있다.[23]

---

17) 원본에서는 "다른 사물이 들어가기 위한 것으로 안와 같은 것이 있는데, 즉 정맥이 들어가는 곳"이라고 하였다(小川鼎三·酒井シヅ, 앞의 책, 243쪽). 이상의 부분에 대한 『중정해체신서』의 내용은 대부분 동일하지만, 명칭을 확정하고 있다는 점에서 다르다. 『중정해체신서』에서는 천공(穿空, 구멍으로 관통하는 것), 관공(管孔, 안이 비어서 관과 같은 것), 과구(科曰, 함몰되어서 절구처럼 된 곳) 등으로 표현한다. 또 비추(髀樞)에서 하나는 함몰되어 평평한 곳이라고 하였는데, 『중정해체신서』에서는 "機關之處 有深淺之別 深者所謂鍋 淺者窩也"라고 하여 기관이 자리하는 곳이며, 깊고 얕음의 구별이 있는데 깊은 것은 과(鍋), 얕은 것은 와(窩)라고 하였다. 현대 의학에서는 와, 절흔, 구, 열 등으로 구분되며, 주로 혈관과 신경의 통로가 된다고 한다.

18) "뼈 사이가 성기어서 눌러보면 알 수 있다"는 겐파쿠 등이 첨가한 것이다(小川鼎三·酒井シヅ, 같은 책, 243쪽).

19) 가동관절(可動關節)인데, 동물의 운동 기능을 맡은 관절로 두 뼈의 끝이 마주 닿은 곳에서 연골과 활액(滑液)의 작용으로 마찰이나 충격을 방지하도록 되어 있다.

20) 부동관절(不動關節)로, 연골에 의하여 두 개의 뼈가 이어져 있으나 운동성은 없는 연결 부위다.

21) 【비추(髀樞) 종류다.】 비추는 관골구(寬骨臼) 또는 관절와(關節窩) 종류다. 관골구는 관골 측면에 절구통처럼 패여 있는 구멍으로서, 대퇴골두가 이곳에 들어가서 관절운동을 한다.

22) 【손목[腕], 무릎[膝] 종류다.】

23) 【팔꿈치뼈[肘骨] 종류다.】 『중정해체신서』에서는 관절의 구분을 소접명기(疏接

○다른 하나는 관절이 아니다. **빡빡하기 때문에 눌러도 알 수 없지만,**
연결된 상태는 두 가지다.[24] 한 가지는 사물 없이 연결된 것인데,[25] 다시
세분하면

ㅣ마치 개의 어금니가 물린 듯한 것[26]이 세 가지로, 전정(前頂)[27]과
두정[頂之直中],[28] 그리고 후정(後頂)[29]이다. 이들은 정확하게 서로
합쳐져서 대양골(大陽骨)[30]이 된다.[31]

明機)와 밀접암기(密接暗機)라고 명칭하였다. 또 『해체신서』에서는 아래의 세
가지 종류의 관절형태가 독립적인 것처럼 표시하는데, 『중정해체신서』에서는
그 세 가지가 '밀접암기'(密接暗機)에 속하는 것으로 이해하며, 여기에 각각 심
접(深接), 천접(淺接), 호접(互接)의 형태가 있는 것으로 본다.

24) 이것은 관절 없이 뼈가 결합된 것을 말한다. "빡빡하기 때문에 눌러도 알 수 없
지만, 연결된 상태는 두 가지다"라는 부분은 겐파쿠 등이 첨가한 내용이다(小川
鼎三·酒井シヅ, 앞의 책, 243쪽).

25) 【사물이란 근막(筋膜)의 종류를 말한다.】

26) 원본에서는 "톱니 모양, 즉 치아 모양으로 두 개의 뼈가 물려 있는 것"이라고 하
였는데, 봉합을 말한다(小川鼎三·酒井シヅ, 같은 책, 243쪽). 봉합(縫合)이란 인
접한 골 표면이 섬유성 결합조직의 대단히 얇은 층에 의해서 접합되어 있어서
움직일 수 없는 섬유성 관절의 한 전형으로 두개골에서만 볼 수 있다. 치상봉합
(齒狀縫合)은 이러한 봉합이 이빨처럼 물리도록 되어 있는 상태를 의미한다.

27) 관상봉합(冠狀縫合)으로 전두골과 두정골 사이의 봉합이다.

28) 시상봉합(矢狀縫合)으로 좌·우 두정골 사이의 봉합이다.

29) 인자봉합(人字縫合)으로 후두골과 두정골 사이의 봉합이다. 이상과 함께 측두
골과 두정골 사이의 봉합인 인상봉합이 있다.

30) 측두골(側頭骨)로 머리뼈를 구성하는 뼈의 하나다. 한 쌍의 뼈가 머리뼈 양옆의
아래부분을 이루고 있으며, 대뇌의 관자엽(대뇌 반구의 외측 대뇌열 아래 있는
부분으로, 청각·후각·정신 작용의 중추)을 감싸 보호하고 있다.

31) 【X는 이 표시를 보여준다.】 영·유아기에는 두개골에서만 볼 수 있는 봉합(縫合)
부위에 천문(泉門)이 열려 있다.

ᴶ액중(額中)[32]에서부터 콧대[頞][33]에 이르는 것은 다만 한 줄기의
  선이다.[34]

  ᴷ못처럼 삽입된 것은 이빨이다.[35]

ㅇ다른 하나는 사물[36]로 연결되어 있다. 연결시켜주는 것은 여러 가지
종류가 있는데, 세분하면

  ᴸ연골(軟骨)로 서로 붙은 것이 있다.[37]

  ᴹ반도[蠻度]로 연결된 것이 있다.[38]

---

32) 액중(額中)은 이마 가운데를 의미하며, 비근(鼻根)이다.

33) 우리말로 콧대로, 비배(鼻背)를 말한다.

34) 이마에서 코에 이르는 뼈가 서로 접합하여 하나의 직선처럼 생겼다는 의미다.
  『중정해체신서』에서는 직선접합(直線接合)이라고 하면서, 위와 같이 설명한다
  (『重訂解體新書』권1, 「骨骸總括篇第四」, "按額鼻之間 相接之處 爲一直線者是
  也").

35) 관절이 아닌 뼈 사이의 결합을 둘로 구분하면서, 이상은 뼈 사이에 특별히 근육
  이나 막 등이 없는 것을 들고 있다. 그러나 현대의학에서는 이 또한 부동성관절
  이라고 하여 관절계에 포함시킨다. 이 부분에서 언급한 부위를 『중정해체신서』
  에서는 교착봉합(交錯縫合), 직선접합(直線接合), 정상식접(釘狀植接)으로 표
  현하였고, 현대의학에서는 부동성관절 내 섬유성 관절에 속하며, 각각 봉합
  (suture), 인대결합(syndesmosis), 정식(gomphosis)이라고 한다.

36) 앞 절에서 사물이란 근막을 말한다고 주석하였다.

37) 【폐골(㢼骨)의 종류다.】 폐골은 흉골(胸骨)로 견갑대(肩胛帶)의 쇄골·늑골에
  관절로 연결되어 있어 육상동물을 지지해주는 가슴 중앙에 있는 긴 뼈, 즉 흉곽
  전면의 중앙에 있는 뼈를 말한다.

38) 【직비골(直臂骨)과 요비골(橈臂骨)의 종류다.】 직비골은 요골(橈骨)로 전완(前
  腕, 아래팔뼈) 바깥쪽에 있는 장관상(長管狀)의 뼈다. 척골과 나란하며 그 둘 사
  이에 전완골 간막(間膜)이 있다. 또 요비골(橈臂骨)은 척골(尺骨)로 전완골(前
  腕骨) 중 안쪽에 있는 장관상(長管狀)의 뼈이며, 요골과 나란히 있다.

N 근근(筋根)[39]으로 서로 연결된 것이 있다.[40]

O 막(膜)으로 둘러싸인 것이 있다.[41]

P 근육[筋]으로 연결된 것이 있다.[42]

O 뼈에는 골두(骨頭)가 융기한 것[43]이 있는데 관절(關節)을 보좌한다.[44] 안쪽이 빈 것은 비록 클지라도 무겁지 않다.[45]

관절은 몸을 굽히고 펴고 회전시키기 위한 것이다.[46]

---

39) 건(腱)을 말한다.

40) 【박(膊)과 비(臂)가 서로 연결된 종류다.】 비(臂)는 상완골(上腕骨)과 전완골을 말한다.

41) 【뇌개(腦蓋)의 종류다.】

42) 【흉늑(胸肋)의 종류다.】『중정해체신서』 역시 위의 내용을 따르고 있으며, 명칭만 연골접합(軟骨接合), 계대연접(繫帶連接), 건접(腱接), 막포(膜包), 근착(筋着) 등으로 표현한다. 이는 현대의학의 구분과 상당히 다른데, 지금은 연골성 관절이라고 하여 주로 연골조직으로 인해 약간의 운동이 가능한 관절을 다루는 측면이 있다. 그리고 위에 언급한 것은 주로 초자연골결합과 섬유연골결합 등을 말한다.

43) 돌기(突起)는 뼈가 관절하고 있는 부분에 둥글고 원형으로 튀어나온 부위다.

44) 원본에서는 "관절을 가볍게 해서 해체되는 것을 방지한다"고 하였다(小川鼎三·酒井シヅ, 앞의 책, 244쪽).

45) 원본에서는 "관절와는 뼈가 크더라도 가볍게 한다"고 하였다(小川鼎三·酒井シヅ, 같은 책, 244쪽.

46)『중정해체신서』에서는 관절에 융기와 돌기가 있어서, 탈구되는 것을 예방하는 효과가 있음을 지적한다(『重訂解體新書』권1,「骨骸總括篇第四」, "凡諸骨爲隆起突尖者 爲使關節能接入 便其樞機 及預防支解曰脫之患也; 空虛其內者 爲雖大不重也; 爲關節者專便機轉運用也 故能使體支諸部 屈伸旋廻自在也").

5 뼈와 관절 骨節篇

○온몸의 뼈를 구분하면 몸통과 사지(四肢)다.[1]

○머리뼈[頭骨]를 나누면 두개골[頭蓋][2]과 턱뼈[顎][3]다.

---

1) 원본에서는 이외에 '머리'가 들어가 있다(小川鼎三·酒井シヅ, 앞의 책, 244쪽). 이를 따라서 『중정해체신서』에서는 인체의 뼈가 크게 세 가지로 구분된다고 말한다. 즉 머리, 몸통, 사지다(『重訂解體新書』 권1, 「諸骨區別篇第五」, "夫全體諸骨 大別爲三等 曰頭顱 曰體幹 曰四肢也").

2) 『중정해체신서』에서는 뇌개(腦蓋)라고 하였다. 두개골(頭蓋骨)은 척추동물의 두개를 이루는 골격을 총칭한다. 사람의 두개골은 15종 23개로, 좌우 한 쌍인 측두골(側頭骨)·두정골(頭頂骨)·누골(淚骨)·비골(鼻骨)·하비갑개(下鼻甲介)·상악골(上顎骨)·구개골(口蓋骨)·협골(頰骨)과 전두골(前頭骨)·후두골(後頭骨)·접형골(蝶形骨)·사골(篩骨)·서골(鋤骨)·하악골(下顎骨)·설골(舌骨)이 있다. 아래턱뼈 이외는 서로 뼈가 맞물리는 봉합으로 결합되어 있다. 위쪽의 반구형 부분을 뇌두개(신경두개)라 하며, 안쪽에 뇌를 내장하는 두개강(頭蓋腔)이 있다. 전면 아래쪽으로 요철이 많은 부분을 안면두개라 하여, 소화·호흡기의 기시부(起始部)를 담고 있다.

3) 턱뼈 즉 악골(顎骨)로, 상악골과 하악골이 있다. 『중정해체신서』에서는 악골(齶骨)이라고 하였는데, 턱보다는 잇몸이 중심이 됨을 알 수 있다.

골절편도 (이 그림은 골절분류편의 그림을 참조해야 한다.)

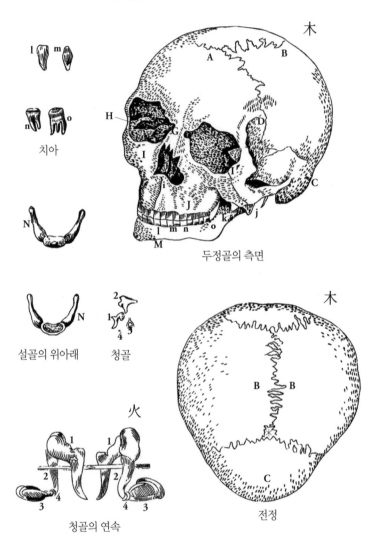

치아

설골의 위아래   청골

청골의 연속

두정골의 측면

전정

木

火

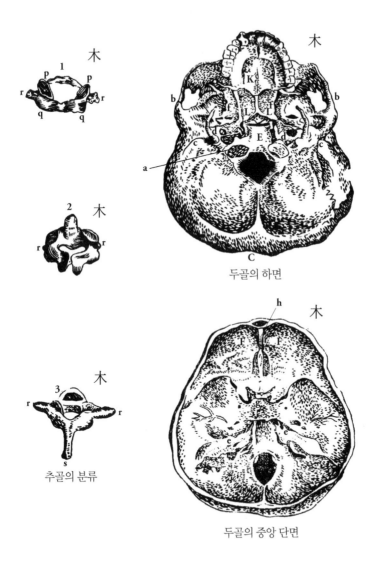

두골의 하면

추골의 분류

두골의 중앙 단면

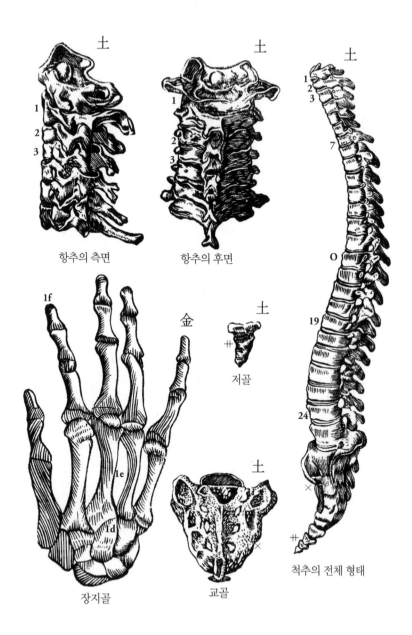

土

土

土
1
2
3

7

O

19

24

×

土
저골

金

항추의 측면

항추의 후면

1f

1e

1d

장지골

土
교골

척추의 전체 형태

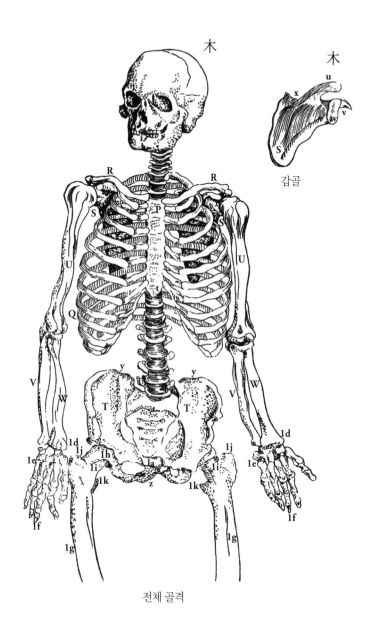

木

木

갑골

전체 골격

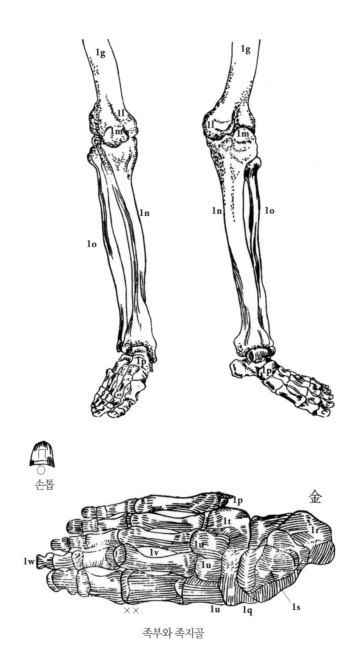

손톱

金

족부와 족지골

○두개골을 가르면, 안쪽이 스펀지처럼 생겼는데 타혜루시케이토세루
(打係兒止計意度世縷)[4]라고 한다. 여기에 속하는 것을 구분하면

A 액골(額骨)[5]은 일곱 개의 돌기(突起)가 있다.

B 전정골(前頂骨)[6]은 두 개인데, 좌우로 나뉜다.

C 후정골(後頂骨)[7]에 속하는 것으로

a 완골(完骨)[8]은 좌우로 복숭아뼈[踝]처럼 돌기하였는데, 두골(頭
骨)이 끝나는 지점이다. 안쪽 면이 토루코(都兒)[9] 안골(鞍骨)[10]의

---

4) 【이 말은 이(異)라고 번역한다.】 원본에서는 "두개골은 두 개의 골판(骨板)으로
되어 있는데, 그 사이에 스펀지 모양의 것이 끼워져 있다"고 하였다(小川鼎三·
酒井シヅ, 앞의 책, 244쪽). 여기서 'tafelscheidsel'은 판간층(板間層)으로, 『중정
해체신서』에서는 판장(版障)이라고 하였다. 두개골의 안과 밖 양 판 사이에 있
는 조송성(粗鬆性) 골조직(骨組織)이다.

5) 전두골(前頭骨) 또는 이마뼈로, 『중정해체신서』에서 전두골(前頭骨)이라고 하
였다. 두개골의 앞부분을 형성하는 편평골로 이마, 전두개와의 대부분 그리고
안와의 천장을 구성하며 뇌의 전두엽에 위치한다.

6) 두정골(頭頂骨)로 두개골의 윗면과 측면을 형성하는 한 쌍의 사변형 모양의 뼈
다. 좌·우 두정골 사이와 다른 두개골과 관절을 이루어 네 개의 큰 봉합, 즉 시상
봉합·관상봉합·인자봉합·인상봉합을 형성한다. 『중정해체신서』에서는 전정
골(巓頂骨)이라고 하였다.

7) 후두골(後頭骨)로 두개골의 후방과 두개저(頭蓋低)를 형성하며, 대부분은 편평
한 모양이지만 두개저부에서는 약간 복잡하다. 후두부를 형성하는 편평한 부위
를 후두린(後頭鱗)이라고 하며, 외면 중앙부에는 두피 표면에서 만져지는 외후
두융기가 돌출되어 있다. 『중정해체신서』에서 후두골로 명명하였다.

8) 후두과(後頭顆)로 두골의 뒤쪽에 있는 뼈의 돌기다. 후두골 두개저부에 있는 큰
구멍으로 뇌와 척수가 지나고, 구멍의 양측에 하방으로 돌출한 타원 형태의 융
기가 후두과다. 이것은 제1경추와 관절하여 환추후두관절을 형성한다. 『중정해
체신서』에서는 과륭(髁隆), 즉 완골(完骨)이라고 하였다.

9) 【나라의 이름이다. 아시아와 아프리카의 경계에 있다.】

10) 터어키안(sella turcica)을 말한다. 접형골 중심부에 해당하는 접형골체의 배면에

오목한 곳에 해당한다.

* 오루미스(窩縷米私)[11] 삼첨소골(三尖小骨)[12]은 두정골(頭頂
骨)[13]의 한가운데와 후정(後頂)[14] 사이[15]에 있다.

ᴰ대양골(大陽骨)[16]은 좌우로 나뉜다. 여기에 속하는 것으로

ᵇ권골(顴骨)[17]의 끝이 좌우로 융기한다.[18]

ᶜ유양골(乳樣骨)[19]이 좌우에 있다.

안장 모양의 홈, 즉 터어키안이 있다. 터어키안의 중앙부 오목한 곳에는 뇌하수
체가 들어가기 때문에 하수체와라고도 한다. 『중정해체신서』도 새롭게 명명하
지는 못하고 티르쿠에안교(都兒格鞍橋)라고 하였다.

11) 【고인의 이름이다. 장기와 근맥(筋脈), 골절 가운데 미세한 부분이다. 고인 가운
데 새로 밝혀낸 것이 있으면, 곧 그 사람의 이름을 따서 이름 짓는다. 매 항목 아
래에 "고인의 이름을 싣는다"라고 한 것은 이를 따른 것이다.】

12) 원본의 'Wormius'다. 워르미우스(Olaus Wormius, 1588~1654)는 덴마크의 해
부학자로 두개골의 봉합선 내에 위치하는 작은 막상골(膜狀骨)을 기재했는데,
이것을 충양골(또는 워름골, wormian bone) 또는 삽간골(揷間骨)이라고 한다.
『중정해체신서』에서는 우라르뮤우스(嗢盧繆烏斯) 삼릉소골(三稜小骨)이라고
하였다.

13) 『해체신서』의 원문에는 "정수리의 한가운데"(頂之直中)와 후정(後頂) 사이라고
하였는데, 후정과 접하려면 결국 두정골이 된다.

14) 후두골(後頭骨)이다.

15) 인자봉합(人字縫合)을 말한다.

16) 측두골인데, 『중정해체신서』에서는 섭유(顳顬)라고 하였다. 두개골의 양측에 있
는 복잡한 뼈로서 그 속에 청각과 평형감각기가 간직되어 있다.

17) 광대뼈를 말한다.

18) 협골돌기(頰骨突起)로 『중정해체신서』에서는 형골단(衡骨耑)이라고 하였다.

19) 유양돌기(乳樣突起)로 『중정해체신서』에서는 유두기(乳頭起)라고 하였는데,
사람의 측두골(側頭骨) 귓바퀴 뒤쪽에 있는 뼈의 돌기다. 외이공(外耳孔)의 후
방에 해당하는 유양부(乳樣部)로부터 유두 모양으로 아래쪽을 향하여 돌출해
있다.

^d 피침골(披鍼骨)²⁰⁾이 좌우에서 융기한다.

^e 석골(石骨)²¹⁾이 좌우에서 융기한다. 또 청골(聽骨)²²⁾이 있는데, 구분하면 네 개로 나뉜다.

¹ 하나는 추골(槌骨)이다.

² 하나는 질골(鑕骨)이다.

³ 하나는 등골(鐙骨)이다.

⁴ 하나는 환골(丸骨)이다.

^E 질골(櫍骨)²³⁾에 속한 것으로,

---

20) 경상돌기(莖狀突起)는 길고 뾰족하게 생긴 돌기를 말한다.『중정해체신서』에서 는 피침첨(鈹鍼尖)이라고 하였다.

21) 측두골의 암양부로 추체(錐體)라고 한다. 후두골과 접형골 사이에 위치하면서 두개강의 바닥을 형성하는데, 청각과 평형감각에 관여하는 중이와 내이를 포함 한다.『중정해체신서』에서는 석양골단(石樣骨崏)이라고 하였다.

22) 이소골(耳小骨)에 해당하는데 중이(中耳)의 안에 있는 세 개의 작은 뼈로 고막 의 진동을 내이에 전달한다.『해체신서』에서는 뼈가 네 개라고 했는데, 원본에서 도 역시 추골(槌骨, malleus), 침골(砧骨, incus), 등골(鐙骨, stapes), 윤상골(輪狀 骨, orbicuare)을 들고 있다.『중정해체신서』에서는 각각 추골(鎚骨), 질골(鑕骨), 등골(鐙骨), 환골(圜骨)이라고 해서 명칭에는 차이가 없다. 고막 쪽에서부터 추 골, 침골, 등골인데, 추골은 청소골(聽小骨)의 뼈 중 가장 큰 것으로 망치 모양을 하고 있다. 망치의 자루 부분은 고막과 연결되어 있으며, 머리 부분의 뒷면에는 안장 모양의 오목한 부분이 있어 침골과 관절을 이룬다. 길고 짧은 자루가 있으 며, 그 끝이 등골과 관절을 이룬다. 추골과 등골은 각각 인대(靭帶)에 의해 주위 의 뼈 벽에 고정되어 있으며 얇은 점막으로 싸여 있다. 따라서 고막에 전해진 진 동은 추골, 침골, 등골을 통하여 증폭되어 내이(內耳)로 전달되게 된다. 한편 윤 상골은 추골의 긴 돌기 한쪽 끝의 결절로, 태생기에만 독립해 있다.

23) 접형골(蝶形骨)은 두개저 중앙에 위치하며, 나비가 날개를 편 모양을 하고 있다. 전면은 전두골, 측면은 측두골, 후면은 후두골과 결합하여 중두개와를 형성하 며, 비강과 안와의 일부를 형성한다. 접형골의 명칭이 붙은 것은 대익·소익 때 문인데, 대익은 접형골체의 양측에 날개처럼 뻗은 부분으로 중두개와의 바닥을

 ᶠ여익골(如翼骨)²⁴⁾이 좌우에 있으며,

ᵍ토루코안골(都兒鞍骨)²⁵⁾에는 미세한 돌기가 여섯 개 있다.²⁶⁾

ᶠ녹주골(漉酒骨)²⁷⁾은 나뉘어서 좌우에 있다.

ʰ즐치골(櫛齒骨)²⁸⁾이다.

ⁱ비중격골(鼻中隔骨)²⁹⁾은 위쪽이 갈라져 스펀지 형태를 하고 있다.³⁰⁾

이루고 안와의 외측벽을 형성한다. 소익은 접형골체 앞쪽으로 있는 작은 날개
모양의 부분으로 전두골과 관절하여 전두개와 뒤쪽 부분을 형성하며 후면을 이
룬다. 『중정해체신서』에서는 설골(楔骨) 또는 뇌기골(腦基骨)이라고 했다.

24) 익상돌기(翼狀突起)는 접형골체로부터 하방으로 내려가는 한 쌍의 구조를 말하
는데 상악골 및 구개골과 결합하며 비강과 구강의 가장 깊은 부위에 있다. 『중정
해체신서』에서는 익상사단(翼狀四峀)이라고 하였다.

25) 위의 각주 10) 참조.

26) 이에 대해서 『중정해체신서』에서는 더 자세하게 설명한다. 즉 돌기가 여섯 개
있는 곳을 평저단기(平底峀起)라고 하면서, 토르코는 나라의 명칭이며, 뼈의 형
태가 그 나라의 안장과 유사해서 붙은 이름이라고 설명한다(『重訂解體新
書』권1, 「諸骨區別篇第五」, "都兒格鞍橋 其爲六起之處 名曰平底峀起 按都兒
格國名也 蓋此骨形狀似彼國鞍橋 因以爲名 又有鞍骨若馬鞍之名以楔骨峀四尖爲
其本形也").

27) 녹주골(漉酒骨) 또는 사골(篩骨)은 두개골(頭蓋骨)에 딸린 뼈의 하나로, 접형골
과 비강(鼻腔) 그리고 양안과(兩眼菓)와의 사이에 있다. 전두개와, 안와의 내측
벽, 비중격의 상부 그리고 비강의 상부 외측벽의 대부분을 구성하는데, 벌집 모
양의 사골봉소가 사골동을 형성한다.

28) 계관(鷄冠)으로, 사골사판(篩骨篩板)에서 위쪽으로 돌출된 두터운 삼각형의 돌
기로, 대뇌겸(大腦鎌)이 부착한다.

29) 비중격(鼻中隔)은 콧구멍을 둘로 나누는 뼈와 연골 부분으로 비배(鼻背, 콧등)
를 받쳐주는 역할을 한다. 또 혈관분포가 풍부한 점막으로 덮여 있다. 이상 녹주
골, 즐치골, 비중격골의 명칭을 『중정해체신서』에서는 사골(篩骨), 계관(鷄冠),
비중격(鼻中隔)이라고 하였는데, 현재 사용하는 명칭과 같다.

30) 원본에서는 "그곳에 두 개의 상해면골(上海綿骨, 즉 상비갑개)이 붙는다"고 하
였다(小川鼎三·酒井シヅ, 앞의 책, 246쪽).

상하악(上下顎)[31] 중 상악(上顎)은 움직이지 않고 하악(下顎)은 움직이는데, 여기에 속하는 것으로는

G 알골(頰骨)[32] 두 개가 이마[額][33] 아래에 있다.

H 누골(淚骨)[34]이 좌우에 있다.

I 광대뼈[顴骨][35]가 좌우에 있는데, 돌기가 각기 네 개 있다.

J 상악골(上顎骨) 두 개는 돌기가 네 개 있다. 하나는 액골(額骨)과 이어지며, 하나는 비골(鼻骨)과 연결되고, 하나는 광대뼈와 이어진다. 하나는 입안[口內]으로 들어가는데, 그 뼈가 코와 연결되면서 점차 스펀지처럼 된다. 여기에 붙은 것이 치아(齒牙)다.[36]

---

31) 『중정해체신서』에서는 악(顎) 대신 협(頰)이라고 하였다. 그런데 일반적으로 협(頰)은 뺨을 이루는 뼈를 말한다.

32) 비골(鼻骨)이다. 비골은 전두골로부터 아래쪽으로 이어져 있고, 비근부와 비배부의 기초를 이루는 좌우 한 쌍의 얇은 사각형의 뼈를 말한다. 상면은 전두골, 측면은 상악골, 후면은 사골과 관절하며 하면은 비연골이 연속되고 외비를 형성하는 기초가 된다. 『중정해체신서』에서 비골이라고 했다.

33) 전두골(前頭骨)이다.

34) 누골은 안와 내측벽 앞쪽에 있는 가장 작고 얇은 한 쌍의 뼈이며, 상면은 전두골, 후면은 사골 그리고 전면은 상악골과 관절을 이룬다. 누골 전면의 홈은 상악골과 함께 누낭와(淚囊窩)를 형성하고, 이곳의 하부는 눈물이 비강의 하비도로 흘러가는 통로인 비루관의 입구가 된다.

35) 협골(頰骨)은 관골, 권골(顴骨)이라고도 하며 『중정해체신서』에서는 형골(衡骨)이라고 했는데, 안와(眼窩)의 아래쪽과 측면을 싸고 있으며 뺨의 가장 넓은 부분에 있는 뼈다. 안와의 바깥쪽은 전두골(前頭骨)과 붙어 있고 안쪽은 접형골·상악골과 붙어 있다. 또 권골궁(顴骨弓)의 중심을 이루며 얼굴 앞쪽에서는 상악골과 만나고 옆쪽에서는 측두골(側頭骨)의 권골돌기와 만난다.

36) 원본에서는 "비강(鼻腔)에서 상악골에 있는 두 개의 스펀지 모양의 뼈(하비갑개)와 상치(上齒)가 부착한다"고 하였다(小川鼎三·酒井シヅ, 앞의 책, 246쪽).

ᴷ 상악(上顎)³⁷⁾은 두 개인데, 구내(口內)에는 미세한 돌기가 있다.

ᴸ 박편골(薄片骨)³⁸⁾의 좌우측이 각각 코의 중격(中隔) 부분에 속한다.

ᴹ 하악골(下顎骨)은 양끝이 얇으며 한 개다.³⁹⁾

ʲ 원골(轅骨)⁴⁰⁾은 턱에 속하는데 마디처럼 생겼으며, 머리에 연결되는 부분이다.

ᵏ 협거골(頰車骨)⁴¹⁾은 작다. 좌우가 각각 근육으로 연결된다. 별도로 능(稜)이 두 개 있는데, 판치(板齒) 뒤에 해당한다.⁴²⁾ 아상(牙床)⁴³⁾은 상하악(上下顎)으로부터 나오며, 아상에 삽입된 치아가

---

37) 구개골(口蓋骨)로 두개골의 하나인데 상악골과 접형골에 끼어 경구개 후부와 비강 측벽 후부를 만들며 좌우 한 쌍이 있다.『중정해체신서』에서부터 구개골이라고 명명하였다.

38) 서골(鋤骨)로 코의 중격 아래쪽과 뒤쪽을 형성하는 편평한 뼈를 말하는데,『중정해체신서』에서는 삽골(鍤骨)이라고 했다.

39) 【대체로 두골(頭骨)은 바깥쪽이 조밀하며 안쪽은 스펀지처럼 성글다. 이곳(하악골)에 이르면 점차 얇아지다가 안과 밖이 모두 조밀해진다.】 원본에서 "성숙한 개체에는 하나의 뼈로 된다"고 하였다(小川鼎三·酒井シヅ, 앞의 책, 246쪽).

40) 원본에서는 "작은 돌기"라고 하였다(小川鼎三·酒井シヅ, 같은 책, 246쪽). 하악골의 관절돌기(關節突起)를 말하는데,『중정해체신서』에서는 악권(握拳)이라고 했다.

41) 근돌기(筋突起)로 오구돌기(烏口突起), 구상돌기(鉤狀突起)라고도 한다.『중정해체신서』에서는 관모(冠帽)라고 했으며, 이하 설명은 대동소이하다.

42) 원본에서는 "두개의 각(角, 하악각)과 절치의 뒤쪽에 가골(假骨)이 있다"고 하였다(小川鼎三·酒井シヅ, 같은 책, 246쪽).

43) 치경(齒莖), 즉 잇몸인데 정확하게는 치아와 잇몸의 경계 부위를 말한다. 잇몸은 치아와 턱뼈가 만나는 부분을 감싸고 있는 구강 내 점막의 일종이다. 치경(齒莖), 치육(齒肉), 치은(齒齦)이라고도 하며,『중정해체신서』에서는 색치(齚齒)라고 했다.

서른두 개 있다.

ᴵ앞니[板齒]는 상하 합쳐서 여덟 개다.

ᵐ송곳니[犬牙][44)는 상하 네 개다. 일명 안아(眼牙)라고도 한다.

ⁿ어금니[齟齒]는 상하 합쳐서 열여섯 개다.

°사랑니[眞牙][45)는 상하 네 개다. 형태는 어금니 같다.

ᴺ설골(舌骨)은 설명이 12편에 있다.

○가슴과 등에 속하는 뼈로

°척추(脊椎)[46)를 세분하면

뒷목[項][47)에서 허리까지 스물네 개가 있다. 분류하면 두 가지인데, 하

---

44) 견치(犬齒)인데, 앞니와 어금니 사이에 있는 원뿔 모양의 뾰족한 치아로 송곳니
라고도 한다.

45) 지치(智齒) 또는 사랑니라고 한다. 어금니가 다 난 뒤 성년기에 맨 안쪽 끝에 새
로 나는 작은 어금니로 서양에서는 지혜가 생긴다 하여 지치라고 한다. 가장 늦
게 발생하는 어금니로, 가장 안쪽에 있다. 이상의 설명과 『중정해체신서』에서는
대동소이하며, 송곳니 이하의 명칭에서 각각 견치(犬齒), 조치(槽齒), 성치(成
齒) 등을 사용하였다.

46) 척주, 즉 등뼈는 몸통을 지탱하는 뼈로서 각각의 뼈는 압축 응력에 저항하고, 뼈
사이를 연결하는 인대뼈는 인장응력에 저항하도록 되어 있다. 척주를 구성하는
것은 33개의 뼈로, 경추 7개, 흉추 12개, 요추 5개, 천추 5개, 미추 4개인데, 이들
을 척추골 또는 추골(椎骨)이라고도 한다. 등뼈의 척주관 안에는 뇌와 연결된 중
추 신경계인 척수(脊髓)가 있다. 척추는 단골(短骨)에 속하며, 중심체가 되는 추
체(椎體)와 후상방으로 나와 있는 활 모양의 추궁(椎弓), 다시 여러 돌기 등의
부분으로 구성되며, 추체와 추궁에 둘러싸여 커다란 추공(椎孔)이 이루어진다.
『중정해체신서』에서는 척량(脊梁)이라고 하였고, 진추(眞椎)와 가추(假椎)가
있다고 했다.

47) 酒井シヅ, 앞의 책, 72쪽에서는 목의 앞쪽을 의미하는 경(頸)이라고 하였는데,
원본을 확인하면 이는 항(項)이다. 항은 목의 뒤편을 의미한다.

나는 체골(體骨)⁴⁸⁾이라고 하며, 다른 하나는 생골(生骨)⁴⁹⁾이라고 한다.⁵⁰⁾
생골에는 작은 돌기가 일곱 개 있는데,⁵¹⁾ 그것을 나누면

　　ᵖ양쪽에 붙어서 위로 비스듬하게 향한 것이 두 개⁵²⁾

　　ᑫ양쪽에 붙어서 아래로 비스듬히 향한 것이 두 개⁵³⁾

　　ʳ양쪽에 횡으로 붙은 것이 두 개⁵⁴⁾

　　ˢ뒤에 붙어서 뾰족하게 돌출한 것이 하나인데,⁵⁵⁾ 이것을 망자(芒
　　刺)⁵⁶⁾라고 한다. 항추(項椎)에 속한 것이 일곱 개인데, 세분하면
　　첫 번째에서 세 번째까지는 각각 그 이름이 다르다. 첫 번째는 봉
　　우내(捧宇內)⁵⁷⁾로 망자(芒刺)가 아직 생겨나지 않은 부위다.⁵⁸⁾ 두

---

48) 추체(椎體)는 척추의 중심체가 되는 것으로 둥근 모양을 하고 있다.

49) 골단(骨端)을 말한다.

50) 『중정해체신서』에서는 이 부분에서 척추를 세 부분으로 구분하여 설명한다. 즉
　　진추(眞椎)에는 항추(項椎), 배추(背椎), 요추(腰椎)로 나뉜다고 한다. 물론 『해
　　체신서』에서도 이렇게 구분하고 있음은 바로 뒤에 나오기는 한다.

51) 원본에서는 "한 개의 추체(椎體)와 두 개의 골단(骨端), 일곱 개의 돌기"라고 하
　　였다. 그런데 1, 2를 분류번호로 잘못 이해하여, 체골과 생골 두 가지라고 하였
　　고, 일곱 개의 돌기가 생골에서 붙어 있다고 하였다(小川鼎三·酒井シヅ, 앞의
　　책, 247쪽).

52) 상관절돌기(上關節突起)다. 척추 전방의 짧은 원 모양의 추체 뒤에 추궁이 붙어
　　있는데, 이 추궁에는 3종 일곱 개의 돌기가 있다. 후면으로 돌출하는 극돌기(棘
　　突起)와 양쪽으로 돌출하는 횡돌기(橫突起) 그리고 상하로 돌출하는 상하관절
　　돌기가 있다.

53) 하관절돌기(下關節突起)다.

54) 횡돌기(橫突起)를 말한다.

55) 극돌기(棘突起)다. 이상의 돌기에 대해서, 『중정해체신서』에서는 사상첨(斜上
　　尖), 사하첨(斜下尖), 횡첨(橫尖), 극첨(棘尖)이라고 명명했다.

56) 극(棘)은 극돌기의 앞부분에 돌기한 부분을 말한다.

57) 원본에는 "세계를 지탱하는 것"이라고 하였는데, 이는 라틴어 Atlas의 직역이었

번째는 회전(回轉)[59]으로 이 척추[椎]는 작은 돌기가 일곱 개 있
다.[60] 세 번째는 거륜(車輪)이다.[61]

등[背][62]에 속하는 것은 열두 개며, 허리[63]에 속하는 것은 다섯 개로,

다(小川鼎三·酒井シヅ, 앞의 책, 247쪽).

58) 원본에서는 "봉우내는 추체도 극돌기(棘突起)도 갖고 있지 않다"라고 하였다
(小川鼎三·酒井シヅ, 같은 책, 247쪽). 봉우내는 제1경추(頸椎)로 일명 환추(環
椎)라고 한다. 제1경추는 다른 경추와 형태가 다른데, 추체가 결여되어 있어서
거의 고리 모양이다. 『중정해체신서』에서는 이를 재역(載域)이라고 명명하면
서, 본래의 모습을 갖추지 못하고 다만 돌기한 부분만 있다고 설명을 덧붙였다
(『重訂解體新書』 권1, 「諸體區別篇第五」, "載域 此椎不爲本體之狀 但有起尖").

59) 제2경추로 축추(軸椎)라고 한다. 제2경추 역시 형태가 조금 달라 추체의 위쪽에
새끼손가락 끝 모양처럼 보이는 치상돌기(齒狀突起)가 울퉁불퉁 튀어나와 있고
제1경추인 환추(環椎)가 이것을 축으로 해 두개골을 실은 채로 회전하기 때문에
축추라고 한다. 『중정해체신서』에서는 회전(廻轉)이라는 명칭을 그대로 사용하
지만, 여기에는 이빨처럼 생긴 것이 위로 돌출해 있어서 제1추에 연결되어 회전
작용을 할 수 있다고 설명한다(『重訂解體新書』 권1, 「諸骨區別篇第五」, "廻轉 七
起尖外 別有挺出如齒向上者 按挺出者 揷入之第一椎 以供廻轉之用 因名廻轉
機").

60) 앞서 나온 상하관절돌기, 횡돌기, 극돌기 일곱 개를 말한다.

61) 제3경추를 말한다. 현재 제3경추는 특별한 명칭을 갖고 있지 않다. 원본에서는
이를 'axis'라고 하였는데, 이는 축추라는 뜻으로 지금의 제2경추에 해당한다. 그
러나 원본의 도면을 확인해보면, 분명히 제3경추로 표시해놓았기 때문에 여기
서는 제3경추라고 하였다. 『중정해체신서』에서는 예전부터 차축(車軸)이라고
하였는데, 타당하지 않다고 하였다(『重訂解體新書』 권1, 「諸骨區別篇第五」, "車
軸 古來所通稱 今考未妥當").

62) 흉추(胸椎)는 열두 개로 구성되며, 가장 기본적 형태를 하고 있는 추골이다. 추
체는 심장형이고, 추공은 비교적 원형으로 매우 길며 아래로 향하는 극돌기를
갖는다. 열두 쌍의 늑골과 관절하기 위해서 각 추체의 후방 양측에 상하늑골와
가 있으며, 횡돌기 선단부에도 횡돌기늑골와를 갖고 있다.

63) 요추(腰椎)는 다섯 개로 구성되며, 천골(薦骨)을 제외하고 추골 중 가장 크고 무

모두 더하면 스물네 개의 관절(節)이 된다.

교골(膠骨)[64]은 하나다. 세분하면

　×다섯 개의 돌기가 있는 곳으로, 척추처럼 중첩해 돌출했기 때문에
　오가추(五假椎)라고 한다.

　╫저골(骶骨)[65]은 네 개며, 중첩되어서 교골로 모인다.

　ᴾ흉골(胸骨)[66]이다. 늑골(肋骨)이 이르지 못한 것으로 가슴을 향하
　여 보면, 혹 한두 개로 세 개를 넘지 않는다.[67] 첫 번째 늑골[一肋]

겁다. 추체는 아래로 내려갈수록 더욱 커지며 체중의 대부분을 지지한다. 추공
은 삼각형이며, 짧고 끝이 뭉툭한 극돌기와 안쪽으로 뻗은 상관절돌기가 있고
바깥쪽으로 뻗은 하관절돌기가 있다.

64) 원본에서 교골을 '가추'(假椎)라고 하였는데, 정상적인 척추의 형태를 하지 않
은 것을 말한다. 일반적으로 선골(仙骨) 또는 천골(薦骨)이라고 하는데, 척추의
기초부에 있는 큰 삼각형의 뼈로 골반강의 위쪽 두 관골(髖骨) 사이에 쐐기와 같
이 부착되어 있다. 위쪽 부분은 요추와 연결되어 있고, 아래쪽은 미골(尾骨)과
연결된다. 아이들은 보통 다섯 개의 합쳐지지 않은 천추골로 되어 있는데, 성인
에게는 다섯 개의 천추가 붙어서 한 개의 천골을 만든다. 앞서『중정해체신서』
에서는 척추를 진추(眞椎)와 가추(假椎)로 구분한다고 했는데, 천골과 미골이
가추에 해당한다고 하였다(『重訂解體新書』 권1, 「諸骨區別篇第五」, "假椎 其數
二 曰薦骨 曰尾骶").『해체신서』가 척추와 천골, 미골을 제대로 구분하여 설명하
지 못하는 것에 비해 훨씬 정교하게 이해하고 있음을 보여준다.

65) 미골(尾骨), 즉 꼬리뼈로 여러 개의 미추가 합쳐져서 만들어진다. 꼬리의 흔적을
나타내는 것으로, 척추의 가장 끝에 위치하며 천골로 이어져 있다. 평균적으로
3~5개의 작은 미추가 하나로 합쳐진 것인데, 발육 중에 점차로 소실된다.『중정
해체신서』에서는 미저(尾骶)라고 하였다.

66) 흉골(胸骨)은 흉곽의 전면 중앙에 있는 편평한 뼈로, 위쪽의 흉골병과 아래로 이
어지는 흉골체가 주체를 이루며, 하단에는 연골성의 검상돌기가 붙어 있다. 경
절흔 좌우에 쇄골절흔이 있어 쇄골과 결합하여 흉쇄관절을 구성하며, 외측으로
늑골절흔이 있어서 늑골과 연결된다.

67) 원본에서 "흉골이 한두 개 또는 세 개로 나뉜다"고 말한 것을 스기타 겐파쿠는

이 부착한 장소는 깊숙이 기관(氣管) 앞에 있으며, 결분골(缺盆骨)
과 다시 부착하고 있다. 아래 일곱 쌍의 늑골은 좌우에서 각각 폐골
(蔽骨)⁶⁸⁾로 모인다. 폐골은 부드러우며 형태가 단검(短劍)의 끝처
럼 생겼다.⁶⁹⁾ 그것을 나누어 보면,

^t 폐골(蔽骨)은 끝나는 곳의 형태가 칼끝처럼 생겼다. 간혹 단단한
것과 부드러운 것이 서로 떨어져 있기도 하고 합쳐져 하나로 된 것도
있는데,⁷⁰⁾ 이것은 강골(剛骨)⁷¹⁾과 연골(軟骨)이 서로 만나기 때문
이다.⁷²⁾

늑골의 수로 오역했다(酒井シヅ, 앞의 책, 79쪽).

68) 즉 흉골을 말한다.

69) 이 부분까지의 내용은 『중정해체신서』에 가서 흉골을 억중골(臆中骨)이라고 바
꾸었을 뿐만 아니라, 구체적 내용도 상당히 수정했다. 즉 "억중골은 흉억(胸臆)
의 한가운데 있는 편평한 뼈다. 전체 모습은 단검(短劍)과 매우 흡사하다. 이 뼈
는 사실 결합으로 만들어진 것인데, 하나가 이어지기도 하고 두 개가 이어진 것
도 있다. 나이가 들면서 합쳐져 하나로 되는데, 간혹 세 개의 뼈가 접착한 부위에
현저한 흔적이 남기도 한다. 위쪽은 넓으며 기관을 향하는 곳에 와(窩)가 있는
데, 쇄골이 그 양쪽에 부착한다. 쇄골 아래에서 일곱 번째 늑골에 이르기까지 앞
쪽을 향하여 부드럽게 구부러져 있는데, 각기 연골의 부위가 그 양쪽에 순서대
로 부착하고 있다"(『重訂解體新書』 권1, 「諸骨區別篇第五」, "臆中骨 胸臆正中之
一扁骨 全形宛如短劍 此骨實以接續而成 或有一接者 或有二接者 隨年長 合爲一
而間或有三骨接之痕顯然者 上頭廣闊 向氣管之處 自爲一窩 鎖骨着其兩側 自
鎖骨下至末上肋七骨 彎曲向前 各以軟骨之部 排次湊著其兩側")고 하였다.

70) 원본에는 "검상연골(劍狀軟骨)은 때로는 두 개로 나뉘기도 하고, 때로는 골화
(骨化)되기도 한다"고 하였다(小川鼎三・酒井シヅ, 같은 책, 248쪽).

71) 즉 골(骨)을 의미한다.

72) 원본에서 "흉골의 일부가 뼈로 된다"고 말한 것을 오역하였다(酒井シヅ, 같은
책, 79쪽). 또 『중정해체신서』에서는 폐골을 검첨연골(劍尖軟骨)이라고 하고,
"억중골의 말단에 부드러운 부위로 간혹 돌기의 끝이 갈라진 것도 있고, 변해서
강골이 되는 것도 있다"고 하였다(『重訂解體新書』 권1, 「諸骨區別篇第五」, "劍尖

Q늑골(肋骨)⁷³⁾은 열두 개인데, 좌우 합하여 스물네 개다. 위의 일곱 개를 늑골, 아래 다섯 개를 가륵(假肋)이라고 한다. 복부를 향해 구부러져 있으며, 서로 감싸고 순서대로 연결되어 있다.⁷⁴⁾ 늑골이 끝나는 부분⁷⁵⁾은 모두 폐골로 모이며, 시작되는 곳⁷⁶⁾은 척추(脊椎)다. 척추에 부착한 좌우에 각기 미세한 돌기가 있어서 관절과 유사하다.⁷⁷⁾

軟骨 按卽蔽骨 卽臆中骨末端脆軟之部 或有其尖端爲岐者 或有變爲剛骨者").

73) 늑골(肋骨)은 뒤로 척추, 앞으로 흉골과 연결된 가슴의 골격으로 열두 쌍의 좁고 휘어진 뼈를 말한다. 늑골은 내부 장기를 보호하고 몸의 근육조직을 지지하도록 돕는다. 위에 있는 일곱 쌍의 늑골은 늑연골에 의해 직접 흉골과 연결되어 이를 진성늑골(眞性肋骨)이라고 하며, 8·9·10번째 늑골은 가성늑골(假性肋骨)이라 하는데 흉골과 직접 연결되어 있지 않고 일곱 번째 늑골과 연골로 연결되어 있다. 11·12번째 늑골은 부유늑골(浮遊肋骨)이라 하며 다른 늑골의 반 정도 길이로 앞쪽으로 연결되어 있지 않다. 진성늑골은 관절면이 두 개 있는 작은 늑골두(肋骨頭)가 있는데, 관절면 하나는 추체(椎體)와 관절을 형성하여 연결되고 다른 하나는 척추의 횡돌기 끝에 관절을 형성하여 연결된다. 늑골두의 뒤쪽은 다른 곳보다 좁아 늑골경(肋骨頸)이라 하고, 나머지 부분은 늑골간(肋骨幹)이라고 한다.

74) 이 부분에 대한 원본의 내용은 "각 늑골의 하연(下椽)의 안쪽에 하나의 고랑이 있는데, 그곳을 늑간동정맥(肋間動靜脈)이 흐른다. 전단(前端)은 연골로 되고, 후단(後端)은 두 개의 과(顆, 즉 늑골결절)가 있다"고 하였다(小川鼎三·酒井シヅ, 앞의 책, 248쪽).

75) 늑연골(肋軟骨)이라는 부위로 흉골과 관절되는 부위다.

76) 늑골두(肋骨頭)라는 뭉툭한 부분으로, 흉추의 늑골와와 늑골두관절을 만들어 연결된다.

77) 늑골경(肋骨頸)으로, 이 앞쪽의 늑골결절은 흉추의 횡돌기와와 늑횡돌관절을 만들어서 연결한다. 여기까지의 설명에서 『중정해체신서』가 좀더 자세하고, 『해체신서』에서 미처 지적하지 않은 것을 언급하고 있다. "늑골은 그 수가 좌우에 각 열두 개로, 척추 제1추에서부터 12추까지 각각 한 개의 늑골이 구부러져서

^R결분골(缺盆骨)⁷⁸⁾은 두 개인데, S자 형태다.⁷⁹⁾ 흉골(胸骨) 상단에서
부터 돌기하여 좌우가 박골두(髆骨頭)⁸⁰⁾로 향한다.⁸¹⁾

^S갑골(胛骨)⁸²⁾은 좌우에 있다. 각각 두 개의 높은 융기와 네 개의 돌

흉부를 향한다. 위의 일곱 개의 늑골을 진늑(眞肋)이라고 하고 아래의 다섯 개
는 짧아서 억중골(臆中骨)에 미치지 못하는 까닭에 가륵(假肋)이라고 한다. 매
늑골의 하단부 안쪽에는 홈과 구멍이 있어서 늑간의 제맥(諸脈)이 들어간다.
또 억중골에 부착하는 곳은 연골이며, 뒤쪽의 척추골에서 시작하는 곳에는 각
각 두 개의 홈[髁]이 있다"(『重訂解體新書』 권1, 「諸骨區別篇第五」, "肋骨 其數
左右各十有二條 自脊第一椎 以至第十二椎 各起一肋 彎曲以向胸部 上肋七條 着
於臆中骨 名之曰眞肋 下肋五條 低而短 不及於臆中骨 名之曰假肋 每肋骨下端內
側 各爲溝空 是容肋間諸脈之處也 又着臆中骨之處 各爲軟骨質 又後部起於椎骨
之處 各爲二髁也").

78) 쇄골(鎖骨)은 흉곽 상부에서 어깨에 걸쳐 수평으로 위치하는 기다란 뼈로, 어깨
를 지탱하는 버팀목 기능을 한다. 안쪽 끝인 흉골단은 흉골과 접하고, 바깥쪽 끝
인 견봉단(肩峰端)은 견갑골(肩胛骨)과 접하며, 그 사이를 쇄골체(鎖骨體)라고
한다. 길이 12~13센티미터며, S자형으로 굽어 있고 견갑골과 함께 상지대를 형
성한다.

79) 【오란다 글자로 에스라고 한다.】

80) 견봉(肩峰)을 말한다. 겐파쿠는 '박골두'(髆骨頭), '갑골두'(胛骨頭)로 나누어썼
지만, 원본에는 양쪽을 똑같이 schouder-beens-hooft라고 했다(酒井シヅ, 앞의
책, 79쪽).

81) 원본에서는 "후단(後端)은 견봉(肩峰)에 붙어 있고, 전단(前端)은 흉골에 붙어
있다"고 하였다(小川鼎三·酒井シヅ, 앞의 책, 248쪽).

82) 견갑골(肩胛骨)은 어깨 부위에 있는 큰 뼈로 세모꼴이며 제2늑골과 제7늑골 사
이에 위치한다. 견갑골의 배면(背面)은 비스듬히 가로놓여 있는 돌기인 견갑극
(肩胛棘)에 의해 극상와(棘上窩)와 극하와(棘下窩)라는 두 개의 오목한 면으로
나뉜다. 견갑극과 와(窩)에는 팔을 돌리는 데 쓰이는 근육이 붙어 있다. 견갑극
의 끝에 있는 견봉은 앞쪽에서 쇄골(鎖骨)과 관절을 이루어 어깨관절의 윗부분
을 형성한다. 세모꼴의 외각(外角)은 넓어져서 상박골두(上髆骨頭)와 만나고 어
깨관절을 이루는 관절와(關節窩)가 된다. 관절와의 위에는 새의 부리처럼 튀어

기가 있다. 이것을 나누어 보면

ᵁ갑골두(胛骨頭)⁸³⁾는 결분골에 부착한다.

ᵛ오훼골(烏喙骨)⁸⁴⁾은 까마귀 부리처럼 뾰족하게 돌기한다.

ᵂ단골(短骨)⁸⁵⁾은 약간 함몰되어 있어서, 안쪽으로 박골두(膊骨頭) 가 들어간다.⁸⁶⁾

ˣ갑골(胛骨)은 위가 평평하면서 움푹한 곳이 두 개 있는데, 갑골함 간(胛骨陷間)⁸⁷⁾이라고 한다. 또 위쪽에는 돌기가 두 개 있는데 이 를 각(角)이라 하고, 아래에 있는 한 개의 돌기를 족(足)이라고 한 다.⁸⁸⁾

나온 오구돌기가 있어 완전한 어깨관절을 이룬다. 견갑골의 가장자리에는 어깨 를 고정시키거나 움직이는 데 필요한 근육이 붙어 있다. 『중정해체신서』에서는 견갑(肩胛)이라고 하였다.

83) 견봉(肩峰)으로 견갑골의 외측에서 튀어나온 어깨의 첨단을 말하는데, 『중정해 체신서』에서는 견골두(肩骨頭)라고 했다.

84) 오구돌기(烏口突起)라고 하는데, 오구골(烏口骨)이 작아져서 어깨뼈에 붙어 있 는 부분이다. 『중정해체신서』에서는 오훼첨(烏喙尖)이라고 했다.

85) 이 부위는 외측각에 있는 관절와로, 상완골두(上腕骨頭)와 연결되어 견관절(肩 關節)을 만든다. 『중정해체신서』에서는 단경첨(短頸尖)으로 명명했다.

86) 원본에서는 "견봉(肩峰)의 앞에 있다"고 하였다(小川鼎三·酒井シヅ, 앞의 책, 248쪽).

87) 극상와(棘上窩)와 극하와(棘下窩)를 말하는데, 견갑골 후면에서 극돌기 상측에 위치한 깊고 오목한 부위다.

88) 원본에서는 위에 두 개의 'anguli'와 아래의 'basis'라고 하였는데, 아마도 견갑 골상각(肩胛骨上角)과 견갑골상연을 말하는 것으로 보인다. 견갑골상각은 견갑 골의 상연과 내측연으로 형성하는 각을 말하며, 견갑골상연은 견갑골 위쪽의 바 깥 능선으로 견갑골상각의 기초가 된다. 그러나 『해체신서』에서는 견갑골상연 대신에 견갑골 하각을 말하고 있는데, 견갑골의 안쪽 하단 부위를 말한다. 『중정 해체신서』에서는 두 개의 홈을 비공(胛空)이라고 하였으며, 상변에 있는 두 개

^ㄱ곤골(臗骨)⁸⁹⁾은 좌우에 있는데, 여기에 속하는 것으로

^ㅛ위쪽을 장골(腸骨)이라고 하며, 그 상변부를 즐(櫛)⁹⁰⁾이라고 한다.

^ㅈ뒤쪽을 과골(胯骨)⁹¹⁾이라고 하며, 융기한 곳이 하나 있다. 여기에
여러 근육[筋]이 부착한다.

^{1a}앞쪽은 횡골(橫骨)⁹²⁾이라고 하며, 구멍이 두 개 있다. 알처럼 생
겼으며, 구멍마다 반도(蠻度)가 두 개 들어간다. 장골·과골·횡골
뼈 세 개는 소아일 때에는 완전하지 않으며 서로 연결된 연골(軟
骨)이다.⁹³⁾ 뒷면에 움푹한 곳을 과(鍋)⁹⁴⁾라고 하는데, 비골(髀

<hr>

의 능(稜)을 염릉(廉稜)이라고 했다. 또 염릉이 시작되는 부위를 극(郄)이라고
하였다.

89) 원본에서는 '무명골'(無名骨)이라고 하였다(小川鼎三·酒井シヅ, 앞의 책, 248
쪽). 곤골(臗骨)은 관골(髖骨)이라고도 하며, 좌우로 후방의 천골과 미골을 연결
하여 골반을 형성하며 전체적으로 편평하고 불규칙한 모양의 커다란 뼈다. 관골
은 사춘기까지 장골·좌골·치골의 뼈 세 개가 연골결합을 하고 있지만, 성인이
되면 골화되어 하나가 된다. 장골은 관골의 상부를, 치골은 앞쪽의 하부를, 좌골
은 뒤쪽의 하부를 차지하며, 이들 세 개 골의 경계를 이루는 연골은 관골구(髖骨
臼) 부위에서 만나게 된다.『중정해체신서』에서 무명골이라고 했다.

90) 장골릉(腸骨稜)인데, 장골 위쪽의 비교적 두껍고 긴 부분을 말한다.

91) 좌골(坐骨)을 말한다. 관골의 뒤쪽 하부에 위치하며 폐쇄공(閉鎖孔)을 아래쪽
후방에서 싸는 뼈다. 좌골체와 좌골지로 구별되는데, 좌골체는 좌골의 상부를
차지하여 장골·치골과 함께 관골구(고관절와)를 만들고, 좌골지는 치골에 이어
져 있다.

92) 치골(恥骨)인데 제부(臍部) 아래쪽과 서혜부(鼠蹊部) 사이에 위치한 최하복부
의 중간부위 뼈이며,『중정해체신서』에서는 수골(羞骨)이라 했다.

93) 원본에서는 "세 개의 뼈는 소아일 때에는 양측이 연골에 의해 떨어져 있다"고
하였다(小川鼎三·酒井シヅ, 같은 책, 249쪽). 이 부분에서『중정해체신서』에서
는 약간의 주석을 달고 있다. 즉 서양의 여러 학설을 살펴보니, 소아였을 때에는
세 개의 뼈가 연결되어 있지만 장성하면서 단단한 하나의 뼈로 되어 흔적이 사
라지기 때문에 무명골(無名骨)이라고 했다는 것이다. 그리고 오쓰키 겐타쿠가

骨)[95]이 들어가는 곳이다. 이어진 연골을 미(眉)[96]라고 하는데, 거치(鋸齒)와 연결된다. 또 가운데 깊이 파인 곳[97]이 있는데, 비골두(髀骨頭)[98]와 반도(蠻度), 점키리이루(粘機里爾)[99]가 그 안에 있다. 내측에 움푹한 곳을 발(鉢)[100]이라고 하는데, 여기서 교골(膠骨)과 붙어 있다.[101]

○ 사지(四肢)의 뼈를 나누면

산과(産科) 데헨테르의 저서와 도설을 확인해보니 매우 자세하여, 『중정해체신서』에 싣는다고 하였다(『重訂解體新書』 권1, 「諸骨區別篇第五」, "按西哲諸說皆曰 此骨及長皆變爲堅剛 合如一骨 殆失其所以名狀 因以無名爲統稱也 又産科牒分的盧 著書圖說 此諸骨甚詳且密 倂載其附屬諸物 殊盡精究 今取其盂骨正面圖 以摸寫本編諸骨圖後以補之 宜就參考焉"). 데헨테르는 영국의 외과·산부인과 의사인 헌터(William Hunter, 1718~83)를 말하는 것으로 보이나 분명하지 않다.

94) 관골구(髖骨臼)를 말한다. 관골 외측면의 중앙부보다 약간 아래에 있는 커다란 반구(半球) 형태의 웅덩이로, 주변은 관절순(關節脣)이 둘러싸고 있으며 대퇴골두를 받아서 고관절을 이룬다.

95) 대퇴골(大腿骨)을 의미한다.

96) 반원형을 한 관골구의 관절면으로 월상면(月狀面)이라고 한다.

97) 월상면이 둘러싼 곳으로 중앙부는 약간 깊고 거친데, 대퇴골두인대가 부착하는 관골구와가 된다. 관골구 아래쪽에는 관골구절흔(髖骨臼切痕)이 있어서 관골구횡인대가 연결하고 있으며, 그 밑으로 고관절로 들어가는 인대·혈관·신경이 지나간다.

98) 대퇴골두(大腿骨頭)를 말한다.

99) 점액선(粘液腺)이다.

100) 발(鉢)은 골반(骨盤)을 말한다. 원본에서는 "안쪽의 강소(腔所)는 선골(仙骨)과 세 개의 뼈가 연결되어 돌출한 것으로 골반이라고 한다"고 하였다(小川鼎三· 酒井シヅ, 앞의 책, 249쪽).

101) 여기까지의 설명과 『중정해체신서』의 내용은 거의 같다. 다만 발(鉢)을 우(盂)로 고친 정도다.

팔[手]에 속하는 곳은 박골[髆][102]에서 다섯 손가락[五指]까지인데[103] 세분하면,

∪ 박골(髆骨)[104]은 상두(上頭) 부분이 크고 하나의 작은 도랑[小溝][105]이 있어서, 양두근근(兩頭筋根)[106]을 끼고 있다. 중간[骨幹]에 두 개의 능(稜)이 있으며, 하단에 함소(陷所) 두 개와 융기(隆起) 두 개가 있다.

∨ 요비골(橈臂骨)[107]은 상단에 돌기가 두 개 있다.[108]

---

102) 박골(髆骨), 즉 상완골(上腕骨)을 말한다.

103) 『해체신서』에서 상지의 부분을 박골·요비골(橈臂骨)·직비골(直臂骨)의 세 부분으로 정의했는데, 『중정해체신서』에서는 비골(髀骨)·척골(尺骨)·요골(橈骨)·완골(腕骨)·전완골(腕前骨)·오지골(五指骨)의 여섯 부분으로 설명하였다. 『해체신서』에서는 직비골 항목에서 완골·전완골·오지골 부분을 함께 설명하고 있기 때문에 큰 차이는 없다.

104) 상완골(上腕骨)로 상지골 중에서 가장 길고 무거우며, 상완의 기초가 되는 뼈다. 상단은 상내측으로 향하는 반구상의 상완골두가 있어, 견갑골의 관절와(關節窩)와 함께 견관절(肩關節)을 만든다. 한편 하단은 주관절(肘關節)을 형성하는 부위로 납작하게 넓어지는데, 외측에는 반구상의 상완골소두(上腕骨小頭)가 요골두(橈骨頭)와 만나 완요관절(腕橈關節)을 만들고, 내측에는 도르래 모양의 상완골활차(上腕骨滑車)가 있어 척골(尺骨)의 활차절흔과 관절하여 완척관절(腕尺關節)을 만든다. 『중정해체신서』에서는 박골은 원래 상비골(上臂骨)이라고 하는 것이 더 적절한 표현이지만, 이해를 돕기 위해 한명(漢名)인 박골을 사용한다고 하였다.

105) 이는 결절간구(結節間臼)다. 상완골두 아래 외측에 대결절, 전방에 소결절이 있다. 이 결절의 아래에 있는 결절능(結節陵) 사이로 결절간구가 있으며, 이 사이로 상완이두근의 건이 통과한다.

106) 상완이두근(上腕二頭筋)의 건(腱)이다.

107) 척골로 전완 내측에 있는 장골인데, 요골과는 반대로 하단보다 상단이 더 비대하고 복잡하다.

108) 『중정해체신서』에서는 요비골을 척골이라고 명명하고, 상단에 있는 두 개의 돌기를 각각 모(帽), 굉절(肱節)이라고 하였는데 모(帽)는 주위가 약간 솟아올

하나는 노내근(臑內筋)[109]을 끼고 있으며, 약간 함몰한 곳[110]에서 직비골(直臂骨)[111]의 즐(櫛)[112]과 연결된다.

또 요비골(橈臂骨)의 위쪽과 직비골이 접하는 부위에 작은 돌기가 있는데,[113] 양쪽 어깨가 서로 접하는 곳이다. 요비골의 상단에는 세 개의 돌기[114]가 있고 하단에는 한 개의 관절과 한 개의 돌기[115]가 있는데, 이 관절이 완후과골(腕後踝骨)이다. 돌기는 피침(披鍼)처럼 생겼다.

ᵂ직비골(直臂骨)은 요비골의 안쪽면에 붙어 있으며, 요비골보다 짧다. 상단에 높이 융기한 곳[116]에 미세한 함소와 즐(櫛) 및 작은 돌기가 있다. 여기가 양두근근(兩頭筋根)을 끼고 있는 곳이다.[117] 하단에는 한 개의 관절과 한 개의 함소가 있다.[118] 그 관절이 완후관

라와 비내근(臂內筋)이 여기에 부착한다고 하였다.

109) 상완근(上腕筋)이다.

110) 척골 하단의 척골두 주변부에 요골의 척골절흔과 하요척관절을 만들기 위해 있는 관절환상면(關節環狀面)이다.

111) 요골(橈骨)로 전완의 외측에 있는 장골인데 상단보다 하단이 더 크다.

112) 관절환상면이다. 요골의 상단에 있는 요골두는 윗면이 약간 오목하여 상완골과 연결되어 완요관절을 이루고, 요골두 둘레의 관절환상면은 척골의 요골절흔과 관절하여 차축관절(車軸關節)인 상요척관절(上橈尺關節)을 이룬다.

113) 『중정해체신서』에서 굉절(肱節)이라고 말한 부위다.

114) 원본에서는 "요비골의 세로 방향으로 세 개의 능(稜)이 있다"고 하였다(小川鼎三·酒井シヅ, 앞의 책, 249쪽). 이것은 후상방의 융기부인 주두(肘頭)와 앞쪽 상방의 융기인 구상돌기다.

115) 척골경상돌기(尺骨莖狀突起)다.

116) 원본에서는 "주두(肘頭) 팔꿈치의 앞쪽에 있는 와(窩)를 S상와라고 한다"고 하였다(小川鼎三·酒井シヅ, 같은 책, 249쪽).

117) 『중정해체신서』에서는 직비골(直臂骨)을 요골(橈骨)로 바꾸었지만, 설명은 거의 같다. 한편 요골경(橈骨頸)에 이어지는 요골체 상방에 요골조면(橈骨粗面)이라는 융기부가 있으며, 여기에 상완이두근이 연결된다.

골(腕後關骨)이다.[119]

1d 완전골(腕前骨)[120]은 작고 여덟 개인데, 형태가 일정하지 않다. 세분하여 보면 각각 한 쌍이다.[121]

1e 장골(掌骨)[122]은 작으며 네 개인데, 완전골로 모인다. 각각 한 개의 뼈가 있으며, 엄지손가락[大指]의 가운데 마디(中節)[123] 뒤에 있다.[124]

1f 오지골(五指骨)[125]은 열다섯 개로, 한 손가락마다 각각 세 개의

---

118) 원본에서는 "중간에 한 개의 능(稜), 하단에 한 개의 절흔(切痕)이 있고, 거기에는 이중의 구(溝)가 있다"고 하였다(小川鼎三·酒井シヅ, 앞의 책, 249쪽).

119) 하단 외측에 경상돌기가 나와 있으며, 수근골(手根骨)과 관절하는 오목하게 들어간 하면이 있다. 하단 내측면의 얕은 홈은 척골절흔으로서, 척골두와 접촉하여 하요척관절을 만든다.

120) 『중정해체신서』에서는 완전골(腕前骨)을 완골(腕骨)로 고쳤는데, 수근골(手根骨)을 말한다. 여덟 개의 수근골은 매우 복잡한 모양을 하고 있다. 전체적으로 2열로 되어 있으며, 네 개의 근위수근골(近位手根骨)과 네 개의 원위수근골(遠位手根骨)로 구별된다. 이들의 수근골간은 모두 수근간관절을 만들어 인대로 강하게 결합되어 있으며, 두상골을 제외한 세 개의 근위수근골이 요골하단과 요골수근관절을 만든다.

121) 원본에서는 "여덟 개의 뼈가 2열로 나란하다"고 하였다(小川鼎三·酒井シヅ, 같은 책, 250쪽).

122) 『중정해체신서』에서는 장골(掌骨)을 완전골(腕前骨)로 명명하였다. 이는 중수골(中手骨)로, 손바닥과 손등의 기초를 이루는 다섯 개의 뼈이다. 각각 저부·체부·두부로 구분되며 무지에서 소지로 번호를 부여하여 사용한다.

123) 여기서의 관절(關節)은 엄지의 근위수근골을 말하며, 결국 앞서 설명한 요골수근관절 부위를 말한다.

124) 원본에서는 "간혹 사람들이 친지(親指)의 첫째 마디를 장골(掌骨)에 더하여 센다"고 하였다(小川鼎三·酒井シヅ, 같은 책, 250쪽).

125) 수지골(手指骨)이라고 한다. 무지는 두 개이지만, 나머지는 세 개의 지골(指骨)로 되어 있다. 세 개의 지절골은 각각 기절골(基節骨), 중절골(中節骨), 말절

관절(三節)이 있다. 관절의 뒤쪽 뼈는 손바닥 안[掌內]에 숨어 있는데, 해골(核骨)[126]이라고 한다.[127]

○다리[足]에 속하는 것은 비골[髀]에서부터 발가락[五指]까지다. 세분하면

1g 비골(髀骨)[128]의 상단은 곤골(臗骨)[129]에 부착한다.[130]

1h 머리 부분[131]에는 움푹 들어간 곳이 하나 있으며, 안쪽에 둥그런 인대[132]가 있다.

1i 줄기 부분[133]이 있다.

1j 크게 융기한 것[134]이 있다.

골(末節骨)이라고 하며, 지절간관절로 연결된다. 『중정해체신서』에서는 관절 사이에 작은 종자골(種子骨)이 있어서 손가락을 움직이는 것을 돕는다고 하였다.

126) 이 부분은 중수골(中手骨)에 속하는 부위며, 통칭 손바닥 부위에 있는 뼈다.

127) 원본에서는 "기타 관절에 종자골(種子骨, 해골을 말함)이 있다"고 하였다(小川鼎三·酒井シヅ, 앞의 책, 250쪽).

128) 대퇴골(大腿骨)을 말하는데, 사람의 뼈 중에서 가장 길고 무겁고 튼튼한 뼈로, 상완골과 함께 전형적인 장골이다. 겐파쿠는 '비골'(髀骨), '고골'(股骨)로 나누어 썼지만, 원본에는 양쪽도 'dyebeen'이라고 한다(酒井シヅ, 같은 책, 79쪽). 『중정해체신서』에서는 고골(股骨)로 칭하였는데, 이하의 설명은 큰 차이가 없다.

129) 곤골(臗骨)에 대해서는 각주 89)를 참조하시오.

130) 원본에서는 "대퇴골의 상단부는 아래와 통한다"라고 하였다(小川鼎三·酒井シヅ, 앞의 책, 250쪽).

131) 대퇴골두(大腿骨頭)는 대퇴골 상단의 원형을 이루면서 안쪽 상방으로 돌출된 것이다.

132) 대퇴골두인대(大腿骨頭靭帶)를 말한다.

133) 대퇴골경(大腿骨頸)으로 대퇴골두 바로 아래 잘록한 부분이다.

¹ᵏ 약간 융기한 것[135]은 모두 대퇴골[髀]의 중심이 된다.[136]

¹ˡ 하단은 틈[罅]이 있는 곳에 부착하고, 좌우에 높이 융기한 것이 있다.[137]

¹ᵐ 슬개(膝蓋)[138]는 고골(股骨)[139]과 내행골(內胻骨)[140]이 서로 접합하는 곳 앞면에 있다.

¹ⁿ 내행골은 상단에 두 개의 함소가 있고, 안쪽 상단에 다시 두 개의 높이 솟은 돌기가 있으며,[141] 하단에 높이 솟은 융기가 곧 내과(內踝)[142]다. 여기에 하나의 틈이 있는데, 이 안쪽에 족부(足跗)

---

134) 대결절(大結節) 또는 대전자(大轉子)라고 하며, 대퇴골체 상단부에 바깥쪽 상방으로 돌출된 부분이다. 이곳에는 많은 근육이 부착해 있다.

135) 소결절(小結節) 또는 소전자라고도 하며, 대퇴골체 상단부에서 안쪽 후방으로 돌출된 부분이다.

136) 원본에서는 "함께 회전하는 곳"이라고 하였다(小川鼎三·酒井シヅ, 앞의 책, 250쪽).

137) 원본에서는 "하단에 있는 두 개의 과(顆) 사이에 두세 개의 홈이 있다"고 하였다(小川鼎三·酒井シヅ, 같은 책, 250쪽). 좌우에 높이 솟은 것은 내측과(內側顆)와 외측과(外側顆)로 슬관절(膝關節)을 만든다. 한편 그 사이에 있는 크게 안으로 들어간 것을 과간와(顆間窩)라고 하며, 슬관절의 십자인대가 기시(起始)한다.

138) 슬개골은 무릎 전면에 있는 밤알 모양의 편평골로서 슬관절의 구성에 관여한다.

139) 대퇴골(大腿骨)을 말한다.

140) 경골(脛骨)을 말하는데 『중정해체신서』에서는 행골(胻骨)이라고 했다. 하퇴 내측에 있는 굵고 커다란 장골로 체중을 대퇴골에서 발로 전달한다.

141) 원본에서는 "측면에는 두 개의 능(稜)이 있다"고 했다(小川鼎三·酒井シヅ, 같은 책, 250쪽). 경골 상단에 있는 내·외측과로, 그 상면은 넓은 관절면을 형성하여 대퇴골과 연결된다. 그리고 내외측과 사이에 과간융기(顆間隆起)가 있으며, 그 전후의 거친 홈에 십자인대가 부착된다.

142) 내과 또는 내측과라고 하며, 발의 안쪽에 있는 복사뼈로 거골(距骨)과 관절한다.

의 여러 뼈가 있다.

1ㅇ외행골(外胻骨)[143]은 내행골에 붙어 있는데, 외행골은 짧아서 고
골에까지 이르지는 않는다. 상단에 하나의 높이 솟은 돌기[144]가
있으며, 하단에 높이 솟은 돌기가 외과(外踝)[145]다.[146]

1ㅍ부(跗)[147]에는 뼈가 일곱 개 있는데 각기 이름이 다르다.[148]

1ㅎ첫 번째가 호토골(可都骨)[149]이다.[150]

1ㄹ두 번째는 종골(踵骨)[151]이다. 아키레스근근(亞吃里私筋根)[152]이

---

143) 비골(腓骨)이라고 하며, 경골의 외측에 나란히 서 있는 약간 가는 장골이다.
『중정해체신서』에서 비골(腓骨)이라고 하였지만, 나머지의 설명은 같다.

144) 비골 상단의 뭉툭한 비골두로, 내측에 관절면이 있어 경골 외측과와 함께 경비
관절(脛腓關節)을 이룬다.

145) 외과 또는 외측과라고 하며, 발목 바깥쪽을 향한 복사뼈로 내과와 마찬가지로
거골과 관절한다.

146) 원본에서는 "경골의 바깥쪽과 병행하지만 상단의 과(顆)는 대퇴골에 이르지
않으며, 하단은 외과로 된다"고 했다(小川鼎三·酒井シヅ, 앞의 책, 251쪽).

147) 족근골(足根骨)을 말한다. 일곱 개의 골이 수근골과 마찬가지로 근위족근골(近
位足根骨)과 원위족근골(遠位足根骨)의 2열로 배열되어 있다. 근위족근골은
거골(距骨)과 종골(踵骨)이며, 원위족근골은 주상골(舟狀骨), 내측 중간 외측
설상골(外側楔狀骨)과 입방골(立方骨)이다.

148) 『중정해체신서』와 설명이 일치한다. 다만 『해체신서』에서 알지 못하겠다고 말
한 호토골을 거골(距骨)이라고 새롭게 명명한 것 이외에, 차례로 근골(跟骨),
주양골(舟樣骨), 투자골(骰子骨), 첨골(櫼骨)로 명칭을 바꾸었다.

149) 원본은 'koot'인데, 겐파쿠가 k를 h로 잘못 쓴 것이다(酒井シヅ, 같은 책, 79쪽).
거골을 말한다.

150) 【호토(可都)라는 말은 이해하지 못하겠다. 대개 사물은 이해가 되지만 그 언어
가 이해가 되지 않는 경우 만명(蠻名)을 그대로 두었으니, 뒤 세대의 번역자를
기다린다. 그래서 매 조항 아래에 "이 말은 알지 못하겠다"라고 써놓는다.
아래는 이에 따른다.】만명은 서양의 명칭, 즉 네덜란드어나 라틴어 명칭을
말한다.

뒤꿈치에 단단히 붙어 있다.

1s 세 번째는 주양골(舟樣骨)[153]이다.

1t 네 번째는 요골(橈骨)[154]이다.

1u 다섯 번째는 첨골(櫼骨)[155]인데, 세 개다.[156]

1v 족배(足背)[157]에는 뼈가 다섯 개 있는데, 모두 발등에 모인다.

1w 족지골(足指骨)[158]은 열네 개다.

　×× 엄지발가락[大指]의 본관절[本節]은 곧 부중(跗中)에 속하는 다섯 개의 뼈[五骨] 안에 속하는 것으로 태골(胎骨)이라고 한다.[159]

---

151) 종골(踵骨)로 뒤꿈치 뼈를 말하는데, 족근골(足根骨) 중에서 가장 크고 뒤쪽에 종골융기가 돌출되어 아킬레스건이 붙는다.

152)【고인의 이름이다. 이것은 일종의 사물인데, 성질이 기름[脂]과 같다. 설명이 28편에 있다.】아킬레스건을 말한다. 아킬레스는 고대 그리스 신화에 등장하는 인물로, 트로이 전쟁의 영웅이기도 하다. 그의 어머니인 테티스가 스틱스 강물에 그를 담가서 불사신이 되었지만 그녀가 잡고 있던 발꿈치만 물에 닿지 않아서 약점이 되었다고 하는데, 그 부위를 아킬레스건이라고 부른다. 한편『해체신서』에서는 '일종'(一種)이라고 하였는데, 酒井シツ, 앞의 책, 78쪽에서는 '특수한'으로 해석한다.

153) 주상골(舟狀骨)이라고도 한다. 거골의 앞쪽에 있는 뼈다.

154) 입방골(立方骨)로 종골의 전방에 위치한 뼈다.

155) 설상골(楔狀骨)로 주상골의 전방에 나란히 배치되어 있다.

156)【이상 모두 일곱 개의 뼈다.】

157) 중족골(中足骨)을 말하는 것으로,『중정해체신서』에서는 부전골(跗前骨)이라고 했다. 종족골은 다섯 개의 작은 장골(長骨)로, 설상골·입방골과 연결되어 족근중족관절이 되고, 지골(指骨)과 연결되어 중족지절관이 된다.

158) 족지골(足指骨)로,『중정해체신서』에서는 지골(趾骨)이라고 하였다. 족지골은 손의 경우와 마찬가지로 세 개씩 구성된 뼈다.

159) 원본에서는 "종자골(種子骨), 그것은 발가락의 관절에도 있다"고 하였다. 즉

⌈손톱[爪]은 손가락·발가락 끝에 붙어 있다.

○손톱의 뿌리[爪根]¹⁶⁰⁾는 흰색이며, 피부에 부착한다.

『중정해체신서』의 부가 설명

인체의 여러 뼈가 각기 기관(機關)과 지절(支節)을 갖추고 연결되거나 접합되어서, 굴신(屈伸)과 완급(緩急)을 자유로이 할 수 있는 것은 모두 하늘이 행한 바로 뛰어난 기교를 지극히 다하였다고 말할 수 있다. 각각의 뼈와 부위는 구부리려 하면 구부러지고, 펴려고 하면 펴지며, 느슨하게 하려면 느슨해지며, 당기려면 당겨진다. 뜻대로 움직이고 적당하게 쓰일 수 있도록 하는 것은 진실로 여러 뼈가 서로 접속한 형상의 기교(奇巧) 때문이지만, 도와주는 다른 사물들이 옆에서 보조하지 않는다면 어떻게 이처럼 자유로우면서도 적당함을 잃지 않을 수 있겠는가? 그런 까닭에 골절의 기능을 알고자 한다면, 골절의 본래 형태를 분별하는 것뿐만 아니라 골절을 돕는 여러 가지 사물을 판별하여 규명하는 것도 마땅하다. 이것이 우리 의사가 힘써야 할 일이다.

이른바 도와주는 사물을 분류하면 두 가지인데, 첫째는 (직접) 보호하고 지탱해주는 여러 기관이며, 두 번째는 간접적으로 도와주는 사물이다. 인대[繫帶]와 활기액(滑機液), 연골, 여러 골두(骨頭)는 각기 형상은 다르지만 직접 보호하고 지탱해주는 기관이다. 근(筋), 건(腱), 인대의 일종인

태골(胎骨)은 손에 있는 해골(骸骨)과 같은 것이다(小川鼎三·酒井シヅ, 같은 책, 251쪽). 즉 중족골 가운데 설상골을 말한다. 엄지발가락은 엄지손가락과 마찬가지로 족지골이 다른 것에 비해 하나가 적다. 그래서 엄지발가락에 있는 설상골을 본절(또는 종자골)이라고 이해하였던 것으로 보인다.

160) 『중정해체신서』에서는 조근(爪根)을 현영(弦影)이라고 했다.

긴인(緊肕)은 간접적으로 도와주는 사물이다. 무릇 머리와 등, 허리에서부터 사지와 손·발가락에 이르기까지 각각의 부위가 연접(連接)하고 모이는 원인은 서로 달라 같지 않지만 몰라서는 안 된다. 전정골(巓頂骨)이 관봉(冠縫)[161]으로 서로 연결되고, 섭유골(顳顬骨)은 인차봉(鱗次縫)[162]으로 접합되며, 척추는 회전기(廻轉機)로써 연결되고, 행골(䯒骨)과 비골(腓骨)이 심납암기(深納暗機)[163]로 밀접하게 되는 것이 이러한 부류다. 또 두노(頭顱)와 뇌골(腦骨)의 안팎에 있는 크고 작은 여러 구멍은 근육과 맥이 관통하기 위한 곳이다.[164]

161) 관상봉합(冠狀縫合)을 말한다.

162) 인자봉합(人字縫合)을 말한다.

163) 『중정해체신서』에서는 관절을 소접명기(疎接明機)와 밀접암기(密接暗機)로 구분하였다.

164) 이 부분은 『해체신서』에서 번역하지 않은 것으로, 『중정해체신서』의 내용이다. 『重訂解體新書』권1,「諸骨區別篇第五」, "註證曰 凡一身諸骨 各自具有機關支節 能爲連屬接合 以使屈伸緩急運用自由者 皆天工之所爲 而奇機妙巧 可謂至矣盡矣 而各骨各部 欲屈則屈 欲伸則伸 欲緩則緩 欲急則急 運轉隨意 使用適宜者 雖固由諸骨接屬之形狀奇巧之所使然 然非有他扶助諸物以左右之 則焉能得如是自由 而不失乎 故欲之知骨節機用 不唯辨骨節本分之形狀 又宜辨識他扶助諸物以究明之 此我醫之要務也 所謂扶助諸物分爲二等 一曰保持諸器 二曰副援諸物 是也 曰繫帶 曰滑機液 曰軟骨 曰諸骨頭 各異形狀 保持諸器是也 曰筋 曰腱 曰繫帶一種緊肕者 副援諸物是也 凡自頭顱背腰 以至四肢指趾 各部爲連接合會之機 各異而不同 不可以不知矣 如巓頂骨以冠縫接爲交接 顳顬骨以鱗次縫爲接合 脊椎以廻轉機爲連累 䯒骨腓骨以深納暗機爲密接之類是也 又頭顱腦骨 內外有大小許多孔穴者 即通貫筋及脈之處也."

解體新書

제2권

눈의 액(液)은 자루 모양의 각 부분에 있다.
눈 안으로 들어간 영상은 이 액체에 그림자를 드리우고,
만물의 모양이 들어와 비쳐서 나문막(羅紋膜)에 이른다.

6 머리, 피부, 체모 頭幷皮毛篇

○머리[頭]는 둥글고 몸의 윗부분에 있는데, 정신활동[意識]의 중심이다.[1]

○머리에 속하는 것을 나누어 보면

A 앞쪽은 윤택한데 곧 얼굴 부위다.[2]

B 뒤쪽은 머리털이 자라는 곳으로, 설명이 2편에 있다.

　*머리털은 가늘고 부드러운데, 모양과 색깔은 다양하다. 뿌리[3]는
　피부 내에 있다.[4]

---

1) 원본에서는 "내외의 지각이 작용하는 장소"라고 하였다(小川鼎三·酒井シヅ, 앞
　의 책, 252쪽). 한편 원문의 '意識府也'에서 '부'(府)는 사물이 모이는 곳이라는
　의미가 있어서, 중심으로 해석하였다. 『중정해체신서』에서는 머리 부위를 상강
　(上腔)이라고 하면서, 정신을 저장하여 안으로는 인식의 활동을 하며 바깥으로는
　지각의 작용을 하는 곳이라고 하였다(『重訂解體新書』 권2, 「頭首幷外被篇第六」,
　"夫頭首者 一身之上部 其形圓 名曰上腔 卽藏神之府 營爲內識外知之處也").

2) 윤택하다는 것은 모발이 없다는 의미다(小川鼎三·酒井シヅ, 같은 책, 252쪽).

3) 모근(毛根)을 말한다.

4)【+ 표시가 모근을 보여준다.】

피모편도(皮毛篇圖)

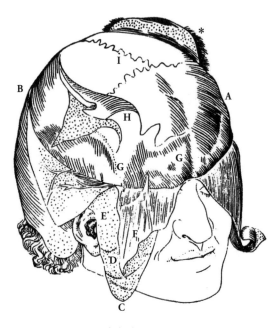

막과 피부

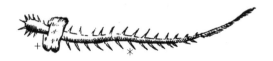

현미경으로 본 모발

○머리에서 보이는 것으로[5]

○머리를 둘러싸고 있는 것에는 두 종류가 있다.[6]

하나는 전신을 둘러싸고 있다.

ⓒ외피(外皮)[7]는 매우 얇으면서 아픔과 가려움, 추위와 더위를 알 수
있다. 자세히 보면 조밀한 무늬와 미세한 구멍[鍼眼][8]이 있다. 체모
[毛]가 자라고 땀이 나오는데, 이를 담당하는 것이 온몸의 표피[表]
와 차피(次皮)다.[9] 다만 손바닥과 발바닥의 외피는 두껍고, 손·발
바닥의 무늬는 그물처럼 조밀하며, 손금도 있다.[10]

---

5) 원본에서는 "두부(頭部)에서 관찰할 수 있는 것"이라고 하였다(小川鼎三·酒井
シヅ, 앞의 책, 252쪽).

6) 『중정해체신서』에서는 머리에 속하는 것들을 위포(圍包)라 하고, 전신을 둘러싸
는 총피(總被)와 머리만을 둘러싸는 두포(頭包)로 구분하였다(『重訂解體新書』
권2, 「頭首並外被篇第六」, "屬頭首諸物 謂之圍包 圍包 分爲二等 一總被全身 名曰
總被 一唯包頭部 名曰頭包").

7) 표피(表皮)라고 하며 최외층을 이루는 세포층인데, 『중정해체신서』에서도 표피
라고 하였다. 중층의 편평한 상피세포로 그 두께는 부위에 따라 조금씩 차이가
있지만, 대개 1밀리미터다. 표피는 조직학적으로 각질층, 투명층, 과립층, 종자
층(말피기층)으로 구분된다.

8) 미세한 구멍은 모공(毛孔)과 한공(汗孔)을 말한다.

9) 원본에서는 "표피의 역할은 지각을 담당하는 진피(眞皮)를 정화하고 보호하는
것"이라고 하였다(小川鼎三·酒井シヅ, 같은 책, 252쪽).

10) '且有條理也'를 酒井シヅ, 앞의 책, 86쪽에서는 "(손·발바닥 무늬의) 시작 방향
에 근도(筋道)가 있다"고 하였다. 이상의 설명은 대체로 『중정해체신서』에서도
같은데, 맨 마지막 부분에서 약간의 설명을 덧붙였다. 즉 손바닥과 발바닥의 안
쪽에는 하나의 막이 있는데, 이를 마르피기우스망양의(網樣衣)라고 하여, 무수
한 구멍이 있다고 하였다(『重訂解體新書』 권2, 「頭首並外被篇第六」, "其裏面有
一膜遍覆焉 名曰百盧必技烏斯【人名】網樣衣 其狀宛如一網羅 有無數小孔者"). 원
본에서는 'Tunica reticularis Malpighii'라고 하였다. 말피기층(stratum Malpighi)
이라고 불리는 표피의 기저층과 가시층을 말하는 것이며, 이것을 발견한 이탈리

ᴰ차피(次皮)¹¹⁾는 가죽처럼 두꺼워서 신체를 보호할 수 있다. 신경, 혈관, 근육의 세락[筋之細絡]이 섬유처럼 서로 교차한다. 자세히 보면 유두(乳頭)처럼 미세한 것들이 있는데, 땀구멍[汗孔]과 키리이루로 여기서 땀이 만들어진다. 외피(外皮)가 붙어 있는데, 외피가 차피를 통하여 아픔과 가려움, 추위와 뜨거움을 지각하여 무궁한 작용을 할 수 있는 까닭은 신경이 있기 때문이다.¹²⁾

ᴱ그 아래는 지방[脂]¹³⁾이다. 본래 기름 같은 것으로, 얇은 막으로 된 작은 자루¹⁴⁾ 안쪽에 들어 있다. 이것을 지막(脂膜)이라고 하는데, (몸을) 채우고 보호한다.¹⁵⁾ 이 막은 피하에 있으며, 자세히 살펴보

아의 해부학자 말피기(Marcello Malpighi, 1628~94)의 이름에서 유래했다. 다각형의 세포로 이루어진 층으로, 장원섬유의 돌기들이 세포 사이를 연결하는 까닭에 그물처럼 보이며, 표피에서 유일하게 세포분열을 하는 곳이다.

11) 진피(眞皮)로 표피 하층의 결합조직층으로서 혈관이나 신경이 풍부하게 분포되어 있다.

12) 이 부분에서 『중정해체신서』에서는 차피(次皮)를 피(皮)로 명명하였다. 또 유두 모양의 돌기를 유자양소첨형신경(乳觜樣小尖形神經)이라고 하고, 그 라틴어 명칭은 파피루라 피라미타레스(Papillæ pyramidales, 八必鹿拉 畢臘密答列斯)라고 밝혔다. 또 지금의 한선(汗腺)에 해당하는 것을 피과키리루(皮裹濾胞)라고 명명하고 네덜란드어로 온테루호이도세 키리렌(翁埕盧福乙鐸泄 吉離冷)이라고 설명하였다(『重訂解體新書』 권2, 「頭首並外被篇第六」, "滿面露出乳觜樣小尖形神經【羅甸名曰 八必鹿拉畢臘密答列斯】及皮裹濾胞【和蘭名曰 翁埕盧福乙鐸泄 吉離冷】者 以分利汗液"). 원본에는 'onderhuitsche klieren'이라고 하였는데, 우리말로 피하선(皮下腺)이라고 할 수 있다.

13) 지방층(脂肪層)으로, 이는 피하조직에 속한다. 피하조직은 엉성한 결합조직층으로, 일반적으로는 다량의 지방세포를 갖고 있으며 그 대소에 따라 피하조직층의 두께가 달라진다.

14) 『중정해체신서』에서는 지낭(脂囊)이라고 하였다.

15) 원본에는 "피하지방(皮下脂肪)은 필요한 때를 위해 준비되어 있다"라고 하였다

면 여러 가지 근육 사이에 조밀하게 차 있어서 근육에 빈틈이 없도록 한다. 지방이 하는 역할은 몸을 매끄럽고 윤택하게 하고 주름을 만드는 것이다. 지방은 주리(腠理)[16]를 보호해서 풍·한·서·습(風·寒·暑·濕)의 기운이 들어오는 것을 막는데, 만약 여러 질병(疾病)과 종기 같은 것 때문에 지방이 없으면 몸을 기를 수 없다.

F 육막(肉膜)[17]의 한 가지는 안면(顔面)의 지방 아래 있다. 이것은 별개의 사물이어서 여타의 피부·근육과는 다르게 비록 피부에 속한다고 하지만 서로 빈틈없이 달라붙어 있지 않다. 반드시 전신에 있지는 않다.[18]

(酒井シヅ, 앞의 책, 87쪽). 그리고 『해체신서』에서는 "진실로 잘 보호한다"라고 해석했으나, 여기서는 몸을 채운다는 의미로 파악하였다.

16) 피부의 작은 구멍을 말한다. 본래 전통의학에서는 주리(腠理)에 풍·한·서·습의 기운이 들어와 질병이 생긴다고 이해한다. 이때 주리는 문자적으로 살가죽 겉에 생긴 작은 무늬를 의미하는데, 보통 피부를 일컫는다.

17) 피부 내에 있는 피근(皮筋)으로, 막이라고 하였지만 현재는 근육에 포함시켜 이해한다.

18) 원본에는 "혹 육막(肉膜)으로부터 온몸의 근막(筋膜)이 나오기도 해서, 많은 사람이 이것을 전신의 피막(被膜)으로 보기도 하지만, 이것은 온몸을 둘러싸지 않기 때문에 그와 같은 고찰은 잘못된 것이다"라고 하였다(小川鼎三·酒井シヅ, 같은 책, 253쪽). 이 부분에 대해서 『중정해체신서』에서는 약간의 설명을 덧붙인다. 즉 육양막은 근간(筋間)에서 시작하는 것으로 이것 역시 총피(總皮)에 속한다고 생각했지만 근래의 연구를 통해 그렇지 않음이 밝혀졌다. 그럼에도 구설을 따른다고 하였다(『重訂解體新書』 권2, 「頭首並外被篇第六」, "名家考究諸說皆云 此膜每見資其原於筋間 蓋諸筋之包膜 蔓延以所成也 古人多以此膜并入總被中 今攷之爲不精確 近世諸賢 亦以爲非矣 然尙繫之此者 姑從舊說而已"). 이는 아마도 쿨무스의 해부서 이외의 해부서에서 확인한 것으로 보이는데, 원저를 따른다는 원칙에서 채용하지 않은 듯하다.

다른 하나는 단지 머리만을 둘러싸고 있다.[19)

G 두근(頭筋)에 대한 설명이 28편에 있다.

H 두개막(頭蓋膜)은 두 겹으로,[20) 뇌개(腦蓋)[21)를 둘러싸고 있다.

I 뇌개는 단단하며, 뇌수(腦髓)를 덮고 있다. 뇌개로 인하여 뇌수가 채
워질 수 있다.

O 머리가 저장하고 있는 것은 뇌(腦)와 의식(意識)이다.[22)

---

19) 앞서 지적한 대로 『중정해체신서』에서는 두포(頭包)라고 하였다.

20) 두개막은 두개골의 골막(骨膜)을 말하는데, 원본에서는 "지각이 있는 이중의
막"이라고 하였다. 현재 골막은 하나라고 하는데, 여기에서 이중이라고 했던 것
은 건막(腱膜)도 골막에 넣어서 생각했기 때문인 것으로 보인다(小川鼎三·酒井
シヅ, 앞의 책, 253쪽). 이와 다르게 『중정해체신서』에서는 두 겹이라고 말하지
않았지만, 습합(襲合)이라는 용어를 사용함으로써 마치 두 겹이라고 말하는 듯
하다. 또 지각이 민감하다는 내용을 첨가하였는데, 아마도 오쓰키 겐타쿠가 여
러 의서와 대조하는 가운데 수정한 것으로 보인다.

21) 경막(硬膜)을 말한다.

22) 원본에서는 "담고 있는 것은 뇌와 감각기(感覺器)다"라고 하였다(小川鼎三·酒
井シヅ, 같은 책, 254쪽).

7 입술과 입 脣口篇

○입[口]은 얼굴에 있는 큰 구멍이다. 살은 부드러우며, 여기에 속하는 것으로 혀와 키리이루(機里爾), 타관(唾管)[1]이 있다.[2]

○입에 속하는 것으로

A 입술[脣]은 입 주위의 살로, 열거나 닫을 수 있다.

a 윗입술[上脣]은 코 아래에 있다. 그 한가운데 잇몸[齗][3]과 맞닿은 곳에 하나의 작은 인대[4]가 있어서 (양자를) 연결한다.

---

1) 타액관(唾液管)은 타액선의 분비물을 배출하는 관으로, 크게 이하선(耳下腺)과 악하선(顎下腺), 설하선(舌下腺)이 있다.

2) 『해체신서』에서는 입이 부드러운 살로 이루어졌다고 한 데 반해 『중정해체신서』에서는 근육으로 만들어졌다고 하였다.

3) 치경(齒莖)으로, 잇몸은 치아와 턱뼈가 만나는 부분을 감싸고 있는 구강 내 점막의 일종이다. 치육(齒肉), 치은(齒齦)이라고도 한다.

4) 현재에는 상순소대(上脣小帶)라고 한다. 「격치편」에서 인대의 예로 이것을 들었다(小川鼎三·酒井シヅ, 앞의 책, 254쪽). 『중정해체신서』에서는 소계대(小繫帶)라고 했다.

순구편도(脣口篇圖)

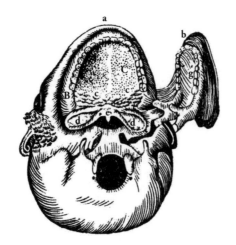

두골의 하면과 하악

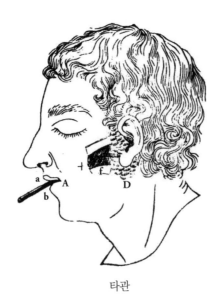

타관

ᵇ아랫입술[下脣]은 아래턱[頷] 위에 있다. 위아래의 입술은 겉으로
는 피부에 연결되어 있으며, 안쪽은 얇은 막[薄膜]으로 둘러싸여
있다. 그중에 심홍색(深紅色)인 곳을 전순(前脣)⁵⁾이라고 하는데,
외피에 해당하는 곳이다. 용도는 말을 하고, 음식물을 받아들이는
것이다.

ᴮ잇몸[齦]⁶⁾은 붉은색으로 살이 단단하다. 잇몸을 둘러싸고 있는 것이
골막(骨膜)이다. 그 막은 골막에 연결되는데⁷⁾ 정맥과 세락(細絡)⁸⁾
이 많이 있다. 잇몸은 아상(牙床)⁹⁾을 둘러싸고 치아를 얽고 있다.

ᶜ상악(上腭)¹⁰⁾은 위에 있다. 얇은 살[薄肉]에 속하며 입에서 절반을
차지한다. 잇몸과 같이 살이 단단하고, 이빨의 뒤쪽과 축문(畜門)¹¹⁾
에서부터 현옹(懸雍)¹²⁾ 뒤쪽과 키리이루(機里爾)에 이르기까지가

---

5) 원본에서는 'prolabia'라고 하였고, 『중정해체신서』에서는 이를 호루릿푸(福盧
力不, voor-lip)라고 이름을 밝혔다.
6) 치경(齒莖)이다.
7) 【골막이라는 것은 뼈를 둘러싼 막(膜)이다.】 원문의 막(膜)은 잇몸을 말하는 것
으로 보이지만, 여기서는 우선 막으로만 번역한다.
8) 모세혈관을 말한다.
9) 치조(齒槽)는 상하악골에서 치근이 들어가는 구멍으로, 치근막(齒根膜)이 단단
히 고정한다.
10) 『중정해체신서』에서는 구개(口蓋)라고 하였는데, 현재에도 그대로 통용된다. 즉
입천장을 말하며, 비강과 구강을 가로막는 격벽이다. 또 구개선을 구개키리루
(口蓋濾胞)라고 했다.
11) 인두(咽頭)를 말하는데, 구강·후비공·후두·식도 사이에 있는 근막성의 통과부
다. 연구개 위쪽을 인두비부(咽頭鼻部)라고 하며, 이관(耳管)과 통한다. 아래쪽
은 두 부분으로 구성된다. 즉 연구개와 후두개(喉頭蓋) 상연 사이에 있는 인두구
부와 후두개 상연보다 아래에서 후두·식도에 열리는 인두후두부다.
12) 구개수(口蓋垂)를 말하는데, 구강의 뒤쪽 부드러운 부분인 연구개(軟口蓋)의 중

모두 여기에 속한다. 자양물을 목구멍으로 넘긴다.

ᶜ상악의 키리이루(機里爾)¹³⁾는 크고 작은 것이 모여 있는데, 턱[顎]의 뒷면에 닿아 있다.¹⁴⁾

ᵈ아만데렌키리이루(巴旦杏核機里爾)¹⁵⁾는 상악(上腭)의 뒷면 양쪽에 있다. 아만데렌(巴旦杏核)¹⁶⁾처럼 생겼으며 작은 구멍과 홈이 있어서 끈적끈적한 점액이 나온다. 목구멍[吭]¹⁷⁾과 입의 경계로, 이 키리이루 때문에 음식물이 부드럽게 적셔진다.

ᵉ현옹(懸癰)¹⁸⁾은 아만데렌키리이루 사이에 있는 살덩어리 모양의

앙부에서 아래쪽으로 두드러지게 늘어진 돌출부로 현옹수(懸癰垂)라고도 한다. 구개수는 구강과 인두의 경계에 해당하지만 무엇을 마실 때에는 인두의 후벽에 붙는다.

13) 구개선(口蓋腺)을 말한다.

14) 앞서 말한 바와 같이 『중정해체신서』에서는 구개키리루라고 하였으며 약간의 설명을 덧붙였다. 즉 구개 내 여러 곳에 있으면서 항상 진액을 분비하여서 입안과 식도를 적신다. 그 모습은 앞에서 뒤로 갈수록 둥그런 모양이 조금씩 커지며, 숫자도 많아진다고 하였다(『重訂解體新書』 권2, 「口篇第七」, "口蓋濾胞 布在口蓋諸部 常分泌津液 以滋潤口內及食道 其狀自前部至後部 毬粒漸大 其數亦多矣").

15) 아만데렌키리이루(巴旦杏核機里爾)는 편도선(扁桃腺)으로, 비강과 구강으로 침입하는 병원균을 일차적으로 방어하는 림프조직 기관이다. 편도선의 종류는 구강과 인두 사이의 외측벽에 있는 구개편도와 인두의 후상벽에 있는 인두편도, 설근의 상면에 있는 설편도(舌扁桃)다. 『중정해체신서』에서 편도핵키리루(扁桃核濾胞)라고 하였다.

16) 편도(扁桃)를 말한다. 장미과의 낙엽 교목으로, 그 열매를 통상 아몬드라고 한다.

17) 인두(咽頭)를 말한다.

18) 위의 각주 12)를 참조하시오. 『중정해체신서』에서는 현옹수(懸癰垂)라고 하였다. 『해체신서』에서는 다섯 개의 근육으로 되어 있다고 한 반면, 『중정해체신서』에서는 두 개의 인대와 네 개의 근육이 있다고 말하며(『重訂解體新書』 권2, 「口篇第七」, "以二小膜樣繫帶繫焉 有筋四偶一奇 運轉擧動"), 이 편의 맨 뒤에서 근

작은 인대 사이에 매달려 있으며, 소지(小指)의 머리처럼 생긴 작은 살덩어리다. 현옹을 움직이는 것은 근육으로, 근육은 다섯 개인데 하나가 현옹을 매달고 있으며 네 개가 보좌한다.[19] 현옹의 역할은 호흡(呼吸)과 말[言語]을 각각 적당하게 조정하는 것이다.

ᴰ 이키리이루(耳機里爾)[20]는 귀 주변의 피하(皮下)에 있다. 이키리이루의 액(液)이 모여 타관(唾管)에 전해져서 입에 이른다.

ᶠ 스테노(私的那)[21] 타관[22]은 보리줄기 정도 크기며, 길이는 3횡지

육에 대해서 자세하게 설명한다. "현옹을 움직이는 여러 근육 중 양쪽에 붙어서 작용케 하는 것은, 첫째는 설본현옹근(舌本懸雍筋)으로 설본(舌本)에서 기시하여 현옹수의 막에 부착한다. 둘째는 인두현옹근(咽頭懸雍筋)으로 인두의 옆에서 기시한다. 세 번째는 갑상연골현옹근(甲狀軟骨懸雍筋)으로 갑상연골(甲狀軟骨)의 옆에서 기시한다. 네 번째는 낭측현옹근(囊側懸雍筋)으로 유스타키우스낭(噎鳥斯答吉鳥斯囊)이 있는 곳에서 기시한다. 다섯 번째는 익상골단현옹근(翼狀骨耑懸雍筋)으로 익상골(翼狀骨)의 끝에서 기시한다. 여섯 번째는 구개골현옹근(口蓋骨懸雍筋)으로, 구개골 부분에서 기시한다. 또 하나의 근육은 짝이 없어서 모르가니무대근(謨盧歹朳泥無對筋)이라고 하며, 구개골이 서로 만나는 지점에서 기시한다"(『重訂解體新書』 권2, 「口篇第七」, "註證曰 運轉懸雍之諸筋着其兩側 以爲機用者 其一舌本懸雍筋 起於舌本附着於懸雍垂之膜 其二咽頭懸雍筋 起於咽頭之傍 其三甲狀軟骨懸雍筋 起於甲狀軟骨之傍 其四囊側懸雍筋 起於噎鳥斯答吉鳥斯囊 所在之處 其五翼狀骨耑懸雍筋 起於翼狀骨耑 其六口蓋骨懸雍筋 起於口蓋骨之部分 又有一奇筋名之曰 謨盧歹朳泥無對筋 起於口蓋骨爲會接之處").

19) 원본에서는 "현옹을 움직이는 것으로 네 쌍의 근육과 한 줄기의 근육이 있다"고 하였다. 또 이 문장 뒤에 "현옹은 사람에게서만 보인다"고 하였는데 생략되었다(小川鼎三·酒井シヅ, 앞의 책, 254~255쪽).

20) 이하선(耳下腺)은 외이(外耳)의 전하방에 있는 큰 선이며, 끈기가 적은 순장액성 타액을 분비한다.

21) 【고인(古人)의 이름이다.】 스테노(Nicolas Steno, 1638~86)는 덴마크의 해부학자로, Stensen' duct를 이하선분비관이라고 한다.

정도다. 미세한 혈관이 피하(皮下)에 있으며 교근(嚙筋)[23]을 거쳐 악근(腭筋)[24]을 관통하듯 흩어져서 입에 이른다. 제3어금니에 해당한다.[25]

ɡ 와루톤(哇爾東)[26] 타관공(唾管孔)[27]은 혀 밑의 미세한 주름[28]과 하악키리이루(下腭機里爾)[29]의 위치에 있다. 사람 가운데 혹 하나

---

22) 이하선관(耳下腺管)은 이하선이 분비한 타액이 흘러가는 곳이다.

23) 교근(咬筋)으로, 저작근(咀嚼筋)의 하나다. 턱의 측면에 있는데 관골궁(顴骨弓)에서 시작되어 하악(下顎)으로 이어지므로 아래턱을 끌어올려 위턱으로 밀어붙이는 작용을 한다. 음식물을 씹을 때 중요한 역할을 하는데, 인체에서 가장 강한 근육이다.

24) 협근(頰筋)으로, 상하악골의 치조돌기(齒槽突起) 후부에서 기시하여 구각(口角)에 정지하며 구각을 외방으로 당긴다. 이 근육의 심부는 협점막에 밀착한다. 바람을 불거나 음료수를 빨 때 쓰이며, 수축 시에는 뺨을 치아에 가깝게 유지시켜 음식물이 유지되어 씹을 수 있게 한다.

25) 酒井シヅ, 앞의 책, 90쪽에서는 좀더 정확하게 "이하선관은 교근을 경유해서, 협근을 관통하듯 피하(皮下)를 지나, 분지(分枝)해서 입안으로 들어간다. 그것은 제3어금니에 해당한다"라고 해석하였다. 한편 원본에서는 "피하에서 교근의 상부를 횡으로 지나고, 협근을 관통해서, 입안에서 제3구치(臼齒) 가까운 뺨의 안쪽으로 들어간다"고 하였다(小川鼎三·酒井シヅ, 앞의 책, 255쪽).

26) 【고인의 이름이다.】 와튼(Thomas Wharton, 1614~73)은 영국의 해부학자로, 악하선관(顎下腺管)을 Wharton' duct라고 한다.

27) 설하선관(舌下腺管)이다. 설하선은 혀 밑의 양측 구강점막 아래 있는 악하선보다 작은 선이며, 점액성 세포가 훨씬 많아 점액이 많은 걸쭉한 타액을 분비한다. 다수의 소설하선관은 설하주름을 따라 개구하고, 하나의 대설하선관은 악하선과 함께 설하소구에 개구한다.

28) 설소대(舌小帶)라고 한다.

29) 악하선(顎下腺)이나 하악선(下顎腺)은 하악각 전내방에 있는 살구씨 크기의 선이며, 점액과 장액의 혼합성 타액을 분비한다. 그 도관인 하악선관은 설하부를 따라 전방으로 가서 설하소구에 개구한다.

가 있거나 두세 개가 있기도 하다. 설명이 12편에 있다.[30]

○입에 속하는 것들은 말을 고르고, 맛을 느껴 음식물을 삼키고, 음식을 씹는 역할을 한다.

---

30) 원본에서는 이 뒤에 "리비누스(Rivinus)와 바르톨리누스(Bartholinus)는 다른 동물에 있는 이 타액선과 다른 타액관에 대해 써놓았다. 또 혀에는 다른 타액관이 있다"고 하였다(小川鼎三·酒井シヅ, 앞의 책, 255쪽). 『중정해체신서』에서는 이에 따라서, 리비누스와 바르톨리누스가 동물에게는 한 개의 타관이 더 있다고 말하였음을 덧붙였다(『重訂解體新書』 권2, 「口篇第七」, "力非奴斯 及拔鹿多力奴 斯 共人名 曰 若夫獸類 則別有一唾管起於此部濾胞云"). 리비누스(August Quirin Rivinus, 1652~1723)는 독일의 해부 및 식물학자로, 그의 이름을 따서 설하선을 Rivinus' gland(ducts)라고 한다. 바르톨리누스는 덴마크의 해부학자 바르톨린(Casper Bartholin)을 말하며, 바르톨린선(Bartholin' gland(ducts))이라는 명칭은 그의 이름에서 유래했다.

8 뇌수와 신경 腦髓幷神經篇

○뇌수(腦髓)는 약간 둥글고 부드러우며, 두개(頭蓋)의 안을 채우고 있다. 여기에 속하는 것은 미세한 맥관(脈管)과 키리이루(機里爾)다. 여기에 의식(意識)을 저장하는 까닭에 일신(一身)의 근본이 된다.[1] 그것을 둘러싸고 있는 두 개의 뇌막(腦膜)이 있어서, 신경액(神經液)이 새지 않도록 한다.[2]

ᴬ강뇌막(强腦膜)[3]은 매우 조밀하며, 신경처럼 생겼다. 뇌수(腦髓)를

---

1) 원본에서는 "내부의 지각작용을 하는 것"이라고 하였다(小川鼎三 · 酒井シヅ, 앞의 책, 255쪽).

2) 원본에서는 "뇌는 신경액을 분비하고, 두 개의 뇌막(腦膜), 즉 수막(髓膜)으로 덮여 있다"고 하였다(小川鼎三 · 酒井シヅ, 같은 책, 255쪽).

3) 경막(硬膜)으로, 일명 경뇌막(硬腦膜)이라고 한다.『중정해체신서』에서는 후뇌막(厚腦膜)이라고 했다. 뇌막 가운데 바깥층을 이루는 두껍고 튼튼한 섬유질의 막이다. 뇌와 척수 등 모든 중추신경계는 뇌막 또는 수막이라는 3층의 결합조직으로 싸여 있다. 외층을 경막, 중간층을 지주막(蜘蛛膜), 내층을 연막(軟膜)이라고 한다.

신경편도(神經篇圖)

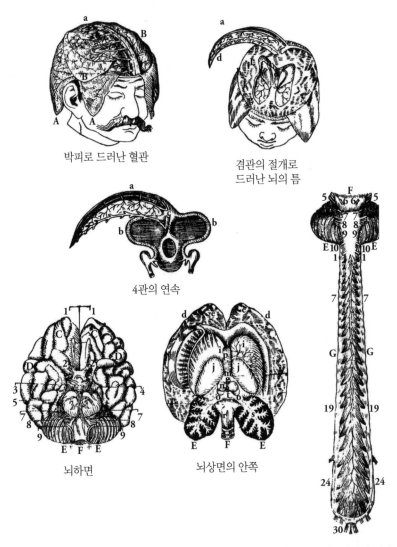

박피로 드러난 혈관

겸관의 절개로
드러난 뇌의 틈

4관의 연속

뇌하면

뇌상면의 안쪽

머리에서 척수까지의 신경

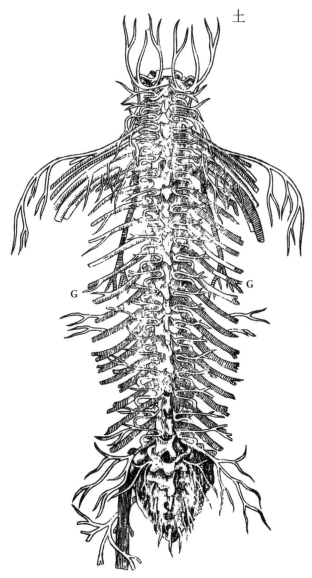

土

G G

척추를 따라 나오는 신경

둘러싼 채로 두개골 아래 있으면서, 두개골의 봉합(縫合)에 고착되어 있다. 이것을 순환하는 관이 네 개 있다.[4]

ᵃ첫 번째는 겸관(鎌管)[5]이다.

내가 살펴보니,[6] 카스파루(加私巴縷)가 "이 관은 두개골의 직봉(直縫)[7]을 길게 돌아서 코 위에 이르는 까닭에, 여기를 다치면 코에서 피가 나온다. 그래서 혈맥(血脈)이라고 한다"라고 말하였다.

ᵇ두 번째와 세 번째는 좌우에 있는 관(管)[8]이다.

내가 살펴보니, 카스파루가 "이 관(管)은 좌우가 모두 후정(後頂) 아래에서 시작해서 골봉(骨縫)의 위를 돌아 겸관(鎌管)과 교

---

4) 이하의 내용은 경막정맥동(硬膜靜脈洞)을 설명하는 것이다. 두 겹의 뇌경막 속에 형성되는 일련의 정맥동이며 뇌로부터 오는 정맥혈을 모아 내경정맥(內頸靜脈)으로 보내는 정맥동이다. 중요한 정맥동으로 상시상정맥동(上矢狀靜脈洞), 하시상정맥동(下矢狀靜脈洞), 횡정맥동(橫靜脈洞), S상정맥동(S狀靜脈洞), 직정맥동(直靜脈洞), 해면정맥동(海綿靜脈洞), 상·하추체정맥동(上下椎體靜脈洞), 정맥동교회(靜脈洞交會)가 있다. 이 중에서 『해체신서』에서는 시상정맥동과 횡정맥동, 직정맥동만을 말하였는데, 『중정해체신서』에서는 이들을 각기 시봉회맥(矢縫會脈), 쌍고회맥(雙孤會脈), 제사회맥(第四會脈)이라고 명명하였다.

5) 시상정맥동(矢狀靜脈洞)을 말한다. 모양이 낫처럼 생겨서 겸상정맥동(鎌狀靜脈洞)이라고도 하는데, 대뇌겸(大腦鎌)의 상연을 따라서 전방에서 후두로 달리는 상시상정맥동과 후두부에서 좌우로 갈라진 하시상정맥동이 있다.

6) "내가 살펴보니" 이하는 원본의 내용을 보충 설명하기 위해 겐파쿠가 고증한 것을 기록한 것이다(酒井シヅ, 앞의 책, 100쪽).

7) 시상봉합(矢狀縫合)으로 좌·우 두정골 사이의 봉합이다.

8) 원본에서는 "두 가닥의 외측정맥동(外側靜脈洞)"이라고 하였는데, 횡정맥동(橫靜脈洞)과 그것에 속한 S상정맥동을 말한다(小川鼎三·酒井シヅ, 앞의 책, 256쪽).

차한다. 이것은 혈맥(血脈) 동맥(動脈) 양쪽 가지가 만나는 곳이다"라고 하였다.

ᶜ네 번째는 단관(短管)[9)으로, 곧장 통과키리이루(痛菓機里爾)[10)로 내려간다.

　　내가 살펴보니, 카스파루는 "이 관(管)은 짧은데, 겸관(鎌管)에서 시작해서 두개골을 돌아 곧바로 뇌수[11)의 안쪽 면으로 내려가, 통과키리이루에 접한다"고 하였다.

　　내가 살펴보니, 부란카루(武蘭加兒) 역시 "좌우의 양쪽 관이 위로 올라가 대·소뇌수(大小腦髓)[12)의 끝에서 모여 하나로 합쳐지는데, 갈고리와 비슷하다. 또 소단관(小短管)[13)은 두 개의 관이 서로 합쳐지는 곳으로부터 바로 내려와 통과키리이루에 연결된다. 네 개의 관에 맥판(脈瓣)[14) 같은 것이 있어 혈액이 항상 빨리 흐르지 않게 함으로써, 뇌수를 온천(溫泉)처럼 따뜻

---

9) 직정맥동(直靜脈洞)인데, 제4정맥동(vierde boezem)을 단관으로 번역한 것은 카스파의 설명에 따른 것으로 보인다고 한다(小川鼎三·酒井シヅ, 앞의 책, 256쪽). 한편 직정맥동은 전방에서 하시상정맥동과 합류하고, 뇌의 심부로부터 나오는 큰 대뇌정맥을 받아서 대뇌겸과 소뇌천막(小腦天幕) 유합부의 후방을 지나 상시상정맥동에 합류한다.

10) 송과선(松果腺)으로 멜라토닌이라는 호르몬의 생성을 조절하는 내분비선이다. 송과선은 뇌의 일부는 아니지만, 뇌의 한 부분인 간뇌(肝腦)의 천장, 뇌의 정중선을 따라 제3뇌실(第三腦室) 안에 위치한다. 그 이름은 생김새가 솔방울(라틴어로 pinea)과 비슷한 데서 유래했으며, 『중정해체신서』에서는 송구키리루(松毬瀘胞)라고 이름하였다.

11) 대뇌를 말한다(小川鼎三·酒井シヅ, 같은 책, 256쪽).

12) 대뇌와 소뇌를 말한다(小川鼎三·酒井シヅ, 같은 책, 256쪽).

13) 직정맥동(直靜脈洞)이다.

14) 정맥판(靜脈瓣)을 말하는데, 혈액이 역류하지 않도록 하는 기능이 있다.

하게 한다"고 하였다.

B박뇌막(薄腦膜)[15]은 강뇌막(强腦膜)의 아래 있다. 가는 맥관[細脈]
이 섬유처럼 교차하는데, 이것 역시 뇌수를 둘러싸고 있다. 강막(强
膜)과 박막(薄膜) 사이에 하나의 막이 있는데, 매우 얇아서 지주사
막(蜘蛛絲膜)[16]이라고 한다. 후뇌수(後腦髓)와 척추액(脊椎液) 쪽
에서 살펴볼 수 있다.[17]

○겸관(鎌管)[18]의 부분에 속하는 뇌수(腦髓)[19]로는

C반원형[半規形]의 것[20]이 좌우에 있다. 위쪽은 평평하고 부드러우

---

15) 연막(軟膜)은 수막(髓膜) 가운데 제일 안쪽의 막으로 혈관이 풍부하고, 혈관은
연막의 표면을 싸는 결합조직에 결합되어 있다. 뇌실에서 연막은 상의세포(上衣
細胞)와 관련이 있어 맥락총(脈絡叢)에 의해 뇌척수액 생산에 기여한다.

16) 지주막(蜘蛛膜)은 뇌를 싸고 있는 3층의 수막 중 가운데 막이다. 지주막하강에
는 뇌척수액이 들어 있고, 뇌에 영양을 공급하는 굵은 혈관도 있다.

17) 원본에서는 "소뇌(小腦)와 척수(脊髓) 사이에서 지주막을 분명하게 볼 수 있다"
고 하였다. 후뇌수는 소뇌며, 척추액은 척수다(小川鼎三·酒井シヅ, 앞의 책, 256
쪽).

18) 시상정맥동을 말한다.

19) 원본에서는 "겸관을 따라 뇌를 수직으로 나눈다"고 하였다(小川鼎三·酒井シヅ,
같은 책, 256쪽). 여기서 언급하는 부분은 대뇌(大腦)다. 대뇌는 뇌의 부위 중에
서 가장 크고 왼쪽, 오른쪽 두 개의 반구[대뇌반구]로 구성되어 있다. 대뇌의 표
층을 이루는 부분의 회백질을 대뇌피질이라 하는데, 이곳에는 주름이 많이 있고
140억 개 정도의 신경세포가 있어서, 외부의 자극에 반응하고 기억, 감정, 판단
등의 정신적인 활동도 함께하고 있다.

20) 대뇌반구(大腦半球)를 말한다. 대뇌반구의 표면에는 불규칙한 다수의 두꺼운
주름인 대뇌회(大腦回)가 있다. 주름과 주름 사이의 홈은 대뇌구(大腦溝)라고
한다. 주름이나 홈의 내부 구조는 가장 바깥층에 신경세포가 집적된 피질인 대
뇌피질이 있고, 그 내부에는 세포에서 나온 돌기(신경섬유)가 다발로 이루어진

며, 장(腸)처럼 첩첩 쌓인 형태다.[21] 반원형을 이루는 것으로

ᴰ 대뇌수(大腦髓)[22]가 있다. 세분하면

ᵈ 얼룩이 있으면서 회색을 보이는 것[23]과

ᵉ 수(髓)처럼 흰 것[24]은 세맥(細脈)[25]이 모인 것이다.

ᶠ 백색인 것[26]은 틈[27]이 네 개 있다.

ᵍ 전뇌수실(前腦髓室)[28]이 두 개 있는데, 여기에 들어가는 것으로

ʰ 가는 그물처럼 짜인 것[29]은 하나의 가느다란 혈락(血絡)이다.[30]

수질(髓質)이 있다. 가장 심층부에는 신경세포 집단인 대뇌핵이 존재한다.

21) 원본에서는 "구불구불하게 회전한 표면"이라고 하였다(小川鼎三·酒井シヅ, 앞의 책, 256쪽).

22) 대뇌(大腦)를 말하는데, 『중정해체신서』에서는 본뇌(本腦)라고 하였다.

23) 대뇌피질(大腦皮質)로, 대뇌의 바깥층을 형성하며 감각의 종합 및 고도의 지적 기능을 담당하는 회백질의 층이다. 『중정해체신서』에서는 작양(皺樣) 또는 천등자채(淺藤紫彩)라고 하였다.

24) 대뇌수질(大腦髓質)로 대뇌피질 밑에 있는 신경섬유의 다발이다. 대뇌피질의 여러 부분을 연결하는 기능을 하는 백질 부분이다.

25) 신경섬유로 보인다.

26) 원본에서는 "뇌량, 백색인 것"이라고 하였다(小川鼎三·酒井シヅ, 앞의 책, 257쪽). 뇌량(腦梁)은 좌우의 대뇌반구 사이를 연결하는 신경섬유의 집단이다. 『중정해체신서』에서는 변지(胼胝)라고 하였다.

27) 네 개의 동(洞)을 말한다(小川鼎三·酒井シヅ, 같은 책, 257쪽).

28) 측뇌실(側腦室)로 양측 대뇌반구 내에 있는 말편자 모양의 큰 뇌실이다. 안쪽은 제3뇌실과 통하고 있으며, 전두·측두·두정·후두엽 등 네 개의 대뇌엽 안에 있다. 즉 중심부는 두정엽이, 앞쪽은 전두엽이, 아래쪽은 측두엽이, 뒤쪽은 후두엽이 각각 싸고 있다. 『중정해체신서』에서는 전뇌양실(前腦兩室)이라고 하면서, 제1뇌실과 제2뇌실이 여기에 해당한다고 하였다. 또 뒤에 언급하는 맥락총(脈絡叢)과 선조체(線條體)를 각각 망련(網縺), 선계(線系)라고 이름붙였다.

29) 맥락총으로 수많은 모세혈관으로 이루어진 뇌실의 상피성(上皮性) 망상(網狀) 구조며 여기에서 뇌척수액이 생산된다.

ᶦ가는 줄기[條]³¹⁾가 있다.

ʲ동신경실(瞳神經室)³²⁾에는

ᵏ우에루후세루(物兒夫世縷)³³⁾가 있다.

ˡ제3뇌수실(第三腦髓室)³⁴⁾로, 여기에 속한 것은

---

30) 원본에서는 "매우 미세한 혈관만으로 이루어져 있다"고 하였다(小川鼎三·酒井シヅ, 같은 책, 257쪽).

31) 선조체(線條體)다. 대뇌반구 심부에 있는 대뇌핵의 일부로, 미상핵(尾狀核)과 렌즈핵의 외각인 피각의 양핵을 합하여 선조체라고 한다. 선조체에서 나온 하행 섬유는 중뇌의 흑질(黑質)이나 교뇌(橋腦)의 교핵과 연결된다.

32) 원본에서는 "연수각(延髓脚) 또는 시신경실(視神經室)"이라고 하였다(小川鼎三·酒井シヅ, 앞의 책, 257쪽). 시상(視床)이라고도 하는데, 간뇌의 상방부를 차지하며 제3뇌실 양측벽이 되는 회백질이 주체다. 시상 내부에 있는 여러 핵은 지각전도에 관여하며, 전신의 통증·접촉 및 냉온 같은 피부감각을 비롯하여 시각·청각 등 거의 모든 지각 또는 감각전도의 중계소가 된다. 여기서 기시하는 섬유는 대뇌피질의 중추로 향하고 있다. 『중정해체신서』에서는 연수고(延髓股) 또는 감신경실(鑑神經室)이라고 하였다.

33) 【이 말은 이해되지 않는다. 여러 설(說)을 살펴보니, 그 형상이 갈라져서 휘어 있다.】 원본에는 이 뒤에 "그곳에 투명한 중격(中隔)이 있다"고 하였는데, 생략되었다(小川鼎三·酒井シヅ, 같은 책, 257쪽). 뇌궁(腦弓)을 말하는 것으로 대뇌반구의 안쪽 면과 간뇌에 속하는 활 모양의 신경섬유 집단이며, 뇌량(腦粱)의 아래에 위치하고 있다. 『중정해체신서』에서는 궁륭(穹窿), 그 안쪽을 양격(亮隔)이라고 명명하였다.

오가와 데이조에 따르면, 『해체신서』를 번역할 때 우선 원문을 쓰고 거기에 해당하는 번역어를 붙인 다음에 한문을 읽기 쉽도록 쿤텐(訓点)을 붙여서 문장을 완성하였다. 따라서 원문을 옮기면서 'verwelfzel'을 'welfzel'로 잘못 기입했을 것 같다고 한다. 이와 같은 경우로 거골(距骨)에 해당하는 'kootbeen'을 'hootbeen'으로 오인한 사례가 있다. 한편 『중정해체신서』에서 사용한 궁륭은 일본해부학회에서 오랫동안 공식용어로 사용되다가 최근에 뇌궁으로 바뀌었다고 한다(小川鼎三·酒井シヅ, 같은 책, 410~411쪽).

34) 제3뇌실(第三腦室)이다. 제3뇌실은 좌·우측 뇌실에 이어 세 번째의 뇌실이며,

m 통과키리이루(痛菓機里爾)[35]가 있다.

n 고(尻)[36]는 융기하여 통과(痛菓)에 붙는다.

o 고환(睾丸)[37]은 융기하여 고(尻)에 붙는다.

p 협(莢)[38]은 겸관(鎌管) 아래에 열려 있는 구멍이다.

q 항문(肛門)[39]은 둥글고 아래에 있다. 여기에 구멍이 열려서 곧바로 제4뇌수실(第四腦髓室)에 연결된다.

r 제4뇌수실[40]은 위로 항문(肛門)과 연결된다. 모양이 아관(鵞管)[41]

좌·우 간뇌가 끼워져 있는 열극상(裂隙狀)의 공간을 이루고 있다. 그 후방은 중뇌에 있는 중뇌수도(中腦水道)에 이어져 있다. 중뇌수도의 종단은 제4뇌실에 이어진다. 또 제3뇌실 앞쪽에는 작은 구멍이 뚫려 측뇌실과 통한다.

35) 송과선(松科腺)이다. 각주 10)을 참조. 그런데 송과선을 통과키리이루로 번역한 이유는 라틴어 'glandula pinealis'를 번역한 네덜란드어 'pyn appel klier'에서 아픔을 의미하는 pyn과 사과를 의미하는 appel를 합성하여 번역한 것이다(小川鼎三·酒井シヅ, 앞의 책, 257쪽).

36) 상구(上丘)를 말한다(小川鼎三·酒井シヅ, 같은 책, 257쪽). 고(尻)나 고환(睾丸), 협(莢), 항문(肛門)은 고대 해부학에서 뇌 안의 구조를 설명하면서 사용한 용어로 겐파쿠가 원본에 따라 충실하게 번역하였다(小川鼎三·酒井シヅ, 같은 책, 411쪽).

37) 하구(下丘)를 말한다(小川鼎三·酒井シヅ, 같은 책, 257쪽).

38) 제3뇌실의 상부에 있는 좌우 수망(手網) 사이의 틈을 말한다(小川鼎三·酒井シヅ, 같은 책, 257쪽).

39) 제3뇌실로부터 중뇌수도(中腦水道)로 통하는 입구를 말한다(小川鼎三·酒井シヅ, 같은 책, 257쪽).

40) 제4뇌실(第四腦室)이다. 제4뇌실은 능뇌(能腦, 소뇌·뇌교·연수)가 발생하는 신경기관이며 아래로는 척수의 중심관에, 위로는 중뇌수도를 통해서 제3뇌실과 이어져 있다. 제4뇌실의 하단은 척수의 중심관에 이어지고, 그 최종단은 척수 하단에 있는 척수 원추부에서 약간 팽대된 종실로 끝난다.

41) 酒井シヅ, 앞의 책, 96쪽에서 아관(鵞管)을 붓끝[筆先]이라고 하였다. 원본에는 'calamus'라고 하였는데, 붓끝 모양의 구조를 말한다. 그러나 아관의 정확한 의

과 같아서, 아관(鵞管)이라고 한다.

ㅌ소뇌수(小腦髓)[42]는 후정(後頂)[43] 부분에 있다. 그 윗면에 여러 조각이 있는데, 각 조각이 서로 연이어 솟아올라 각기 중앙을 향한 채로 연결되어 있다. 안과 밖이 모두 소회충(小蚘蟲)[44]처럼 생겼다. 여기에 속하는 것으로

ㅅ경(莖)[45]은 대뇌수(大腦髓)로부터 나와서 소뇌수(小腦髓)로 따라가서 붙는다.

ㅌ하로리토스(華路里都私)[46] 다리[橋][47]는 제4뇌수실의 위쪽에 있다.

미는 현재 알 수 없는데 아마도 거위 깃털의 가운데 부분인 깃대의 형태를 말하는 듯하다. 한편 아관은 제4뇌실의 선단(先端) 부분을 말한다.

42) 소뇌(小腦)를 말한다. 소뇌는 후뇌에 속하는데 교뇌·연수와 함께 후두개와에 있으며, 대뇌의 후두엽과 격리되어 있다. 소뇌는 대뇌와 척수 사이에 개재하는 추체외로계(錐體外路系) 중추로서, 신체 운동의 협조·평형유지, 근육상태의 조절 및 수의근운동의 무의식적 조정과 관계가 있다. 『중정해체신서』에서는 소뇌라고 하였으며, 후뇌(後腦)라고도 한다고 언급했다.

43) 후두부(後頭部)다.

44) 소뇌회(小腦蚘)다. 소뇌의 표면, 피질에는 수많은 평행한 가로주름이 있다. 이 중 안쪽으로 들어간 구조는 소뇌열이라 하고, 바깥쪽으로 돌출되어 있는 구조는 소뇌회라고 한다.

45) 소뇌각(小腦脚)이다. 소뇌각은 소뇌와 연수, 교뇌 및 중뇌를 연결하는데, 하소뇌각은 말초로부터의 고유감각을 척수 및 연수로부터 받아들인다. 중소뇌각은 대뇌운동피질중추에서 기시하여 교핵에서 중계된 섬유를 받고, 상소뇌각은 소뇌피질에서 기시하는 섬유를 중뇌나 간뇌(시삭)로 연결한다. 『중정해체신서』에서는 체경(蔕莖)이라고 하였다.

46) 【고인의 이름이다.】 바롤리오(Constanzo Varolio, 1542~75)는 이탈리아의 해부학자로, 1573년에 시신경에 관한 연구를 했고 뇌교(腦橋)에 대한 연구를 발표했다. 이러한 이유로 뇌교를 'pons Varolii'라고 한다.

47) 교뇌(橋腦) 또는 뇌교를 말한다. 연수 상방에 이어지는 팽륭부로서, 그 저부의 중앙에 뇌저구가 있어서 뇌저동맥이 지난다. 교뇌의 주요 작용은 소뇌와 대뇌

^F연수(延髓)⁴⁸⁾는 윗면이 평평하며 앞면에는 반지 같은 것이 붙어 있다. 뒷면에는 오레이후(阿禮襪)⁴⁹⁾ 씨처럼 생긴 것이 뇌수(腦髓)의 안쪽에 붙은 채로 아래쪽을 향하고 있다. 신경(神經)⁵⁰⁾은 뇌수로부터 나온 것으로 좌우에 각각 열 개가 있다.⁵¹⁾

사이의 정보전달을 중계하는 것이며 연수와 함께 호흡 조절의 역할을 하기도 한다. '바로리우스 교'라는 명칭은 『중정해체신서』에서도 조어(造語)하지 못하고 그대로 사용하였다.

48) 연수는 뇌간 중에서 가장 아래의 작은 부분이며, 교뇌와 척수를 연결하는 신경 조직이다. 앞쪽의 전정중렬과 옆쪽에 한 쌍의 추체가 있고, 그 내부에 추체로가 있다. 신경핵이 추체 외측으로 돌출된 팽대부인 올리브가 있다. 연수에는 다수 뇌신경의 핵이 있으며, 백질과 회백질이 섞인 망상체가 있어서 생명을 유지하는 데 중요한 호흡중추·심장중추·연하중추·구토중추가 된다. 연수후삭과 축삭 일부가 소뇌로 가는 중요한 섬유로 구성된 하소뇌각을 만들어 소뇌와 연락한다.

49) 【우리 나라에서는 하보소(葉細)라고 부른다.】 올리브를 말하며, 이후에는 올리브라고 칭한다.

50) 뇌신경(腦神經)이다. 뇌신경은 신체 각 부위의 감각기관에서 받아들인 자극을 뇌와 척수에 전달하고, 뇌와 척수의 통제 또는 흥분을 신체의 골격근, 내장근 그리고 각종 선에 전달하는 신경인 말초신경계에 속한다. 말초신경계에는 12쌍의 뇌신경과 31쌍의 척수신경, 자율신경으로 구분된다.

51) 현재 뇌신경은 12쌍이라고 한다. 10쌍이라고 한 것은 영국의 의학자 윌리스 (Thomas Willis, 1621~75)가 1664년 발표한 『뇌의 해부학』(*Cerebri Anatome*)에서 뇌로부터 나오는 신경을 9쌍이라고 했던 것에서 시작하며, 여기에서는 그것에다 제1경신경을 추가해서 10쌍이 되었다. 12쌍으로 파악한 것은 독일의 해부학자 죔머링(Samuel Thomas von Sömmerring, 1755~1830)이 1778년 발표한 글에서 시작한다(酒井シツ, 앞의 책, 100쪽). 한편 『중정해체신서』에서도 연수라고 명칭하고 있으며, 다만 올리브와 같이 생긴 것이 두 개 돌출하였고 열 개의 신경이 여기에서 시작한다고 말한다(『重訂解體新書』 권2,「腦及神經篇第八」, "延髓 下邊上面 謂指環樣 及阿儸弗樹子樣之二起 而神經由此起者凡十對"). 참고로 죔머링은 독일의 의사며 해부학자로, 눈의 망막에 있는 황반을 발견했다.

¹ 제1후신경(第一嗅神經)⁵²⁾은 좌우가 각각 작은 줄기로부터 시작한다. 나뉘어 여러 개의 가지가 되는데, 녹주골(漉酒骨)⁵³⁾을 뚫고 코로 들어간다.

² 제2동신경(第二瞳神經)⁵⁴⁾은 좌우가 각각 동신경실(瞳神經室)⁵⁵⁾로부터 시작해서 서로 합쳐졌다가 나뉘고, 다시 합쳐졌다가 나뉘면서 목과(目窠)⁵⁶⁾로 들어가서는 흩어져 나문막(羅紋膜)⁵⁷⁾이 된다.

또 폐의 구조, 두뇌와 감각기관의 신경 계통 등에 대한 연구를 남겼다.

52) 후신경(嗅神經, 제1뇌신경)은 후각을 전달하는 감각신경이다. 비강 상부의 후점막에 있는 후세포에서 시작하여, 사골(篩骨)의 사판에 있는 작은 구멍을 관통하여 두개강(頭蓋腔)으로 들어가는 20쌍 정도의 가느다란 실과 같은 신경이며, 후구(嗅球)·후삭(嗅索) 등을 거쳐 대뇌 측두엽의 후각중추에 정지한다. 『중정해체신서』에서의 설명 역시 별 차이가 없지만, 명칭만 후신경(䚡神經)으로 바꾸었다.

53) 사골(篩骨)이다. 두개골(頭蓋骨)에 딸린 뼈의 하나로, 접형골과 비강(鼻腔), 양 안과(兩眼菓) 사이에 있다. 전두개와, 안와의 내측벽, 비중격의 상부 그리고 비강 상부 외측벽의 대부분을 구성하는데, 벌집 모양의 사골봉소가 사골동을 형성하고 있다.

54) 시신경(視神經, 제2뇌신경)은 시각을 전달하는 감각신경으로 망막의 신경절 세포에서 시작한다. 안구의 시신경 원판에서 시작하며 안와 안쪽의 시신경관을 지나서 두개강으로 들어간다. 이어 안와후단에 있는 시신경관을 지나 두개강 내로 들어가 뇌의 저부에서 이 두 개의 신경은 시신경 교차를 이루고 다시 시삭(視索)으로 갈라진다. 시삭은 시상의 외측슬상체에서 섬유를 바꾸어 시방사를 이루어 후두엽의 시각영역에 도달한다. 『중정해체신서』에서는 감신경(鑒神經)이라고 하였다.

55) 시상(視床)이다. 앞의 각주 32)를 참조하시오.

56) 안와(眼窩)로, 안구·안근 등 시각기를 수용하는 부위다. 안와는 일곱 개의 뼈로 구성되며, 머리는 전두골과 접형골, 외측벽은 관골과 접형골, 바닥은 상악골·관골 및 구개골, 내측벽은 상악골·누골·사골·접형골로 형성된다. 안쪽에는 시신경관과 상하안와열이 있으며, 누낭과 비루관 등이 통한다.

³제3신경(第三神經)[58]은 좌우가 각각 동신경실(瞳神經室) 아래로 부터 시작해서 나와, 목과(目窠)로 들어가서 여섯 개로 나뉜다. 하나는 안포근(眼胞筋)[59]과 교차하여 안포근을 위로 올라가게 한다. 하나는 고근(高筋)[60]이 되고, 하나는 하근(下筋)[61]이 되며, 하나는 탄근(呑筋)[62]이 되고, 하나는 소근(小筋)[63]으로 되며, 하나는 강막(强膜)[64]과 교차한다.[65]

---

57) 망막(網膜)이다. 빛의 자극을 받아 영상 감각이 시작되는 곳으로 안구의 뒤쪽 제일 안쪽 층에 있다. 안구의 나머지 부분은 망막을 지지해주는 구조물로서 망막에 영양을 공급하고, 빛이 망막의 적절한 위치에 상을 맺도록 초점을 맞추어주는 역할을 한다.

58) 동안신경(動眼神經, 제3뇌신경)은 중뇌 대뇌각의 내측에서 나와 해면정맥동의 상벽을 따라 앞으로 가서 상안와열을 활차신경 등과 함께 지나서, 상직근·하직근·내측직근·하사근과 상안검거근에 분포하는 운동신경이다. 『중정해체신서』에서는 선안신경(旋眼神經)이라고 명명하였다.

59) 상안검거근(上眼瞼擧筋)으로 상안검을 위로 당기는 작용을 하는데, 시신경관 앞 안와상면에서 시작해서 상안검으로 연결되며 동안신경이 지배한다. 『중정해체신서』에서는 거검근(擧瞼筋)이라고 했다.

60) 상직근(上直筋)으로 안구를 위로 당기거나 내전(內轉) 및 내측회전을 하도록 한다. 시신경관 주위의 총건륜에서 시작해서 각막공막 결합부의 공막 상부에서 끝난다. 동안신경의 지배를 받는다. 『중정해체신서』에서는 오만근(傲慢筋)이라고 한다.

61) 하직근(下直筋)으로 안구를 밑으로 당기거나 내전 및 내측회전을 하도록 한다. 상직근과 같은 곳에서 시작해서, 각막공막 결합부의 공막 하부에서 끝나는데 동안신경에 의해 지배된다. 『중정해체신서』에서는 겸양근(謙讓筋)이라고 했다.

62) 내측직근(內側直筋)으로 안구를 내전시키는 역할을 한다. 외측직근과 같은 곳에서 시작해서, 각막공막 결합부의 공막 내측부에서 끝나며 동안신경의 지배를 받는다. 『중정해체신서』에서는 주풍근(酒風筋)이라고 칭했다.

63) 하사근(下斜筋)으로 안구를 위로 당기거나 외전(外轉) 및 외측회전을 보조한다. 비루관(鼻淚管) 외측안와 하부에서 시작해서, 상직근과 외측직근 정지부 사이

⁴제4신경(第四神經)⁶⁶⁾은 좌우가 각각 얇으며, 연수(延髓)의 반지처럼 생긴 것 옆에서부터 시작해서 목과(目窠)로 들어가고,⁶⁷⁾ 연골을 관통하여 정차근(井車筋)⁶⁸⁾이 된다.

⁵제5신경(第五神經)⁶⁹⁾은 좌우가 각각 토루코안골(都兒鞍骨)의 옆에서 시작하여 세 개로 나뉜다.⁷⁰⁾ 하나⁷¹⁾는 미세한데, 분산되어

의 공막에서 끝나는데 동안신경이 지배한다. 『중정해체신서』에서의 명칭은 하사근(下斜筋)이다.

64) 공막(鞏膜)으로 안구 바깥쪽을 둘러싸는 튼튼한 섬유질 막인데, 이것에 의해 안구의 모양이 보호된다. 앞면은 투명해져서 각막이 되며, 뒤쪽으로 시신경 다발에 연결된다.

65) 안근은 보통 일곱 가지를 일컫는데, 위에서 언급한 다섯 가지는 동안신경의 지배를 받는 것이고, 나머지인 외측직근은 외전신경에, 상사근은 활차신경에 지배를 받는다.

66) 활차신경(滑車神經, 제4뇌신경)은 중뇌 배측의 하구 바로 후방에서 뇌 밖으로 나와 뇌저부로 달리고, 상안와열에서 안와로 들어가 상사근만을 지배한다. 뇌신경 중 가장 작은 신경이다. 『중정해체신서』에서는 전차신경(輾車神經)이라고 하였다.

67) 원본에서는 "활차신경이 교(橋)에서 나와서 눈의 상사근(上斜筋)으로 간다"고 하였다. 따라서 『해체신서』의 번역에서 신경과 근육의 관계가 분명하게 이해되지 않았음을 알 수 있다(小川鼎三·酒井シヅ, 앞의 책, 411쪽).

68) 상사근(上斜筋)으로 안구를 밑으로 당기거나 외전 및 외측회전을 보조한다. 시신경관의 상연에서 시작해서 상직근과 외측직근 사이의 공막에서 끝나며, 활차신경의 지배를 받는다. 『중정해체신서』에서는 활차근(滑車筋)이라고 하였다.

69) 삼차신경(三叉神經, 제5뇌신경)은 뇌신경 중에서 가장 굵은 신경이며 혼합신경이다. 감각성 섬유는 안면 대부분의 피부와 비강 및 구강의 점막과 치수 등에 분포하고, 운동성 섬유는 저작근 및 악설골근과 악이복근의 전복 등 몇 개의 작은 근을 지배한다. 여기에서 갈라진 것이 안신경, 상악신경, 하악신경이다. 『중정해체신서』에서는 분고신경(分派神經)이라고 하였고 대부분의 설명은 같다.

70) 원본에서는 "제4신경의 옆에서 나와, 토루코안골에서 세 개로 나뉜다"고 하였다(小川鼎三·酒井シヅ, 같은 책, 259쪽).

안키리이루(眼機里爾)와 눈썹, 코, 이마 등의 근육과 교차한다. 하나[72]는 분산되어 눈동자,[73] 코, 입술, 상악(上顎), 치은(齒齦)[74] 등에 이른다. 여기서 나뉜 가지가 제6협신경(第六脇神經) 가지[75]와 교차한다. 또 다른 가지는 제7청신경(第七聽神經)의 고삭(鼓索)과 교차한다. 하나[76]는 질골(櫛骨)[77]을 관통하여 내려가 하악(下顎)의 여러 근육과 혀에 분포한다.[78]

⁶제6신경(第六神經)[79]은 좌우가 모두 내근(耐筋)[80]에 연결되어,

---

71) 즉 안신경(眼神經)을 의미한다.

72) 이것은 상악신경(上顎神經)을 의미한다.

73) 'aangezigt'로 안면을 의미하는데 오역한 것이다(小川鼎三·酒井シヅ, 앞의 책, 259쪽).

74) 치경(齒莖)으로 경구개(硬口蓋)가 윗니의 접하는 곳, 다시 말하면 윗니 안쪽의 울퉁불퉁한 부분이다.

75) 원본에서는 "협신경(脇神經, 즉 교감신경)으로 가는 제6신경"이라고 하였다. 현재 교감신경은 척수의 신경세포로부터 나온 것이지만, 쿨무스 시대에는 신경은 모두 뇌로부터 나오며, 뇌에서 만들어진 생기를 인체의 말단까지 흐르게 하는 것으로 여겼기 때문에 교감신경도 뇌에서 나온다고 믿었다. 협신경의 주행은 제5신경인 3차신경과 제6신경인 외전신경으로부터 분리된 가지가 합쳐져서, 교감신경간(交感神經幹)을 만든다고 여겼다. 이 오류를 최초로 지적한 프랑스의 페티(Pourfour Petit, 1664~1741)는 추체교차(錐體交叉)의 존재를 가장 먼저 밝힌 사람이기도 하다(小川鼎三·酒井シヅ, 같은 책, 411쪽).

76) 하악신경(下顎神經)을 말한다.

77) 접형골(蝶形骨)로 두개저 중앙에 위치하며, 나비가 날개를 편 것 같은 모양을 하고 있다.

78) 원문의 '絡'은 여러 가지 의미가 있는데, 여기서는 '분포한다'로 번역하였다.

79) 외전신경(外轉神經, 제6뇌신경)으로 늑간신경(肋間神經)이라고도 한다. 안근 중에서 외측직근만을 지배하는 운동신경으로, 교뇌의 하연에서 나와 상안와열에서 안와로 들어간다.『중정해체신서』에서는 외선신경(外旋神經)이라고 하였고, 바로리우스교(뇌교)의 안쪽 뒤편에서 기시한다는 점을 밝혔다(『重訂解體新

협신경(脇神經)[81]을 따라간다.

[7] 제7청신경(第七聽神經)[82]은 좌우가 각각 연수(延髓)의 반지와 같은 것, 올리브와 같은 것의 사이에서 시작하는데, 두 개의 가지로 나뉜다. 하나[83]는 부드러우면서 회곽(回郭)[84]에 분포하며, 다른 하나[85]는 단단하면서 고막(鼓膜)과 청골(聽骨)의 고삭(鼓索)에 분포하면서 수관(水管)[86]을 뚫고 이키리이루(耳機里爾)[87]와 교차

書』권2, 「腦及神經篇第八」, "第六對外旋神經 起於法羅力烏斯橋裏之後側").

80) 외측직근(外側直筋)으로 분화도가 높고 운동에 민감한 근이다. 시신경관 주위의 총건륜에서 시작해서 각막공막 결합부의 공막 외측부에서 끝나며, 안구를 바깥으로 돌리는 작용을 한다.

81) 교감신경(交感神經)으로 척수의 흉추(胸椎)와 요추(腰椎) 부위에서 나와 내장 기관에 연결되어 있는 신경계를 말한다.

82) 안면신경(顔面神經, 제7신경)과 내이신경(內耳神經, 제8뇌신경)을 말한다. 『중정해체신서』에서는 대청신경(對聽神經)이라 하였고, 설명은 『해체신서』와 대체로 같다. 안면신경은 대부분이 표정근을 지배하는 운동섬유로 되지만 일부는 미각에 관여하는 감각섬유도 섞인 혼합신경이다. 교(橋)의 하면에서 나와 측두골의 내이도로 들어가 안면신경관을 거쳐 안면의 측면에서 방사선으로 분지한다. 표정근 지배 이외에도, 혀의 전방 3분의 2 부분의 미각을 감지하는 고삭신경으로 하악신경의 설신경과 합쳐진다. 또 타액분비섬유가 설하선과 하악선 등에 분포하며, 대추체신경은 누선 등에 분비신경을 보낸다.
한편 내이신경은 전정와우신경이라고도 한다. 교뇌와 연수의 경계선 부근의 안면신경 바로 외측에서 뇌로부터 나와 안면신경과 함께 내이공을 통해 내이도로 들어간다. 내이도 저부에서 청각에 관여하는 와우신경(청신경)과 평형각을 관장하는 전정신경(평형신경)으로 구분된다.

83) 내이신경이다.

84) 내이(內耳)의 와우각(蝸牛殼)을 말한다.

85) 안면신경을 말한다.

86) 안면신경관(顔面神經管)은 안면신경이 통과하는 측두골 내의 관으로 와우와 골반규관 사이에 있다.

한다.

8 제8신경(第八神經)[88]은 좌우가 각각 연수(延髓)의 올리브와 같은 것 옆에서부터 시작해서, 겸관(鎌管)[89]에 속한 강뇌막(强腦膜)을 따라 두개(頭蓋)를 뚫고 나와 두경(頭頸)으로 내려가 흉복(胸腹)에 흐른다. 그 가지가 심장과 폐(肺), 위(胃) 쪽을 향하고, 아울러 다른 장기(臟器)에도 흐른다. 다시 갈라진 가지는 뒷목의 초추(初椎)[90]를 따라가다가 모여서 덩어리를 만드는데,[91] 점차 먹줄과 같

---

87) 이하선(耳下腺)은 외이(外耳)의 전하방에 있는 큰 선(腺)이며, 끈기가 적은 순장액성 타액을 분비한다.

88) 미주신경(迷走神經, 제10뇌신경)·설인신경(舌咽神經, 제9뇌신경)·부신경(副神經, 제11뇌신경)·교감신경(交感神經)을 말한다.『해체신서』에서는 이 모두를 합하여 말한 것이며,『중정해체신서』에서는 주산신경(走散神經)이라고 했다. 내용은 거의 같은데, 초추를 따라서 심련(心縺)·폐련(肺縺)·흉련(胸縺) 등을 만들어 좌우로 신경이 나온다고 하여 선귀신경(旋歸神經)이라고도 했다. 이들 신경에 대해 현대 해부학에서는 아래와 같이 나누어서 이해한다.
미주신경은 뇌에서 시작하여 안면(顔面)과 가슴 부위를 거쳐 복부(腹部)에 이르는 신경이다. 뇌신경 중 가장 길고 복잡하며 가장 넓게 분포한 부교감신경섬유를 포함하는 혼합신경이다. 인두분지와 후두분지는 인두와 후두의 운동 충격을 전달하고, 심장분지는 심장의 박동을 느리게 한다. 기관분지는 기관을 좁히고, 식도분지는 식도·위·담낭·췌장·소장의 불수의근을 조절하며 연동운동을 자극하고 위장의 분비를 촉진시킨다.
설인신경은 연수(延髓)의 옆에서 나와 경정동맥을 통해 두개강을 나온 후 구강의 뒤와 인두에 분포하는 혼합신경이다. 지각·운동·미각의 세 신경섬유를 포함한다.
부신경은 연수에서 나오는 신경섬유와 척수에서 나오는 신경섬유가 한줄기로 되어 경정맥동을 향하고 있는 운동성 신경이다.

89) 시상정맥동(矢狀靜脈洞)이다. 원본에 따르면 사정맥동(斜靜脈洞), 즉 S상정맥동인데 오역을 한 것이다(小川鼎三·酒井シヅ, 앞의 책, 259쪽).

90) 제1경추(頸椎)로 일명 환추(環椎)라고 한다.

이 길어져서는 아래로 내려가 심장, 폐장, 흉부에 분포한다.[92] 이 갈라진 가지가 여기로부터 나와, 왼쪽 것은 위로 올라서 대동맥과 교차하고, 오른쪽 것은 위로 올라가 결분골(缺盆骨) 아래의 혈맥[93]과 교차하여 박동하는 곳을 뚫고 들어간다.[94]

9 제9신경(第九神經)[95]은 좌우가 각각 연수의 올리브와 같은 것으로부터 나와, 나뉘어 혀로 들어가 혀 위에 분포한다.[96]

10 제10신경(第十神經)[97]은 좌우가 각각 후정골(後頂骨)[98]에서 봉우내골(捧宇內骨)[99]이 들어가는 큰 구멍으로부터 나와서 경항근

---

91) 여기서 덩어리는 경신경절(頸神經節)을 말한다(小川鼎三·酒井シヅ, 앞의 책, 259쪽).

92) 먹줄과 같다고 한 것은 신경총(神經叢)을 의미한다. 그리고 심장, 폐장, 흉부에 분포하는 것은 각각 심장신경총, 폐신경총, 흉신경총이다(小川鼎三·酒井シヅ, 같은 책, 259쪽).

93) 하정맥(下靜脈)이다.

94) 여기서 설명하는 것은 반회신경(反回神經)인데, 원본에서는 "왼쪽은 대동맥을, 오른쪽은 쇄골하정맥을 돌고 있는 반회신경은 전술한 신경총으로부터 나온다"고 하였다(小川鼎三·酒井シヅ, 같은 책, 259쪽).

95) 설하신경(舌下神經, 제12뇌신경)은 연수의 앞과 부신경 밑에서 나와 설하신경관을 통해 두개강 밖으로 나온다. 설하면에서 여러 개의 가지가 설근에 분포하여 혀의 운동을 지배하는 운동신경이다. 『중정해체신서』에서는 설신경(舌神經)이라고 하였다.

96) 원본에서는 "혀 표면의 유두(乳頭)에 분포한다"고 하였다(小川鼎三·酒井シヅ, 같은 책, 259쪽).

97) 제1경신경(第一頸神經)이다. 『중정해체신서』에서는 항신경(項神經)이라고 했다.

98) 후두골(後頭骨)이다.

99) 제1경추다.

(頸項筋)으로 내려가 흩어져 분포한다.[100]

G 척수신경(脊髓神經)[101]은 좌우 각각 30개가 나온다. 뒷목 부위의 추(椎)[102]로부터 시작하는 것이 좌우 각 일곱 개다.[103] 그중 2·3·4번째 추(椎)로부터 나오는 것은 상격막(上膈膜)[104]에 분포한다. 첫번째와 5·6·7번째의 추로부터 나오는 것은 박비(膊臂)[105]에 분포하며 손가락 끝에까지 이른다. 등 부위의 추(椎)로부터 나오는 것이 좌우에 각 열두 개[106]인데 앞쪽으로 가슴에 분포하며 유방(乳房)으로 흐르고,[107] 그 가지는 부위의 여러 근육으로 들어간다.

---

100) 원본에서는 "후두골의 대후두공(大後頭孔)을 통과해서, 경부(頸部)와 후두부의 근육과 그 표피에 흐른다"고 하였다(小川鼎三·酒井シヅ, 앞의 책, 260쪽).

101) 척수신경(脊髓神經)은 척수의 양측에 출입하는 31쌍의 말초신경을 말한다. 각 척수신경은 두 개의 신경근, 즉 전근과 후근으로 척수에서 기시한다. 전근은 척수로부터 운동섬유를 내보내고, 후근은 척수로 감각섬유를 들여보낸다.

102) 척추(脊椎)를 말한다.

103) 경신경(頸神經)을 말하는데, 여덟 쌍의 경신경이 있다. 후두하신경(喉頭下神經)인 제1경신경은 후두골과 환추 사이에서 나오고, 제2경신경에서 제7경신경까지는 그와 일치하는 경추 위에서 나오며 제8경신경은 제7경추 밑에서 나온다. 경신경의 전1차지는 경신경총과 완신경총을 구성하는 데 관여하고, 후1차지는 머리의 뒤 그리고 목의 피부와 심근에 분포한다. 『중정해체신서』에서는 항부칠대(項部七對)라고 명명하고는, 다시 2~4번까지는 횡격신경(橫鬲神經), 1번과 5~7번은 수비신경(手臂神經)이라고 하였다.

104) 횡격막(橫膈膜)은 흉강과 복강을 경계 짓는 중요한 호흡근이며 요추부, 늑골부 및 흉골부에서 기시하여 근판이 중앙부의 중심건으로 모여 있다.

105) 상완(上腕), 전완(前腕)을 말한다.

106) 열두 쌍의 흉신경(胸神經)을 말한다. 이들의 전1차지는 늑골 사이에 분포하기 때문에 늑간신경이라 하고, 제12흉신경은 제12늑골 아래 있기 때문에 늑하신경이라고 한다. 늑간신경 및 늑하신경은 흉강과 복강의 피부와 근육에 분포한다. 후1차지는 등의 피부와 심근에 분포한다.

107) "유방으로 흐른다"는 원본에 없다(小川鼎三·酒井シヅ, 같은 책, 260쪽).

허리 부위의 추(椎)로부터 나온 것은 좌우 각 다섯 개다.[108] 복부의 피부와 주위의 여러 근육을 따라 흐르면서 하격막(下隔膜),[109] 전음(前陰), 방광(膀胱) 등에 분포하며, 아래로는 다리로 진행한다. 교골(膠骨)[110]로부터 나온 것은 좌우 각각 여섯 개인데,[111] 그중에서 네 개는 구멍을 뚫고 들어가[112] 방광과 전음에 분포하며, 아울러 그 부위에 속한 여러 곳을 흐른다. 나머지 두 개[113]는 요추(腰椎)가 끝나는 곳에서부터 나온 것과 서로 연결되어 전신의 신경과 합쳐져서 양다리에 분포하면서 발가락 끝에까지 이른다.[114]

---

108) 다섯 쌍의 요신경(腰神經)이다. 이들의 전1차지는 요신경총과 천골신경총을 구성하는 데 관여하고, 후1차지는 둔부의 피부와 심근에 분포한다.

109) 장간막(腸間膜)으로 여러 장기를 체벽에 고정시키고 있다.

110) 선골(仙骨) 또는 천골(薦骨)이라고 하는데, 척추의 기초부에 있는 삼각형의 큰 뼈로 골반강의 위쪽, 두 관골의 사이에 쐐기와 같이 부착되어 있다.

111) 다섯 쌍의 천골신경과 한 쌍의 미골신경을 말한다. 천골신경의 전1차지는 천골 신경총을 구성하며, 이들의 후1차지는 둔부내측의 피부와 심근에 분포한다.

112) 원본에서는 "선골 전방의 구멍을 통과해서"라고 하였다(小川鼎三·酒井シヅ, 앞의 책, 260쪽).

113) 좌골신경(坐骨神經)을 말한다. 원본에서는 "선골신경(仙骨神經)은 하이대(下二對)의 요신경과 합쳐져 인체에서 가장 큰 신경을 만들고, 다리에서부터 발가락 끝까지 분포한다"라고 하였다(小川鼎三·酒井シヅ, 같은 책, 260쪽).

114) 이 부분의 내용은 『중정해체신서』에서도 특별한 차이가 없이 거의 유사하다.

9 눈眼目篇

○양쪽 눈은 모두 둥글고, 콧대의 양쪽에 위치한다. 눈에 갖추어진 것은 여러 종류의 막과 세 종류의 액체 그리고 눈을 움직이는 맥락과 근육들로서, 눈에 가득 차 있다.[1]

○눈은 **뼈**가 함몰된 곳에 있는데, 눈이 있는 곳을 목과(目窠)[2]라고 한다. 눈은 몸의 윗부분에 있어서 멀리 볼 수 있다.

○눈의 색에는 검은 것도 있으며, 푸른색, 담흑색, 어두운 색도 있다.

○눈에 속하는 것이 여러 종류지만, 분별하면

---

1) 『중정해체신서』의 설명도 거의 같다. 확인하면 "대개 눈이라는 것은 한 쌍의 원구로, 얼굴의 중앙 부위, 코의 양쪽에 있다. 안에는 여러 기관이 있어서 밖으로 만물을 볼 수 있으니, 사람의 몸에서 제일 중요한 기구다. 여섯 개의 막이 중층으로 형태를 만들고, 세 가지 액체가 그 안에 가득하다. 여러 근육이 눈을 움직이고 돌리는 등의 움직임을 보좌한다"고 하였다(『重訂解體新書』권2, 「眼目篇第九」, "夫眼目者 一雙圓球 而在於面之中位 鼻之兩側 內具諸器 外鑒萬象 卽人身之一要具也 六膜重層成其形 三液明亮充其中 諸筋佐之 以妙其運轉旋回之機用矣").

2) 목과(目窠)는 안와(眼窩)로, 안구가 들어가는 전두골의 구멍을 말한다.

안목편도(眼目篇圖)

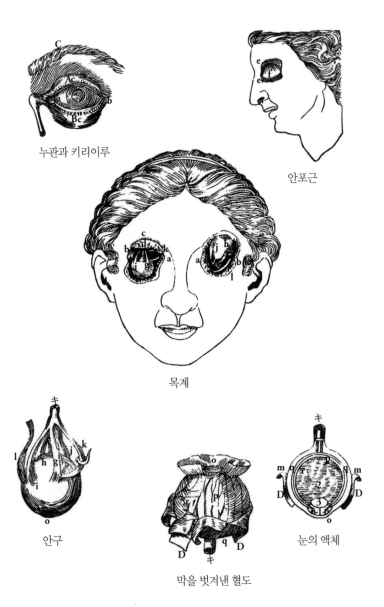

누관과 키리이루

안포근

목계

안구

막을 벗겨낸 혈도

눈의 액체

^A상검(上瞼)³⁾과

^B하검(下瞼)⁴⁾이다. 상검·하검의 내부는 박막(薄膜)이 둘러싸고 있
으며 부드럽다. 상검·하검이 궁양연골(弓樣軟骨)⁵⁾을 둘러싸고, 양
눈동자에 합쳐져서 목부(目府)⁶⁾가 된다.

^a내자(內眥)⁷⁾는 크다. 이것을 목부라고 하는데, 루키리이루(淚機
里爾)⁸⁾와 두 개의 누점(淚點)⁹⁾이 누낭(淚囊)에 부속한다. 누골(淚
骨)¹⁰⁾에 이어지고 궁양연골을 관통하여, 비중(鼻中)으로 바로 들어
간다.

^b외자(外眥)¹¹⁾는 작다. 루키리이루 중 큰 것이 여기에 잠겨 있다.¹²⁾

---

3) 상안검(上眼瞼)으로 윗눈썹이다. 외면은 피부, 내면은 결막으로 되어 있으며, 안
   구를 보호하는 역할을 한다.
4) 하안검(下眼瞼)으로 아래눈썹이다. 이하 내용의 설명은 『중정해체신서』에서도
   거의 동일하다. 다만 궁양연골을 목현연골(目弦軟骨)이라고 명칭만 바꿨다.
5) 안검판(眼瞼板)으로, 안륜근 내부에 있는 연골성 검판인데 상안검거근이
   연결된다.
6) 이를 내안검교연(內眼瞼交連)이라고 한다.
7) 내안각(內眼角)으로 상·하안검의 내측부 연접에 의하여 형성되는 각이다.
8) 누선(淚腺)을 말한다. 안구의 상회측에 있는 새끼손가락 크기의 편평한 선으로,
   장액성인 누액을 분비한다. 분비물인 눈물은 다수의 소도관을 따라 상결막원개
   부로 나간다.
9) 누점(淚點)은 아래위 눈꺼풀에 있는 눈물길의 입구가 되는 부분이다. 눈을 씻어
   내린 눈물이 잠시 괴었다가 여기를 통하여 누소관으로 흘러들어간다.
10) 누소관(淚小管)인 듯하다. 눈꺼풀 가의 누점(淚點)에서 누낭(淚囊)까지 이르는
    가느다란 눈물길이다.
11) 외안각(外眼角)으로 상·하안검의 외측부 연접에 의하여 형성되는 각이다.
12) 이상 내자와 외자에 대한 설명에서, 『중정해체신서』에서는 각각 대자(大眥)와
    소자(小眥)라고 칭한 것 이외에 외자에 있는 선조직을 무명키리루(無名濾胞)라
    고 하였다.

ᶜ속눈썹[睫]은 양 눈꺼풀에 이어서 생긴다.

ᵈ세키리이루(細機里爾)¹³⁾는 매우 작지만 많다. 눈꺼풀의 안쪽에 있으며, 눈곱[眵]이 여기에서 나온다.

ᵉ상하안포환근(上下眼胞環筋)¹⁴⁾은 눈을 감게 한다.

ᶠ상검근(上瞼筋)¹⁵⁾은 윗눈썹을 들어올린다.

ᶜ양쪽 눈썹[雙眉]은 털이 비스듬하게 자라는데 목과(目窠)의 위, 이마의 아래에 있다. 눈썹의 머리로 콧대 쪽을 향하는 것을 미두(眉頭)라고 하며, 꼬리로 구레나룻 쪽으로 향한 것을 미미(眉尾)라고 한다.

ᴰ눈은 둥근 막으로 광택이 있다. 목과의 안쪽에 있으며 신경과 연결되어 있다.¹⁶⁾ 지방이 많은 여섯 개의 근육이 붙어 있어서, 눈을 움직일 수 있다.¹⁷⁾

---

13) 검판선(瞼板腺)이다. 검판 내에 있는 피지선으로, 안검연으로 안지방을 분비한다. 『중정해체신서』에서는 메이보무 점교키리루(墨乙爸模黏膠瀘胞)라고 하였다. 이것은 메이봄선(meibomian gland)이라고도 불리는데, 발견자는 네덜란드의 해부학자 메이봄(Heinrich Meibom, 1638~1700)이다.

14) 안륜근(眼輪筋)으로 결막의 내부에 있는데, 『중정해체신서』에서는 환검근(環瞼筋)이라고 했다.

15) 상안검거근(上眼瞼擧筋)이다.

16) 즉 안와(眼窩) 후방에서 시신경으로 연결된다는 의미다(小川鼎三·酒井シヅ, 앞의 책, 261쪽).

17) 원본에서는 "여섯 종류의 안근(眼筋)이 지방체(脂肪體) 안에 있다"고 하였다(小川鼎三·酒井シヅ, 같은 책, 261쪽). 한편 눈의 구조를 설명하는 이 부분에서 『중정해체신서』가 좀더 체계적으로 설명하고 있다. "안구는 여러 개의 막이 거듭 에워싸고 있으며, 여러 액체가 그것을 채우고 있다. 이로써 하나의 구(球)를 이루고, 목과에 들어 있다. 그 안쪽 뒤편은 감신경(鑒神經)과 연결되며, 여섯 개의 근육이 속하는데 모두 지방이 많아서 안구를 좌우 상하로

○눈의 근육은 여섯 개로, 네 개는 곧으며 두 개는 비스듬하다. 모두 눈 뒤에서 모여 하나로 되는데, 친근(親筋)[18]이라고 한다.

    ᵍ나상근(拏上筋)[19]은 고근(高筋)이라고도 한다. 눈의 뒤쪽 위편에 있어서 사람이 위를 볼 수 있게 한다.

    ʰ나하근(拏下筋)[20]은 하근(下筋)이라고도 한다. 사람이 아래를 볼 수 있게 한다.

    ⁱ나이근(拏耳筋)[21]은 후근(後筋)이라고도 한다. 눈을 귀 방향으로 움직이게 한다.

    ʲ나비근(拏鼻筋)[22]은 탄근(呑筋)이라고도 한다. 눈을 코 방향으로 움직이게 한다.

    ᵏ사상근(斜上筋)[23]은 정차근(井車筋)이라고도 한다. 뒤쪽으로 구부러져 연골(軟骨)[24] 가운데 천도(穿縧)[25]처럼 생긴 곳을 관통한

움직일 수 있다. 안구를 구별하면, 여섯 개의 근육과 여섯 개의 막, 세 종류의 액체다"(『重訂解體新書』권2, 「眼目篇第九」, "眼球 數膜重圍 諸液充實 自成一箇 圓球 以實於目窠 其底後連着瞖神經 六筋屬焉 皆多脂也 能使球運轉左右上下 區別眼球 曰六筋 曰六膜 曰三液").

18) 안구를 움직이는 근육은 공막에 붙어 있다. 이것은 여섯 개의 작은 근육으로 되어 있으며, 이것에 의해 안구가 자유롭게 움직일 수 있다. 이 근육은 횡문근(가로무늬근)으로, 동안신경(제3뇌신경), 활차신경(제4뇌신경), 외전신경(제6뇌신경) 등의 지배를 받는다.

19) 상직근(上直筋)이다.

20) 하직근(下直筋)이다.

21) 외측직근(外側直筋)이다.

22) 내측직근(內側直筋)이다.

23) 상사근(上斜筋)이다.

24) 활차(滑車)를 말한다.

25) 천도(穿縧)는 구멍을 내어 실로 꿰는 것을 말한다.

다. 눈을 비스듬하게 아래로 움직이게 한다.

ᴵ사하근(斜下筋)²⁶⁾은 소근(小筋)이라고도 한다. 눈을 비스듬하게 위로 움직이게 한다.

*동신경(瞳神經)은 눈의 바로 뒤에 있다.

○눈을 감싸고 있는 막(膜)들로

ᵐ상막(上膜)은 흰색이다. 이것을 결막(結膜)²⁷⁾이라고도 한다. 눈을 둘러싸면서 목과(目窠)의 안에 부착하고 있는데, 위아래 눈꺼풀에 연결되어 있다. 눈이 통증, 가려움증, 차가움, 뜨거움[痛痒寒熱]을 지각하는 것은 여기로부터 비롯한다.

ⁿ차막(次膜)²⁸⁾은 단단하며, 여러 운동을 행하는 근육과 수맥(水脈)이 부착되어 있다.²⁹⁾

---

26) 하사근(下斜筋)이다.

27) 결막이란 외계에 노출되는 안구의 앞쪽 부위와 눈꺼풀의 안쪽 면을 덮고 있는 얇고 투명한 점막이다. 눈꺼풀의 뒷면에 있는 결막을 검결막(瞼結膜)이라고 하고, 안구의 앞쪽을 덮고 있는 부분을 안구결막이라고 한다.『중정해체신서』에서는 소막(素膜)이라고 했지만, 백막(白膜) 또는 결막이라고도 하였다.

28) 공막(鞏膜)인데, 안구 바깥쪽을 에워싸는 튼튼한 섬유질 막으로, 이것에 의해 안구의 모양이 보호된다. 앞면은 투명해져서 각막이 되며, 뒤쪽에서 시신경 다발에 연결되어 있다.

29) 원본에서는 "그곳에 뉴크수맥이라는 맥관이 있다"고 하였다(小川鼎三·酒井シヅ, 앞의 책, 262쪽).『중정해체신서』에서는 차막을 공막이라고 바꾸고, 약간의 설명을 덧붙였다. 즉 "소막(또는 결막) 아래 있으며, 매우 두껍고 단단하다. 미세한 수맥(水脈)이 한두 개 있는데, 뉴크수수맥(奴孤輸水脈)이라고 한다. 전면의 중앙에 매우 둥글고 투명한 곳을 투명각막이라고 한다"(『重訂解體新書』권2, 「眼目篇第九」, "鞏膜 在素膜之下 質厚而鞏固 有一二細水脈 名曰奴孤【人名】輸水

ㅇ영롱각막(玲瓏角膜)[30]은 즉 강막(强膜)의 전면으로, 백막(白膜)이 덮지 않아 투명하다. 오정(烏睛)[31]의 가장 첫 번째(바깥쪽) 막이며,[32] 그 아래 여러 종류의 막이 있다.[33]

ㅍ다음은 맥양막(脈樣膜)[34]으로 색이 검다. 정맥의 가는 맥락이 만든 것인데, 오정(烏睛)의 뒤쪽 주변을 둘러싸고 있다. 다시 그 아래에는 두 개의 박막(薄膜)이 있다.[35] 하나는 맥양막의 일부며,[36] 다른 하나는 류잇시의(勒意詩衣)[37]라고 부른다.

脈 前面中央 正圓透明處 名之曰透明角膜"). 뉴크는 네덜란드의 해부학자 누크(Anton Nuck, 1650~92)를 말한다.

30) 각막(角膜)으로, 눈의 외층의 앞면을 덮는 투명한 조직으로서 결막의 연장 부분인 각막상피, 고유질, 후탄력판, 전방의 내피 등 네 층으로 이루어진다. 이외에 보우만 막이 하나 더 있지만, 각막연에서 점차로 소실된다. 『중정해체신서』에서는 투명각막(透明角膜)이라고 하였다.

31) 홍채(虹彩)를 말한다.

32) 원본에서 "홍채는 각막을 통해서 외부로부터 볼 수 있다"고 하였다(小川鼎三·酒井シツ, 앞의 책, 262쪽).

33) 원본에서 "각막은 다시 얇은 여러 층의 막으로 나뉜다"고 하였다(小川鼎三·酒井シツ, 같은 책, 262쪽).

34) 맥락막(脈絡膜)으로 0.2~0.5밀리미터 두께의 색소가 있는 막이며, 안구에 분포하는 혈관은 모두 맥락막을 통과한다. 일명 포도막이라고 한다. 이에 대한 『중정해체신서』의 설명은 큰 차이가 없다.

35) 원본에서는 "맥락막이 두 개로 나뉜다"고 하였다(小川鼎三·酒井シツ, 같은 책, 262쪽).

36) 원본에서는 "바깥쪽에 있는 것이 고유한 맥락막"이라고 하였다(小川鼎三·酒井シツ, 같은 책, 262쪽).

37) 【고인의 이름이다.】 네덜란드의 해부학자 루이쉬(Frederic Ruysch, 1638~1731)를 말한다. 루이쉬막(tunica ruyschiana)을 맥락모세관판(脈絡毛細管板)이라고도 한다.

ᐡ포도막(葡萄膜)³⁸⁾은 즉 맥양막의 앞면으로, 바로 영롱각막 아래

있다. 그 한가운데 구멍이 있고, 그 구멍이 곧 동자(瞳子)다.

　　오정(烏睛)은 안홍(眼虹)³⁹⁾이라고 한다. 여러 가지 색이 있지

만 광채가 있다. 형상이 있는 만물이 여기에 이르러서 (그 영상

이) 축소된다.⁴⁰⁾

　　눈동자[瞳子]⁴¹⁾는 눈 가운데의 검은 점이다. 또 그것을 안과

---

38) 모양체(毛樣體)를 말하는데, 수정체를 에워싸는 제방 모양의 구조로 앞쪽은
　　수정체 앞면을 따라 뻗어나가 홍채가 된다. 모양체에서는 모양체소대라는
　　가는 섬유가 나와 수정체에 결합하여 이를 주위에서 매달고 있다. 모양체 내
　　부에는 앞뒤 방향·고리 모양·방사 방향으로 배열되는 세 가지 근육이 있으
　　며, 이 근육의 수축과 이완에 의해 수정체의 곡률을 변화시킨다. 이 부분에 대
　　한 설명은 『중정해체신서』에서도 그대로 이어진다. 다만 동자라고 한 것을 동
　　공(瞳孔)으로 바꾸었다.

39) 홍채는 각막에 들어가는 빛의 양을 조절하는 장치로서, 사진기의 조리개 같은
　　역할을 한다. 홍채에 둘러싸인 구멍을 동공이라고 한다. 홍채는 동공괄약근(瞳
　　孔括約筋)과 동공산대근(瞳孔散大筋)이 있어서, 전자는 동공을 둘러싸는 윤상
　　(輪狀)이며 후자는 모양체 방향으로 달린다. 『중정해체신서』에서 홍채라고 명명
　　하였으며, 『해체신서』에서 영상을 축소시키는 기능만을 언급하였지만, 축소와
　　함께 전개시키는 작용이 있다고 하였다.

40) 원본에는 "광선의 양이 증가하면 홍채가 축소되고, 역으로 입사광선이 감소하
　　면 확장한다"고 되어 있다. 그러나 겐파쿠 등은 광선 및 눈에 대한 광학적 지식
　　을 완전하게 갖고 있었던 것이 아니었기 때문에, 이 부분의 번역을 하면서 매우
　　고생하였다(酒井シヅ, 앞의 책, 110쪽). 이에 반해 『중정해체신서』에서는 이 점
　　을 정확하게 해석하였다. 즉 축소와 함께 전개시키는 기능이 있는데, 눈으로 들
　　어오는 광채가 많을 때는 축소[收束]되지만, 그 형상이 작을 때는 홍채를 전개시
　　킨다고 하였다(『重訂解體新書』 권2, 「眼目篇第九」, "此部蓋有收束展開二機轉 凡
　　萬象之射入於眼珠也 其光彩甚大 則收束之 其形狀細微 則使其展開也"). 그렇지
　　만 오가와 데이조가 지적한 바와 같이 오쓰키 겐타쿠 역시 광선을 완전히 이해
　　하였던 것은 분명 아니다(小川鼎三·酒井シヅ, 앞의 책, 412쪽).

(眼菓)라고도 한다. 포도막(葡萄膜)의 한가운데 있으며, 만물의 모습이 여기를 통해서 안저(眼底)에 도달한다.

「나문막(羅紋膜)」[42]은 여러 개의 막(膜) 아래 있으며, 직물처럼 조밀하다. 여기가 동신경(瞳神經)이 끝나는 곳으로, 만물의 모양은 이것을 통해서 알 수 있다.

○눈의 액(液)은 자루 모양의 각 부분에 있다. 눈 안으로 들어간 영상은 이 액체에 그림자를 드리우고,[43] 만물의 모양이 들어와 비쳐서 나문막(羅紋膜)에 이른다. 액체는 세 종류다.[44]

---

41) 『중정해체신서』에서는 안주(眼珠)라고 하였다.

42) 망막(網膜)이다. 빛의 자극을 받아 영상 감각이 시작되는 곳으로 안구의 뒤쪽 제일 안쪽 층에 있다. 안구의 나머지 부분은 망막을 지지해주는 구조물로서 망막에 영양을 공급하고, 빛이 망막의 적절한 위치에 상을 맺도록 초점을 맞추어주는 역할을 한다. 전방의 홍채와 모양체 내면에 접촉하는 부위는 빛을 느끼지 않는 망막맹부(網膜盲部)이지만, 후방부는 두껍고 다수의 신경세포가 배열된 조직으로 되어 있어 망막시부(網膜視部)라고 한다. 일반적으로 망막이라고 하는 것은 망막시부다. 망막은 배(胚) 발생기에 뇌조직으로부터 팽창되어 만들어지는 부위로, 시신경에 의해서 뇌실질(腦實質)과 연결되어 있다. 망막의 후방부 약간 융기된 시신경원판으로 시신경이 들어오며, 그 말단은 시세포, 쌍극 및 다극신경세포의 연쇄로 이루어졌다. 『중정해체신서』에서 망막이라고 명명하였으며, 약간의 설명을 덧붙였으나 『해체신서』의 설명과 별 차이가 없다.

43) 원본에서는 "눈의 액체는 입사광선이 망막(網膜)에 도달하는 중간에 굴절시켜 망막 위에 대상물의 영상을 매우 작은 영상으로 비춘다"고 하였다(小川鼎三·酒井シヅ, 앞의 책, 262쪽).

44) 『중정해체신서』에서는 안주(眼珠)의 액체들이 사물의 영상을 축소시켜서 망막에 전달하지만, 망막이 축소된 영상을 충분히 분별할 수 있는 기능을 갖추고 있음을 다시 언급한다(『重訂解體新書』 권2, 「眼目篇第九」, "眼珠諸液 充實於眼之

¹ 수양액(水樣液)⁴⁵⁾은 전낭(前囊)의 부분을 채우고 있다.

³ 초자양액(硝子樣液)⁴⁶⁾은 투명하여 계란의 흰자위보다 묽다.⁴⁷⁾ 후
대낭(後大囊)⁴⁸⁾의 부분을 채우고 있다.

² 수정액(水晶液)⁴⁹⁾은 마치 가수정(假水精)⁵⁰⁾을 갈아놓은 것처럼 매
우 투명하다. 응결(凝結)되어 있어 잡을 수 있는데, 수양액과 초자양
액 사이에 있다. 오정(烏睛)은 미세한 맥(脈)이 바퀴살 모양으로 모
인 것인데, 영롱각막(玲瓏角膜)의 안쪽에 붙어 있다.⁵¹⁾ 그 정중앙이

內空 縮取攝收萬物之景象 以達之網膜 蓋其所攝收 雖則極細纖微縮景 網膜能明辨
其本形云").

45) 방수(房水)를 말한다. 수정체 전면의 공간을 안방(眼房)이라고 하는데, 여기에
안방수가 채워져 있다. 안방수는 투명한 액체로서 주위의 혈관에서 생성되며,
순환 후에는 각막과 공막의 경계부에 있는 공막정맥동에서 흡수된다. 안방수가
많아지고 그 순환에 장애가 일어나면 안압이 항진되는 녹내장이 된다.

46) 초자체(硝子體)로, 수정체와 망막 사이의 공간에 들어 있는 무색투명한 젤리 모
양의 조직이다. 안구의 내압을 유지하는 작용이 있고, 90퍼센트는 수분이다. 한
편 이 단락의 순서는 두 번째인데『해체신서』에서는 세 번째를 표시하는 기호가
붙어 있으며, 세 번째의 수정액에 거꾸로 두 번째를 나타내는 기호가 붙어 있다
(酒井シツ, 앞의 책, 110쪽).

47) 원본에서는 "계란의 흰자위처럼 투명하고 부드럽다"고 하였다(小川鼎三 · 酒井
シツ, 앞의 책, 263쪽).

48) 초자체강(硝子體腔)을 말한다.

49) 수정체(水晶體)로 투명한 볼록렌즈 모양의 구조물이다. 그 주변은 모양체소대
에 의해 모양체에 연결되며, 모양체근의 이완과 수축에 의해 렌즈의 만곡도가
조절되어 초점을 맞춘다. 생체에서는 유연하지만 사후에는 경화(硬化) · 백탁(白
濁)이 일어나는데, 생시에 수정체가 백탁이 되면 시력장애를 일으키는 백내장이
된다.

50) 수정(水晶)을 말한다.

51) 원본에서는 "수정체는 모양체돌기로 포도막에 고정되며, 매우 얇은 맥락막을
두고 초자체와 접하고 있다"고 하였다(小川鼎三 · 酒井シツ, 같은 책, 263쪽).

눈동자며, 주위는 포도막(葡萄膜)에 합쳐져 수정액에 단단하게 붙어 있다. 또 지주사막(蜘蛛絲膜)[52]이 있어서, 초자양액을 매우 얇게 둘러싸고 있다. 뒤에서부터 수정액을 향해 오정이 부착한 곳에 붙어 있다.

내가 여러 가지 설을 살펴보니, 눈이 사물을 비출 때 오정(烏睛)의 모양이 차폭(車輻)처럼 된다. 오정은 투명해서 마치 면지(綿紙)로 가리고 햇빛을 보는 것 같은데, 하늘의 빛이 여기에서 축소된다. 동자(瞳子)는 오정의 중앙에 위치하는데, 수양액이 동자의 안쪽에 있어서 오정으로부터 온 빛을 받아들이면 먼저 여기에서 사물의 그림자를 축소시킨다. 수정액(水晶液)이 다음에 위치하는데 타원처럼 돌출한 요철[凸] 모양으로, 축소된 그림자가 여기에서 다시 거꾸로 세워진다.[53] 초자양액은 다시 뒷면에 있어서, 거

---

52) 지주막(蜘蛛膜)으로, 수막(髓膜)의 연막(軟膜) 바깥쪽에 있는 막이다.

53) 【한인(漢人)인 방중통(方中通)은 다음과 같이 말했다. "물[水]은 사물을 끌어당겨서 물 가운데로 들여보낼 수 있다. 사물이 물에 가까우면 그림자는 수면에 비치고, 사물이 물에서 멀리 있으면 그림자가 물 밑바닥에 비친다. 그런 까닭에 연못 안에서는 나무와 사람, 사물들의 그림자가 모두 거꾸로 보인다. 공기도 지면(地面)과 근접하면 물의 성질을 갖는 까닭에 사물을 끌어당길 수 있는데, 그 그림자도 역시 거꾸로 된다. 지상에 하나의 물건이 있으면 공중에 하나의 그림자가 있게 되는데, 공중에 모두 기(氣)가 있기 때문이다. 암실(暗室)에서 밝은 곳을 향하여 작은 구멍을 내면 담 밖 사물의 형상이 모두 구멍을 통해서 당겨 들어오는데, 벽면에 모두 거꾸로 비친다. 이는 허공(虛空) 중의 거꾸로 된 영상을 거두어들였기 때문이다. 빛이 많으면 그것에 눈을 빼앗기고, 빛이 넘쳐서 서로 가리게 된다. 그런 까닭에 반드시 빛이 적어야 비로소 빛의 그림자를 볼 수 있다. 사물이 동쪽에 있으면 그림자는 서쪽에 있고, 사물이 서쪽에 있으면 그림자가 동쪽에 있는 것은 단지 그림자뿐만 아니라 사람의 눈도 역시 그렇다. 왼쪽 눈으로 보면 사물은 오른쪽에 있고 오른쪽 눈으로 보면 사물은 왼쪽에 있어서, 교차

하는 지점에 이르면 좌우로 보는 것이 함께 하나의 장소에 있게 된다. 교차점을 지나게 되면 오른쪽에 보이는 것은 오른쪽에 있고 왼쪽에 보이는 것은 왼쪽에 있으니, 어떻게 사물에 좌우가 있겠는가? 눈은 피와 물을 저장하고 있어서, 빛을 받아들이는 것이 이와 같다"라고 하였다. 심괄(沈括)은 "오목거울[陽燧]에 사물을 비추면 모두 거꾸로 된다. 산가(算家)는 그것을 격술(格術)이라고 한다. 사람이 노[艣]를 저을 때 말뚝[臬]이 장애가 되는 것과 같이 본말이 서로 바뀌게 된다. 솔개가 공중에서 날아가면 그림자도 솔개를 따라서 이동하는데, 만약 중간에서 창문의 틈이 단속하면 그림자와 솔개가 서로 어긋나서 솔개가 동쪽으로 가면 그림자는 서쪽으로 가고 솔개가 서쪽으로 가면 그림자는 동쪽으로 가는 것과 같다. 또 창문 틈으로 보이는 누대(樓臺)의 그림자가 중간에서 창문이 단속하기 때문에 모두 거꾸로 보이는 것과 같다. 오목거울[陽燧]도 마찬가지다. 오목거울의 면은 움푹해서, 그곳에 손가락을 가까이하여 비추면 똑바로 보인다. 점차 거울에서 멀리하면 잠시 보이지 않다가, 그 지점을 지나면 거꾸로 보인다. 보이지 않는 곳이 바로 창틈[牕隙], 노줏[艣臬], 요고(腰鼓)처럼 장애가 되는 지점으로, 본말이 서로 바뀌어서 결국에는 노를 젓는 형태를 이룬다. 그런 까닭에 손을 들면 그림자는 더 아래로 내려가고 손을 아래로 하면 그림자는 위로 더 올라간다. 이러한 현상은 오목거울의 움푹한 면에서도 볼 수 있다. 태양을 향하여 비추면 빛이 모두 모여서 안쪽으로 향하는데, 거울로부터 1~2촌 떨어진 곳에 빛이 모여서 하나의 점을 만든다. 그 점의 크기는 마(麻)의 열매 정도인데, 여기에 물건을 가까이하면 불이 붙는다."]

여기서 격술이라고 칭한 것은 일광과 불의 빛이 사물을 거꾸로 비추어내는 법칙을 말한다(酒井シヅ, 앞의 책, 111쪽). 방중통(方中通, 1634~98)은 청대의 학자로, 이하의 인용문은 그의 아버지 방이지(方以智, 1611~71)가 쓴 『물리소지』(物理小識) 권8에서 취한 것이다(酒井シヅ, 같은 책, 110쪽). 방중통은 자가 위백(位伯)이고, 호는 배옹(陪翁)인데, 방이지의 둘째 아들로 청초의 유명한 수학자이자 천문학자였다. 그는 서양 선교사에게서 서양의 역법을 배워 중국 전통 역법과 결합하여 『수도연』(數度衍)을 저술하였고, 이외에도 『음운절연』(音韻切衍), 『전이변종』(篆隸辨從) 등의 저술을 남겼다.

한편 방이지 역시 사상가이자 과학자로서, 자는 밀지(密之), 호는 만공(曼公)이라고 하였다. 명나라가 망한 후, 남쪽의 오령(五嶺)으로 가서 이름을 바꾸고 승려가 되었다. 그는 천문·역학·산학(算學)·지리·역사·물리·생물·의약·문학·

꾸로 된 그림자를 본래대로 바르게 한다. 이 액체를 싸고 있는 것이 맥양(脈樣) 등 여러 가지 막인데, 그 안쪽이 어둡기 때문에 제1, 제2의 액을 거쳐 수용된 빛이 더욱 밝게 된다. 동신경(瞳神經)이 여기에 있어서 만물의 형태를 알 수 있는데, 이치가 망원경[千里鏡]과 같다.

○눈꺼풀은 눈을 둘러싸고 있으면서, 눈을 뜨고 감게 하여 깨끗하게 한다.

속눈썹은 작은 가시나 먼지가 들어오는 것을 막는다.

눈썹은 눈의 울타리가 되어 이마로부터 내려오는 땀을 막아 눈이 상처받지 않도록 한다.

동공은 형태가 있는 사물의 그림자가 들어오는 곳이다. 그림자가 재차 뒤집히고 여러 가지 액을 통과하면서 나문막에 도달한다. 동공은 비록 작지만 나문막이 있는 곳이 움푹 들어가 있어서, 동공을 경유한 그림자가

음운 등을 다양하게 연구하였는데, 대표작이라고 할 수 있는 것이 바로 『물리소지』다. 여기서 그는 통기(通幾)와 질측(質測)이라는 범주로서 철학과 자연과학이 밀접하게 연관되어 있음을 주장하기도 하였다. 그의 저술로는 『통아』(通雅), 『약지포장』(藥地炮莊), 『계고당문집』(稽古堂文集) 등이 있다. 방이지에 대해서는 임종수, 「방이지의 자연인식」, 『동양철학연구』 49, 동양철학연구회, 2007을 참조.

『해체신서』의 표점이 잘못된 부분이 있는데, "如人搖艣 臬爲之礙 本末相格"이라고 해야 옳다. 이 때문에 酒井シヅ, 앞의 책, 108쪽에서는 "사람이 노좆을 흔드는 것과 같다. 그것 때문에 머물러 있는 것이다"라고 애매하게 해석하였다. 말뚝[臬]은 '노좆'이라는 노와 배가 닿는 부분으로, 노의 축이 되어서 지렛대의 원리로 배가 나아갈 수 있도록 해준다. 따라서 "말뚝[臬]이 장애가 되는 것과 같다"는 이러한 현상을 표현한 것이다.

여기에다 본래의 형태를 드러낸다. 나문막이 위치한 곳은 뇌(腦)와 연결되어 있어서, 사물의 형태를 바로 지각할 수 있다.[54]

---

54) 원본에서는 "빛을 반사한 물체로부터 되돌아온 광선이 동공을 통과해서 액체(수정체)에서 굴절되고 망막에 도달한다. 여기에서 작지만 대상물과 똑같은 형상이 생성된다. 그 형상을 빛에 민감한 망막이 작용해서, 뇌에 이어 가슴에 형상이 그려진다"고 하였다. 여기에서는 원본을 전혀 이해하지 못하여, 중국의 여러 설에서 얻은 지식으로 설명한다(小川鼎三 · 酒井シヅ, 앞의 책, 264쪽). 이에 대해 『중정해체신서』에서는 다음과 같이 설명한다. 눈이 사물을 볼 때, 사물과 광경이 먼저 하늘의 빛 가운데에서 그 모습을 반사해서 그려낸다. 그 광경이 바로 안주(眼珠)로 들어가 축소되고, 여러 액을 거쳐서 망양막에 비춰진다. 이것이 시각의 기전과 작용이다. 안으로 들어온 작은 영상이 비록 모두 축소된 것이지만, 반사된 모습은 본래의 형상대로 드러난다. 대개 햇빛을 반사해서 안으로 들어온 사물의 모습은 결국 망막에 이르게 된다. 망막은 지각을 담당하는 신비한 신령으로 뇌와 통하고, 뇌의 원신(元神)이 그 원래의 형태를 인식하게 된다(『重訂解體新書』 권2, 「眼目篇第九」, "眼之爲視瞻也 凡物象光景 先寫影天之氣光中 其光影直射入眼珠 縮曲以攝諸液 而徹於網樣膜矣 是其所以爲機用也 其所攝入之一點景象 雖皆縮小 所寫 則現其所射者之本象焉 蓋寫氣光 而所射入之物 遂徹於網膜 網膜知覺妙靈 通之腦 腦元神乃鑒察其眞形也").

10 귀耳篇

○귀는 소리를 분별하는 기구다. 머리의 양 측면에 있는데, 활처럼 생겼으며 높게 솟은 곳과 움푹한 곳이 있다.

○귀에 속하는 것은 내외로 구분된다.

○외부에 속한 것[1]은 연골이다. 피부와 인대가 둘러싸고 있는데,[2] 자세하게 구분하면

A익(翼)[3]은 귀의 상부로 반원형이다.

---

1) 외이(外耳)는 외부의 음파를 모아 중이(中耳)에 전달하는 깔때기 모양의 부분으로, 이개(耳介)와 외이도(外耳道)로 되어 있다. 외이도는 고막에 의해 중이, 즉 고실(鼓室)과 완전히 격리된다.『중정해체신서』에서는 라틴어 명칭으로 아우리규우(乞烏力鳩拉)를 덧붙이면서 한인(漢人)은 내부의 명칭을 따로 두지 않았다고 하였다. 아우리규우는 원본을 보면 'Auricula'라고 하였는데, 이개(耳介) 즉 귓바퀴를 말한다.

2) 원본에서는 "표피로 덮여 있으며, 인대로 후방으로부터 고정되어 있다"고 하였다(小川鼎三·酒井シツ, 앞의 책, 265쪽).

3) 이개로 외이공(外耳空)을 싸고 있는 조개껍질 모양의 부분이며, 그 모양과 크기는 개인에 따라 차이가 크다. 속에는 탄력연골인 이개연골(耳介軟骨)이 있다.

이편도(耳篇圖)

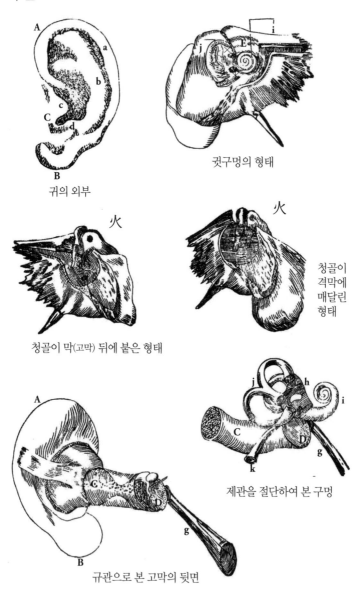

귀의 외부

귓구멍의 형태

청골이 막(고막) 뒤에 붙은 형태

청골이
격막에
매달린
형태

제관을 절단하여 본 구멍

규관으로 본 고막의 뒷면

ᵃ곽(郭)⁴⁾이 있다.

ᵇ윤(輪)⁵⁾이 있다. 윤(輪)과 곽(郭) 사이의 움푹한 곳을 소주(小舟)⁶⁾
라고 한다.

ᶜ이주(耳珠)⁷⁾는 구레나룻 주변에 있다.⁸⁾

ᵈ대이주(對耳珠)⁹⁾는 이주와 마주하는 곳에 솟아 있다.¹⁰⁾ 수주(垂
珠)에 속한다.

ᵉ이개(耳介)는 이규(耳竅) 바깥쪽의 들어간 곳이다.

ᴮ수주(垂珠)¹¹⁾는 아래로 드리워져 있으며 부드럽다.

○내부에 속한 것을 나누면,

ᶜ이규(耳竅)¹²⁾는 굽은 관으로, 연골(軟骨)에서 점차 강골(剛骨)로 된

---

4) 이륜(耳輪)으로 이개의 테두리를 형성하는 윤곽 부분이다.

5) 대륜(對輪)으로 이륜과 나란히 융기된 부위를 말한다.

6) 주상와(舟狀窩)를 말하는데, 이륜과 대륜 사이의 홈인 이개(耳介)를 의미한다.

7) 이주(耳珠)는 외이공(外耳孔)의 앞 가장자리에서 뒤로 향해 돌출한 부분을 말한
다.

8) 원본에서는 "여기에서 털이 자란다"고 하였다(小川鼎三·酒井シヅ, 앞의 책, 265
쪽).

9) 대주(對珠)로, 외이공의 뒤 아래쪽에서 이주를 향해 융기한 부분이다.

10) 원본에서 "돌출부, 이것은 이수(耳垂)에 붙어 있다"고 하였다(小川鼎三·酒井シ
ヅ, 같은 책, 265쪽).

11) 이수(耳垂)로 통칭 귓불이라고 한다. 지방조직이 많고 연골은 없다. 이상의 내용
에서 『중정해체신서』 역시 별 차이가 없다. 대이주(對耳珠)를 영주(迎珠)로, 수
주(垂珠)를 이수(耳垂)로 고친 정도다.

12) 외이도(外耳道)인데, 이개의 전하부에 있는 외이공(外耳孔)에서 시작하여 고막
에서 끝나는 관상부다. 가벼운 S자 모양의 만곡을 가지며 내측을 향한다. 외이도
의 외측 약 3분의 1은 연골성외이도며, 안쪽 약 3분의 2는 측두골로서 골성외이

다. 미세한 털이 자란다. 황키리이루(黃機里爾)¹³⁾가 있어서 귀지가
나온다.

^f귀지[耵聹]가 있는 곳을 사골(笥骨)¹⁴⁾이라고 한다.

^口고(鼓)¹⁵⁾는 이규(耳竅)의 밑에 있는 막(膜)으로, 이 막을 고막(鼓
膜)이라고 한다. 신경이 분포하고 있는데, 고삭(鼓索)이라고 한
다.¹⁶⁾ 여기에 속한 것은 네 개의 청골(聽骨)이다. 첫 번째는 추골(鎚
骨),¹⁷⁾ 두 번째는 질골(鑕骨),¹⁸⁾ 세 번째는 등골(鐙骨),¹⁹⁾ 네 번째는

도다. 그 내단은 고막구로서 고막이 들어 있고 상방에는 넓은 고막절흔이 있다.
이 부분에서 『해체신서』의 번역이 애매한데, 『중정해체신서』에서는 앞쪽이 연
골이고 뒤쪽은 강골이라고 하였다(『重訂解體新書』권2, 「耳篇第十」, "聆隧 曲管
成隧 前部軟骨 後部剛骨也").

13) 지선(脂腺) 또는 이도선(耳道腺)이라고 한다. 그 분비물은 탈락된 상피와 피지
가 혼합하여 생긴 이구(耳垢)의 주성분이 되며, 피부의 건조와 곤충의 침입을 방
지하는 구실을 한다.

14) 원본에서는 "골성(骨性)의 작은 시렁"이라고 하였다(小川鼎三·酒井シヅ, 앞의
책, 265쪽). 외이도의 연골과 뼈 사이의 경계에 있는 시렁 모양의 솟은 부분으로,
『중정해체신서』에서는 골갑(骨匣)이라고 하였다.

15) 『중정해체신서』에서는 이고(耳鼓)라고 명명하고는, 팽팽하게 펼쳐진 박막(薄
膜)이라고 하였다. 이하의 설명에는 큰 차이가 없으며, 네 개의 청골이 있어서
소리의 청취를 돕는다고 말한다.

16) 현재에는 고삭신경이 청각과 직접 관계가 없으며, 미각과 타액의 분비에 관계한
다고 한다(小川鼎三·酒井シヅ, 같은 책, 266쪽).

17) 이소골(耳小骨)에 해당하는데, 중이의 안에 있는 세 개의 작은 뼈로 고막의 진동
을 내이에 전달한다. 추골은 청소골의 뼈 중 가장 큰 것으로 망치 모양을 하고 있
다. 망치의 자루 부분은 고막과 연결되어 있으며, 머리 부분의 뒷면에는 안장 모
양의 오목한 부분이 있어 침골과 관절을 이룬다. 길고 짧은 자루가 있으며, 그 끝
이 등골과 관절을 이룬다. 추골과 등골은 각각 인대에 의해 주위의 뼈 벽에 고정
되어 있으며 얇은 점막으로 싸여 있다. 따라서 고막이 받은 진동은 추골, 침골,
등골을 통하여 증폭되어 내이(內耳)로 전달되게 된다.

환골(丸骨)[20]인데, 설명이 5편에 있다.

×난형창(卵形窓)[21]은 등골이 들어가는 곳인데, 회곽(回郭)[22]이 포루타루(河爾打縷)[23]로 되는 곳을 통과한다.

＊원창(圓窓)[24]은 와우각(蝸牛角)[25]으로 통하는데, 이 구멍에도 역시 막(膜)이 있다.

g 유스타키토스(歐私太幾都私)[26] 나팔(喇叭)[27]은 뼈로 된 관(管)이

---

18) 질골(鑕骨)은 침골(砧骨)로 추골과 연결되어 있으며, 고막의 진동을 증폭하여 내이로 전달한다.

19) 등골(鐙骨) 역시 추골과 연결되어 고막의 진동을 증폭하여 내이로 전달한다.

20) 환골(丸骨)은 윤상골(輪狀骨)로 추골의 긴 돌기 한쪽 끝의 결절인데, 태생기에는 독립해 있다.

21) 전정창(前庭窓)으로, 중이와 내이 사이에 있는 달걀 모양의 구멍이다. 이 구멍에 등골의 바닥 부분이 꽂혀 있어, 고막에서 받아들인 소리의 진동을 속귀에 전달하는 구실을 한다.

22) 미로(迷路)는 내이(內耳)를 말하는 것이다.

23) 【이 말의 의미는 모르겠다.】 '포르타루'는 현관(玄關), 전정(前庭)의 의미라고 한다(酒井シヅ, 앞의 책, 117쪽). 원본을 살펴보면 'vestibulum'의 설명으로 "portaal des doolhofs"라고 한 것을 말하는데, 이것은 내이의 골미로에 있는 전정을 말한다. 한편 『중정해체신서』에서는 동양구(洞樣口)라고 명명하였다. 'vestibulum'은 현재 전정(前庭)으로 번역되는데, 관 형태의 기관 입구에서 그 기관의 본격적인 구조가 시작되기 전의 부분을 의미한다.

24) 와우창(蝸牛窓)으로 정원창(正圓窓)이라고도 한다. 중이의 고실(鼓室)로부터 내이의 와우각(蝸牛殼)으로 통하는 구멍인데, 제2고막이라는 얇은 막으로 닫혀져 있다.

25) 小川鼎三·酒井シヅ, 앞의 책, 266쪽에서는 와우각으로 번역한 것을 '걸작'이라고 매우 높게 평가한다.

26) 【고인의 이름이다.】

27) 이관(耳管) 또는 유스타키오관이라고 하는데, 길이가 3~4센티미터고 점막으로 덮여 있다. 중이 또는 고실로부터 아래 안쪽으로 뻗어 있어서, 연구개의 윗부분

다. 여기에서 강골과 연골이 만나는데, 상악(上顎)을 따라 아만데 렌키리이루(巴旦杏核機里爾)[28]의 뒤편에 이르러서 구멍이 열린다.

ᴱ회곽(回郭)[29]은 굽은 관이다. 그 내부 측면에 청골(聽骨)을 담고 있다.[30] 여기에 속한 것은

ʰ포루타루(河爾打縷)[31]인데, 즉 회곽의 안쪽 측면에 있는 움푹한 부분이다.[32] 여기에 속하는 것은

ⁱ와우각(蝸牛殼)[33]이다. 와우각으로 향하여 있는 것에

ʲ세 개의 반규관(半規管)[34]이 있다. 다섯 개의 구멍이 포루타루 옆

이자 비강 뒤의 공간인 비인두까지 이어져 있다. 점막은 중이의 점막과 연결되는데, 작은 섬모들이 점막을 덮고 있어 점액성 분비물이 중이에서 인두로 배출되는 것을 돕는다. 유스타키오관의 주요기능은 중이의 환기와 고막 양쪽의 압력을 동일하게 유지시키는 것이다.

28) 편도선(扁桃腺)을 말한다.

29) 내이(內耳)를 말한다. 미로(迷路)라고도 하는데, 구조가 복잡하기 때문이다. 골미로는 뼈와 치밀질이 만드는데, 전정, 골반규관, 와우의 세 부분으로 되어 있다. 한편 내부에 내림프가 들어 있는 막미로로서, 평형감각을 감지하는 구형낭과 난형낭, 막박규관 그리고 청각을 관장하는 와우관이 있다.

30) 원본에서는 "암양골(岩樣骨) 가운데, 가장 내부에 있는 구부러진 강소(腔所)"라고 하였다(小川鼎三·酒井シヅ, 앞의 책, 266쪽).

31) 전정이다. 미로의 중앙부며 전체적으로 주머니 모양이다. 전방에 와우, 후방에 반규관이 연결된다. 전정 내에는 막미로에 속하는 구형낭과 난형낭이 들어 있으며, 그 안에는 다시 평형반이라는 감각상피가 있어 평형감각을 담당한다. 각주 23)을 참조하시오.

32) 원본에서는 "미로 중앙부의 강소"라고 하였다(小川鼎三·酒井シヅ, 같은 책, 266쪽).

33) 와우각은 달팽이 모양의 골강이며, 와우축 주위를 나선관이 감고 있다. 고실과의 사이에 와우창이 있고, 제2고막이 붙어 있다. 나선관은 다시 내림프가 들어 있는 와우관, 외림프가 들어 있는 전정계 및 고실계로 구획되어 있으며, 와우관에 의해 청각을 감지한다.

에 모여 와우각으로 향한다.[35]

ᵏ핫로피토스(發路毘都私)[36] 수관(水管)[37]은 회곽으로부터 시작해서 석골(石骨)[38]을 거쳐, 구부러져서는 완골(完骨)을 따라 구멍을 통과한다.[39] 신경이 이것과 함께 안으로 지나간다.[40]

　내가 여러 설을 살펴보니, 귀가 음성을 지각한다. 고막이 귓구멍[耳竅]의 끄트머리에 있으며, 추골(鎚骨)이 고막의 뒤편에 붙어 있다. 추골은 망치처럼 생겼는데, 자루 부분 중간에 세 개의 근육이 있어서 고막의 완급을 조정하는 역할을 주로 한다. 별개로 질골(鑕骨)이 있는데, 형태는 다듬이 모양이다. 하나의 짧은 돌기가 대양골(大陽骨)[41]의 하단을 지탱하고, 긴 돌기 하나가

---

34) 골반규관(骨半規管)을 말한다. 전정의 후상부에 세 개의 반원형 골반규관이 서로 마주보고 있다. 외측·전·후규관이라고 하는데, 각각 팽대부와 각(脚)이 부속해 있으며 난형낭(卵形囊)에 연결되어 있다.

35) 원본에서는 "다섯 개의 구멍이 각각 독립해서 전정으로 이어진다"고 하였다(小川鼎三·酒井シヅ, 앞의 책, 266쪽).

36) 【고인의 이름이다.】

37) 핫로피토스는 이탈리아의 해부학자인 팔로피오(Gabriele Fallopio, 1523~62)를 말한다. 수관(水管)은 팔로피오관(Fallopio's aqueduct)이라고 하여 안면신경관(顔面神經管)을 일컫는다. 안면신경관은 안면신경이 통과하는 측두골내의 관으로 와우와 골반규관 사이에 있다.

38) 측두골의 암양부(巖樣部)다. 후두골과 접형골 사이에 위치하면서 두개강의 바닥을 형성하는데, 청각과 평형감각에 관여하는 중이와 내이를 포함한다.

39) 원본에서는 "암양골(巖樣骨) 가운데에서 구부러져, 경상돌기(莖狀突起)의 옆으로 개구(開口)한다"고 하였다(小川鼎三·酒井シヅ, 같은 책, 266쪽).

40) 『중정해체신서』에서는 팔로피오관에 대한 설명으로 수액을 모으고, 신경이 있어서 입안으로 그것을 배출하는 기능을 한다고 설명하였다(『重訂解體新書』 권 2, 「耳篇第十」, "輸出其所引聚之水液 有神經以裨其導泄於口內之機用").

41) 측두골(側頭骨)이다.

고막의 뒤편으로 내려가지만 고막에 부착하지는 않는다. 또 질
골의 중간에 작은 돌기가 있는데, 이것은 추골두(鎚骨頭)가 부
착하는 곳이다. 환골(丸骨)은 질골의 기다란 돌기 끝에 붙어 있
다. 등골(鐙骨)은 다시 환골과 연결되는데, 비스듬하게 솟아서
난형창(卵形窓)의 안쪽으로 삽입된다. 별도로 와우각(蝸牛殼)이
라는 것이 있는데, 입구는 둥근 창문 모양[圓窓]이며 난형창(卵
形窓)과 같이 고막의 뒤쪽을 향하고 있다. 또 달리 회곽(回郭)에
두 개의 관[42]이 있다. 하나는 갈고리 모양으로 구부러져 있고,
하나는 두 개의 다리로 나뉘었다가 이것 역시 구부러져 갈고리
모양이 된다. 그것을 세어보면, 다섯 개의 입구로 되는데 모두
와우각을 향하고 있다. 그것들이 향하는 곳에 움푹 들어간 곳이
있는데, 여기가 포루타루다. 그중에 하나는 다른 것들과 다르게
계란처럼 생겼는데, 그것이 난형창(卵形窓)이다. 그 입구(즉 난
형창)는 둥근 창[圓窓]과 병렬해 있다.

　모든 사물의 소리[43]가 귀에 들어가면, 먼저 고막을 두드린
다. 그 울림이 서로 교차하여 난형창과 원창(圓窓)으로 들어간
다. 회곽에 여러 개의 입구가 있고 와우각의 모양이 선회하는 것
은 메아리가 소리를 조화롭게 하고 소라조개[44]가 소리를 잘 들
리게 하는 것과 같은 이치다.[45] 청신경(聽神經)이 와우각에 분

---

42) 【즉 세 개의 반규관(半規管)이다.】
43) 원문의 '만뢰'(萬籟)는 자연계에서 일어나는 여러 가지 소리를 말한다.
44) 원문의 '사미라'(梭尾螺)는 소라조개다.
45) 【한인(漢人)이 저술한『둔재한람』(遯齋閑覽)에서 "만약 좁은 담장 사이에 작은
　　창문을 이어서 열어놓으면, 하나의 소리가 여러 소리로 되돌아온다"고 하였다.

포하고 있어서, 음성[聲音]을 지각할 수 있다. 또 나팔관(喇叭管)[46]은 고막의 뒤에서 구멍을 열어, 여분의 울림을 나아가게 함으로써 고막이 상하지 않게 한다. 고막은 항상 건조한 상태가 좋지만, 나팔관이 인후부[吭內]로 연결되기 때문에 호흡한 공기가 이를 따라 올라와 고막의 뒤로 들어가 습(濕)하게 변화시킨다. 수관(水管)[47]은 회곽으로부터 시작되는데, 그것이[48] 습하게 될 때는 수관을 따라 액체를 내보낸다. 수관이 이키리이루와 교차하면서, 그 액체에 합쳐진다고 한다.[49]

양훤(楊暄)은 "황량한 계곡이 소리를 전달하고 항아리가 소리를 저장하지만, 양자는 같은 이치다. 멀리 있으면 소리가 아래서 나지만 위에서 들리고, 도중에 가로막는 것이 있으면 소리는 좌측에서 나지만 오른쪽에서 들린다. 순풍이 불 때는 소리가 가깝지만 멀리서 들리니, 공중에 소리가 있어서 이른바 전달되어지는 것이다"라고 하였다. "사사로이 철물을 주조하는 사람이 호수 가운데 숨어서 일을 하더라도, 사람들은 여전히 그가 쇠를 톱으로 자르고 꺾는 소리를 들을 수 있다. 이에 항아리를 벽돌처럼 쌓아올리되 입구를 안쪽으로 향하게 하면, 밖으로 지나가는 사람이 안쪽의 소리를 듣지 못하는 것은 무슨 까닭인가? 소리가 항아리 안으로 수렴되기 때문이다"라고도 하였다.】
겐파쿠 등은 『둔재간람』(遯齋間覽)이라고 하였는데, 『둔재한람』(遯齋閑覽)이 맞다. 송(宋)나라 때 범정민(范正敏)이 저술한 책으로, 『둔재한람』을 인용한 이 부분은 방이지의 『물리소지』 권1, 「성이」(聲異)에서 가져온 것이다. 한편 양훤은 청대의 학자로 수학에 정통하였다고 하며, 양훤을 인용한 부분도 방이지의 『물리소지』 권1, 「성이」에서 가져온 것이다. 이 내용 뒤에 "서양에는 멀리 소리를 들을 수 있는 방법이 있는데, 망원경 같은 효과를 갖고 있다"(『物理小識』 권1, 「聲異」, "太西有益 耳遠聽法 與遠鏡同功")라는 부분이 더 있지만 생략되었다.
46) 유스타키오관을 말한다.
47) 안면신경관(顔面神經管)을 말한다.
48) 여기서는 고실(鼓室)을 말한다.
49) 이상에서 인용된 중국의 기록을 제외하고는 대부분이 쿨무스가 저술한 해부서의 각주와 그밖의 해부서를 참고하여 적었던 것으로 보이는데, 『해체신서』 전체

○귀의 외부에 속하는 부분이 먼저 음성(音聲)을 받아들인다. 음성이 귀의 외부에 이르면, 귓구멍[耳竅] 내부로 전달된다.

○고(鼓)[50]는 음성을 받아들여 귀의 내부로 전달한다. 신경에 연결되어 있기 때문에, 고(鼓)에서 소리가 잘 울릴 수 있다.

○회곽(回郭)은 여러 개의 구멍으로 음성을 받아들이고, 소리가 서로 울리고 응하도록 하여서 성음을 좋게 한다.[51] 신경이 그것으로써 음성을 지각(知覺)한다.

『중정해체신서』의 부가 설명

주증(註證)에서 다음과 같이 말했다.

"귀가 음성을 채취하여 듣는 이치를 고찰하면, 모든 소리가 귀에 들어가서 처음에 외륜(外輪)의 움푹 들어간 곳에 닿는다. 그곳에 닿은 기운과 소리가 구멍 안으로 전해져서 귓구멍 밑바닥의 고막을 직접 두드리고, 고막의 뒤에 갖추어진 추골·질골·등골 등을 진동시키고 서로 울려서 회곽(回郭)에 전달함으로써 마침내 동양(洞樣)과 선회(旋回) 사이에서 충만하게 된다. 이때 안쪽 바닥에 갖추어진 공동(空洞)과 기관들이 소리를 받아들이거나 내보내어, 소리와 기운을 도와 증폭시켜서 청신경(聽神經)에

를 통해서 각주를 참고했다고 생각되는 유일한 사례다(小川鼎三·酒井シヅ, 앞의 책, 412쪽).

50) 고실, 즉 중이를 말한다.

51) "고실로부터 전해온 울림에 응해서, 그것에 의해 그 음성에 합쳐진다"라고 해석하였다(酒井シヅ, 앞의 책, 117쪽). 여기서 원문의 '長'은 길게 한다는 의미도 있겠지만, 좋게 또는 뛰어나게 한다는 의미로 해석하였다.

직접 닿게 된다.[52] 그것으로 뇌중(腦中)에 전달하는데, 뇌신(腦神)이 정확한 소리를 지각할 수 있는 것은 고요하기 때문에 가능하다. 그러나 이것은 오로지 청골(聽骨)의 작용만으로 그러한 것이 아니며, 귀 안에 갖춰진 여러 기관과 사물 전부가 신경을 널리 분포시켜 연결한 것이 매우 많기 때문에 음성이 귀 안쪽을 격동시키고 그 작용에 따라 영성(靈性)을 증가시켜서 빠르게 소리를 들을 수 있는 것이다. 또 음성으로 되는 요소의 대소와 강약에 따라, 모여서 들어오는 기운에도 역시 경중의 크고 작은 차이가 있다. 소리를 받아들일 때도 사람마다 총민하기도 하고, 그렇지 않기도 한 차이가 있는 것은 고막이 펼쳐진 정도의 완급 차이에서 말미암는다."[53]

○음성이 귀에 들어올 때, 가까이에서 접하면 빠리 들리고 멀리 떨어져 있으면 늦게 들리는 것은 당연한 이치다. 즉 화포를 쏘는 것과 같아서, 멀

---

52) 【골편(骨篇)의 주증(註證)을 살펴보면 "석골(石骨)의 한가운데 구멍이 있는데, 이것이 제7대청신경(第七對聽神經)이 관통하는 곳"이라고 하였다.】

53) 이하의 내용들은 『중정해체신서』에서 첨가된 것으로, 『해체신서』 번역에 빠진 부분이 있는가 하면, 오쓰키 겐타쿠가 자신의 의견을 개진한 부분도 있다(『重訂解體新書』 권2, 「耳篇第十」, "註證曰 夫玟耳之所以采聽音聲之理 凡萬籟來入於耳者 初觸外輪爲凹陷之處 其所觸之氣聲 轉入於竅內 直撞擊竅底鼓膜 以振搖膜後所具之鎚骨與鑕鐙諸骨 互相響應 傳之回郭 遂充滿於洞樣旋回之間 於是 內底所具空洞諸器 含吐出納 以助其聲 以增其氣 直觸於聽神經【按骨篇註證曰 石骨正中有孔 此第七對聽神經所穿貫之處也】以達之腦中 腦受以知覺其正音 蓋鎭靜而得之者也 然此非唯因聽骨之機轉而然也 凡耳內所具諸器諸物 皆分布繫着神經者極多 故音聲之擾動耳內也 因其機轉 而增發其靈性 敏而求之也 又隨爲音聲者之形質大小堅軟 而其所攝入之氣 亦有輕重微甚之異矣 且其受響也 人人有聰否之異者 亦由於鼓膜張展緩急之異云").

리서 보면 불빛이 퍼지는 것을 먼저 본 이후에 폭발 소리를 듣게 된다. 멀리 떨어져 있을수록 소리는 더욱 늦게 들리니, 불과 소리가 함께 나오더라도 보고 듣는 데는 늦고 빠름의 차이가 있음을 알 수 있다. 만물이 내는 소리란 반드시 저쪽에서 두드려 여기서 감촉하는 것인데, 차례차례 격발시켜 먼 곳에서부터 가까운 곳으로 전해지다가 귀 안으로 들어온다. 그 이치는 깊은 구덩이 안에서 말을 하는 것과 같다.[54] 이와 같은 것을 에코[噎革]라고 한다.[55] 또 소리가 나에게 들려올 때, 그 거리가 나와 매우 멀면 처음의 소리는 울림에 막혀버리고 반드시 많은 호응을 듣게 된다.[56] 이것은 저촉(抵觸)과 운전(運轉)이 상하 좌우 여러 곳에서 일어나기 때문이다.[57]

---

54)【구덩이 안에서 말을 하면 소리가 구덩이 주위에서 서로 충돌하여 안쪽의 기운을 누르고 압박하고 반사시킴으로써 소리를 거두어들이니 밖으로 나가지 못한다. 여기서 치고 전해지는 것이 반복되는 원리를 밝힘으로써 울림이 길어지는 이치를 알려준다.】

55)【소리를 전하여 울린다는 의미다. 즉 텅 빈 골짜기에서 소리가 전달되는 것과 같은데 호응(呼應)이라고 번역한다.】

56)【화포 소리는 한 번 났지만, 많은 소리가 나는 것과 같은 종류다.】

57)『重訂解體新書』권2,「耳篇第十」, "凡音聲之入耳也 近接其聽疾 遠隔則其聽遲 是常理也 卽如發火炮者是也 在遠觀之 先觀其火光迸發 而後聽其發聲 隔之愈遠 聽之愈遲 可知火響共發 而見聞有遲速耳 蓋萬物發聲 必抵彼觸此 輾轉激發 自遠傳近 以入於耳中也 其理猶在深窖中而言語者【按在窖中爲語言 其呵氣舩觸周圍則鬱伏內氣 壓迫而激反 以收其聲不洩於外 此明激轉反復之理以曉其響長之義也】凡如是類 通稱之噎革【按傳呼響應義 卽空谷傳聲之類 譯曰呼應】又聲之接我者 其間與我相去甚遠 則初聽之猶邊其響 須曳而聽數多之呼應【按炮火雷聲一發爲數聲之類】此因抵觸運轉於上下左右數處也."

청(淸)나라 왕씨(王氏)의 「지각외관총론」(知覺外官總論)[58]에 실린 것이 지금 번역한 설명과 완전히 부합한다. 구설(舊說)이나 서양에서 전해진 설을 기록한 것 같은데, 뒤에 초록하여 함께 증거로 삼는다. "귀가 소리를 들을 때, 소리는 기(氣)를 빌려 운반되므로 원근으로 인하여 차이가 생기는 것을 피할 수 없다. 다만 음성은 원래가 형상과 달라서 색(色)과 함께 도달할 수 없다. 그래서 멀리 떨어진 마을에서 벌목하는 것을 보면, 먼저 그 모습을 보고 난 후에 소리를 듣게 된다. 혹 멀리서 총 쏘는 것을 보면 반드시 점열(點熱)과 함께 화광(火光)을 먼저 보고 난 이후에 총성이 점차 귀에 도달한다. 번개는 천둥의 빛인데, 번개를 먼저 보고 천둥소리를 나중에 듣는 것 역시 그 증거다."[59]

석골(石骨)의 끝 안쪽에 청골(聽骨)이 갖추어져 있는데, 네 가지로 나누어 각기 형태에 따라 이름을 붙였다. 첫 번째는 머리가 둥글고 크며 자루가 있어서 망치와 흡사하므로 추골(鎚骨)이라고 이름하였는데, 이고(耳鼓)의 상부에 있다. 둥근 머리는 질골(鑕骨)에 접합하고, 자루는 구부러져 가늘고 긴 모양이 칼과 같은데 고막(鼓膜)에 붙어 있다. 또 머리의

58) 왕굉한(王宏翰)은 청초 강희제 때 활동한 의사로, 서양의학을 적극적으로 수용했던 인물이다. 그의 대표 저작인 『의학원시』(醫學原始)에서는 서학의 서적인 『공제격치』(空際格致), 『주제군징』(主制群徵) 등을 채용해서 「사원행론」(四元行論), 「사액총론」(四液總論) 등을 남겼으며, 여기서 언급된 것은 제2권의 「지각외관총론」이다.

59) 『重訂解體新書』권2, 「耳篇第十」, "按淸王氏知覺外官總論所載 與今所譯其說全符 蓋其舊或傳西說而錄者也 抄於左 以供引證 曰 待耳之聞 聲借氣以運 未免由近及遠 畧有節候 但音聲原非形象 不能與色一齊俱到 所以隔里遙望伐木 先見其象 後聞其聲 或自遠望見放銃者 亦必先見點熱與見火光而後銃聲漸到於耳也 雷是雷之光 見雷在先 聞雷在後 亦其證也."

옆에 길고 짧은 두 개의 돌기가 있는데, 세 개의 근육이 긴 돌기에 붙어 있다. 두 번째는 상부가 넓고 하부는 뾰족하면서 두 개의 다리로 갈라진 모양이 도끼 같아서 질골(鑕骨)이라고 이름하였다. 넓은 곳은 추골두(鎚 骨頭)에 속하고, 뾰족한 곳은 구부러져서 환골(圜骨)의 오목한 곳에 삽입된 채로 등골에 붙어 있다. 세 번째는 위가 뾰족하고 아래가 넓은데, 넓은 쪽은 수레바퀴 모양이다. 그 안에 나막(羅膜)이 있으며 오목한 형태가 등자 같아서 등골(鐙骨)이라고 하였는데, 하나의 근육이 붙어 있다. 네 번째는 주위가 둥글고 오목하여 수레바퀴 같아서 환골(圜骨)이라고 하였다. 질골 아래의 뾰족한 부분과 합쳐지고, 아래쪽은 등골 상부 뾰족한 것의 옆에 부착한다.[60]

살펴보면 제28근편(筋篇)에서는 이렇게 말했다.

"추골(鎚骨)에는 세 개의 근육이 있고, 등골(鐙骨)에는 한 개의 근육이 있는데, 모두 고막(鼓膜)이 적당한 정도로 작동하도록 한다."

○또 살펴보면, 고막의 주위에서 한 개의 근육이 기시하여 추골의 자루에 붙어, 당기거나 축소시켜서 고막이 팽팽해지도록 한다. 또 한 개의 근육이 질골(鑕骨)에 붙고, 다른 한 개의 근육이 등골 상부의 뾰족한 부분에 붙는다. 두 개의 근육이 당겨져서 등골을 움직이고 난원창(卵圓窓)을 연

---

60) 『重訂解體新書』권2, 「耳篇第十」, "註證曰 石骨崇內 其聽骨 分之爲四 各因形命名 其一頭圓而太 有柄 形宛似鎚 名曰鎚骨 在耳鼓上部 以其圓頭接合於鑕骨 其柄勾 而細長如刺者 附著於鼓膜 又頭側有長短二尖 有三筋以着於長尖 其二上部廣 下部 尖 岐爲二脚形宛似鑕 名曰鑕骨 其廣處屬鎚骨頭 其尖處勾而揷入于圜骨凹處 以接 著於鐙骨 其三上尖下廣 廣處爲輪 輪中羅膜 爲凹陷 形宛似鐙 名曰鐙骨 著一筋 其 四匾圓而凹 自爲輪狀 名曰圜骨 容接鑕骨下尖 下面則纏着鐙骨上尖之側."

다. 각각의 근육이 모두 신경(神經)으로 얽혀 있으면서 견인운동(牽引運動)을 하여 소리를 청취하는 데 편리하도록 한다.

○또 살펴보면, 추골에 있는 두 개 뼈의 길이는 3푼 정도 되는데, 단단하면서 바늘구멍이 있다. 등골의 지름은 1푼쯤 되며 매우 가벼운데, 또한 바늘구멍이 있다. 환골(圜骨)이 가장 작아서 겨우 기장의 낱알만하다.[61]

---

61) 『重訂解體新書』 권2, 「耳篇第十」, "按筋篇第二十八日 鎚骨有三筋 鐙骨有一筋 共屬之使鼓膜調順得其適度 ○又按一筋起於鼓之周圍 固著鎚骨柄者 牽縮挈引 使鼓膜緊急 又一筋著鑽骨 一筋著鐙骨上尖 二筋牽縮 引移鐙骨以開卵圓窓 各筋皆有神經以纏之 牽引運動 以便采聽 ○又按鎚鑽 二骨 長三分許 質堅硬 有鍼眼 鐙骨徑一分許 甚輕 亦有鍼眼 圜骨最微小 僅如黍粒."

11 코 鼻篇

○코는 얼굴의 중앙, 입 위와 이마 아래 사이에 융기(隆起)해 있다.[1]
안쪽으로 상악(上顎)과 연결되어 있으며, 냄새를 지각하고 콧물과 눈물이
흐르게 한다.[2]

○코의 안쪽과 바깥쪽에 속하는 것으로[3]

---

1) 『난학사시』에서 겐파쿠는 번역의 어려움을 설명하면서, 코가 '후르헷헨도'
   (verheffend)했다는 것이 무슨 의미인지 몰라서 매우 고민하다가 퇴(堆)로 겨우
   번역을 했다고 기록하였다. 그러나 실제 원본에는 'vooruitsteekend'라고 되어 있
   으며, 『해체신서』에서는 '융기'라고 번역하였다. '퇴'(堆)를 사용한 것은 10편에
   서 귀의 형태를 설명하는 가운데 나온다. 겐파쿠가 83세에 『난학사시』를 썼고,
   『해체신서』가 나온 지 40여 년이나 되었기 때문에 착오가 생긴 것으로 보인다(小
   川鼎三·酒井シヅ, 앞의 책, 412쪽).
2) 『중정해체신서』의 설명도 같다. 다만 상악을 구개(口蓋)로 고쳤을 뿐이다.
3) 원본에서는 "코는 밖으로 드러나는 부분과 안으로 눈에 띄지 않는 부분으로 나뉜
   다"고 하였다(小川鼎三·酒井シヅ, 같은 책, 268쪽). 이에 대해 『중정해체신서』에
   서는 약간의 설명을 덧붙인다. "융기한 곳은 외부가 되고, 보이지 않는 곳이 내
   부가 된다. 외부는 얼굴 모습을 치장하고, 내부는 쓰임을 적절하게 한다"고

비편도(鼻篇圖)

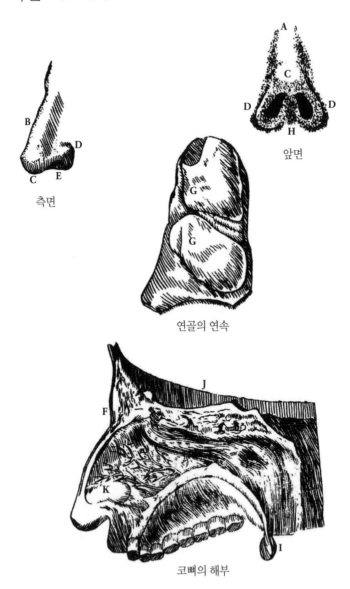

측면

앞면

연골의 연속

코뼈의 해부

○바깥쪽의 삼각형[三稜] 모양은 뼈에 의해서 만들어졌다. 표면은 얼굴의 피부가 덮고 있으며, 안쪽에는 연골이 모여 있다.[4)] 그곳의 여러 근육에 대한 설명이 28편에 있다. 이것을 세분하면

^A콧마루[頞][5)]는 비경(鼻莖)이 시작하는 곳이다.[6)]

^B콧대[鼻梁][7)]는 코의 중심이다.

^C코끝[準][8)]은 비두(鼻頭)다.

^D콧날개[廚][9)]는 조(竈)다.

하였다(『重訂解體新書』권2, 「鼻篇第十一」, "其隆起爲外部 隱匿爲內部 以粧點 面貌 以調適主用").

4) 삼릉(三稜)은 삼각형을 말한다. 원본에서는 "상부는 뼈로 돌출해 있다. 딱딱하고 단단한 것이 만져진다. 하부는 연골이 모인 것이기 때문에 자유로이 구부러진다. 코도 피부로 덮여 있다"고 하였다(小川鼎三·酒井シヅ, 앞의 책, 268쪽). 한편 『중정해체신서』에서는 "그 형태가 삼각형인데, 두 개의 뼈가 모여서 만들어진다. 위쪽은 단단하고, 아래쪽은 부드럽다. 위의 단단한 부분은 만져서 알 수 있으며, 아래의 부드러운 부분은 구부릴 수 있다"고 했다(『重訂解體新書』권2, 「鼻篇第十一」, "其狀三稜 二骨合會以成 上剛下軟 上剛可以按知 下軟可以撓屈").

5) 알(頞)은 비근(鼻根)이라고 한다. 코의 상부로, 전두골에 부착되어 있다. 『중정해체신서』에서는 척(脊)이라고 이름붙였다.

6) 원본에서는 "코에서 길게 융기한 부분"이라고 하였다(小川鼎三·酒井シヅ, 같은 책, 268쪽).

7) 비량(鼻梁)은 비배(鼻背)라고 하는데, 우리말로 콧대에 해당한다. 『중정해체신서』에서는 첨(尖)이라고 했다. 전통의학에서는 알(頞)과 비량(鼻梁)을 같은 것으로 여겼다(小川鼎三·酒井シヅ, 같은 책, 268쪽).

8) 준(準)은 비선(鼻先)으로 코끝을 의미한다. 『중정해체신서』에서는 동일하게 준(準)으로 기재했다.

9) 비익(鼻翼)은 코끝의 좌우 양쪽 끝부분을 말한다. 『중정해체신서』에서는 날개라는 뜻으로 시(翅)라고 했다. 『해체신서』에서 주(廚)나 조(竈)로 명명한 것은 잘 이해되지 않는 부분이다.

ㅌ콧구멍[兩孔]¹⁰⁾에서 작은 털이 자란다.

○안쪽에 속하는 것은 여기에서 설명한다. 또 바깥에 속하는 것으로 아
직 설명하지 않은 것도 있는 까닭에 함께 기술한다.

ㅏ뼈는 아홉 개다. 첫 번째는 경골(莖骨),¹¹⁾ 두 번째는 누골(淚骨),¹²⁾
세 번째는 악골(腭骨),¹³⁾ 네 번째는 스펀지양골(私奔牛私樣骨),¹⁴⁾
다섯 번째는 녹주골(漉酒骨)¹⁵⁾인데, 이상 다섯 종류의 뼈가 코의 중

---

10) 비공(鼻孔)은 콧구멍이다.『중정해체신서』에서는 코에 나는 털을 비호(鼻毫)라
    고 하였고, 아울러 양 콧구멍 사이에 있는 중간의 경계 부분 중 앞으로 돌출한 부
    위를 영(楹)이라고 명명했다.
11) 콧마루에 있는 뼈를 말한다.『중정해체신서』에서는 비골(鼻骨)이라고 하였다.
12) 누골(淚骨)은 안와(眼窩) 내측벽 앞쪽에 있는 가장 작고 얇은 한 쌍의 뼈며, 상
    면은 전두골, 후면은 사골 그리고 전면은 상악골과 관절을 이룬다. 누골 전면의
    홈은 상악골과 함께 누낭와(淚囊窩)를 형성하고, 이곳의 하부는 눈물이 비강(鼻
    腔)의 하비도로 흘러가는 통로인 비루관(鼻淚管)의 입구가 된다.『중정해체신
    서』에서도 역시 누골이라고 하였다.
13) 여기서는 상악골(上顎骨)을 의미한다. 상악골은 얼굴의 거의 중앙에 위치하며,
    모든 안면골과 관절하는 한 쌍의 튼튼한 뼈다.『중정해체신서』에서는 악골(腭
    骨)이라고 명명했다.
14) 비갑개(鼻甲介)인데, 비강의 윗 공간을 형성하는 몇 개의 소용돌이 모양을 한 얇
    은 골성분을 말한다. 비갑개는 비강의 표면적을 늘려서 폐로 들어가는 공기를
    빠르게 덥히고 축축하게 해준다.『중정해체신서』에서는 스펀지 모양임을 따라
    서 그대로 해면양골(海綿樣骨)이라고 하였다.
15) 녹주골(漉酒骨) 또는 사골(篩骨)이다. 두개골(頭蓋骨)에 딸린 뼈의 하나로, 접형
    골과 비강(鼻腔), 양안과(兩眼菓)의 사이에 있다.『중정해체신서』에서는 이것을
    사골이라고 하면서, 양쪽을 나누는 계관(雞冠)의 양쪽에 각각 여섯 개의 구멍이
    있으며 여기에 후신경이 지난다고 자세한 주석을 붙였다(『重訂解體新書』권2,
    「鼻篇第十一」, "五曰 篩骨【有骨隔 分爲左右 安骨隔者 雞冠也 骨篇註證曰 雞冠兩
    旁各有六孔 左右合十二孔 卽穿通嗅神經支別細線之處也】").

격[中之間隔]을 만든다. 여섯 번째는 알골(頻骨),[16] 일곱 번째는 질골(櫍骨),[17] 여덟 번째는 상악골(上腭骨),[18] 아홉 번째는 편골(片骨)[19]이다. 이상 아홉 종류 뼈의 설명이 5편에 있다.

G 연골(軟骨)은 다섯 개다.[20] 모두 비중격(鼻中隔)의 머리 부분 및 비량(鼻梁)의 좌우와 주조(廚竈)에 속한다.[21]

H 비주(鼻柱)[22]는 코끝에 속하는 부분으로 연골(軟骨)인데, 상악(上顎)에 속하는 부분이 점차 단단한 뼈가 된다. 좌우에 박막[23]이 덮고 있다.

---

16) 비골(鼻骨)이다. 비골은 전두골로부터 하방으로 이어져 있고, 비근부와 비배부의 기초를 이루는 좌우 한 쌍의 얇은 사각형의 골이다. 상면은 전두골, 측면은 상악골, 후면은 사골과 관절하며 하면은 비연골이 연속되고 외비를 형성하는 기초가 된다. 『중정해체신서』에서는 전두골(前頭骨)이라고 하였다.

17) 접형골(蝶形骨)은 두개저(頭蓋低) 중앙에 위치하며, 나비가 날개를 편 것 같은 모양을 하고 있다. 『중정해체신서』에서는 설골(舌骨)이라고 했다.

18) 상악골이라고 하였지만, 실제는 구개골(口蓋骨)이다. 원본의 'verhemelt beenderen'은 'palatines', 즉 구개골을 의미한다. 구개골은 두개골의 하나로 상악골과 접형골에 끼어 경구개 후부와 비강 측벽 후부를 만들며 좌우 한 쌍이 있다. 『중정해체신서』에서는 구개골로 수정하였다.

19) 서골(鋤骨)로, 사골의 수직판 하부에 이어져 있으며, 사골과 함께 골성 비중격을 이루는 쟁기 모양의 작은 뼈다. 『중정해체신서』에서는 삽골(鍤骨)로 하였다.

20) 『중정해체신서』에서는 오양연골(五樣軟骨)이라고 하면서, 코의 재료가 되는 부위라고 말한다.

21) 원본에서는 "그중 하나는 비중격의 가장 앞쪽 부분을, 나머지는 비익(鼻翼)을 만든다"고 하였다(小川鼎三·酒井シヅ, 앞의 책, 269쪽).

22) 『중정해체신서』에서는 비중격(鼻中隔)이라고 하였다.

23) 점막(粘膜)을 말한다.

ᴵ상악에 뚫린 구멍²⁴⁾이 있는데, 호흡²⁵⁾을 통하게 하고 눈물과 콧물을 밖으로 배출한다.

ᴶ골공(骨空)²⁶⁾으로, 여기를 통과하는 것은 액골(額骨), 녹주골(漉酒骨), 질골(櫃骨), 히코모루스(吸孤毛爾私)²⁷⁾동(洞),²⁸⁾ 누낭(淚囊)인데, 설명이 9편에 있다. 상악골(上腭骨)의 일부가 상아(上牙)²⁹⁾ 후방의 구멍인데, 설명이 5편에 있다.

ᴷ점막(粘膜)³⁰⁾은 코의 안쪽을 덮고 있으며, 모든 골공도 덮고 있다.

---

24) 원본에서는 "구개골 후방의 구멍"이라고 하였는데(小川鼎三·酒井シヅ, 앞의 책, 269쪽), 후비공(後鼻孔)을 말한다. 비강의 후방도 비중격에 의해 양쪽으로 나뉘는데, 이를 말하는 것이다. 『중정해체신서』에서는 이를 구개후규(口蓋後竅)라고 하면서, 숨이 통하게 하고 점액을 내보내는 기능이 있으며, 한인(漢人)이 말하는 축문(畜門)이라고도 하였다(『重訂解體新書』권2,「鼻篇第十一」, "口蓋後竅 主通氣息 漏黏液【按漢所謂畜門】").

25) 원본에서는 "공기"라고 하였다(小川鼎三·酒井シヅ, 같은 책, 269쪽).

26) 원본에서는 "강소(腔所)라고 하였는데(小川鼎三·酒井シヅ, 같은 책, 269쪽), 부비강(副鼻腔)을 의미한다. 비강을 둘러싸고 있는 두개골 일부는 공기를 함유한 빈 공간을 형성하고 있으며 비강과 교통하는데 이를 부비강 또는 부비동이라고 한다. 인체의 부비동으로는 전두동, 사골동, 접혈골동 그리고 상악동이 있다. 두개골의 무게를 가볍게 하여 공명을 증가시키고, 내면의 점액은 비강으로 배출된다. 『중정해체신서』에서는 이를 골공(骨孔)이라고 하면서, 차례로 전두골공(前頭骨孔), 사골공(篩骨孔), 설골공(楔骨孔), 히고모류스동공(盼愕謨留斯洞空), 누낭(淚囊), 구개골공(口蓋骨孔)이라고 하였다.

27)【고인의 이름이다.】

28) 히코모루스는 영국의 외과의사 하이모어(Nathaniel Highmore, 1613~85)를 말한다. 하이모어동(Highmore' antrum)은 상악동인데 부비강의 하나로 상악골 가운데 있는 한 쌍의 공동(空洞)이다. 안쪽은 콧속의 점막으로 덮여 있으며 그 속에 공기가 들어 있다.

29) 절치(切齒)는 앞니로, 상하악에 네 개의 절치가 있다.

30) 『중정해체신서』에서는 스쿠에이데르이막(斯古涅乙牒盧洟膜)이라고 이름을 붙

여러 가지 맥관[脈絡]과 신경(神經)이 가득 차 있다. 코로 냄새를 지
각할 수 있는 것은 이 때문이다. 또 소키리이루(小機里爾)가 모여 있
어서, 눈물[涕]과 콧물[洟]을 분비하여 코로부터 나오게 한다.

○코의 역할은 첫째 냄새를 분별하고, 둘째 음성(音聲)을 맑게 하며 호
흡을 고르게 한다. 셋째 코고는 소리로 수면(睡眠)을 편하게 하고, 눈물과
콧물을 분비한다.[31] 넷째 코털로 눈물과 콧물이 제멋대로 나오게 하지
않고,[32] 또 먼지와 작은 벌레가 들어가는 것을 막는다.

였다. 스쿠에이데르는 독일의 해부학자인 쉬나이더(Conrad Victor Schneider,
  1610~80)를 말하는 것으로, 비점액을 분비하는 비점막을 일명 쉬나이더막
  (Schneider' membrance)이라고 한다.
31) 원본에서는 '코고는 소리로 수면을 편하게 한다'는 내용이 없으며, "비즙(鼻汁)
  을 저장했다가 배출한다"고 하였다(小川鼎三·酒井シヅ, 앞의 책, 269쪽).
32) 원본에서는 "비즙이 밖으로 멈추지 않고 흐르는 것을 방지한다"고 하였다(小川
  鼎三·酒井シヅ, 같은 책, 269쪽).

12 혀 舌篇

○혀는 꼭 얇게 썬 고기와 비슷해서 잘 움직인다. 입의 안쪽, 상악(上顎)과 하악(下顎) 사이에 있다. 이것은 말을 고르고, 맛을 지각하는 기구다.

○모양은 타원형[鈍圓]으로 앞부분이 뒷부분보다 협소하다.

A 설두(舌頭)[1]는 앞쪽의 협소한 곳이다.

B 설본(舌本)[2]은 뒤쪽의 넓은 곳인데, 목구멍[咽]과 나란히 하고 있다.[3]

C 혀의 중앙에는 하나의 선이 있다.[4] 혀를 당기면 나타나고, 혀를 늘

---

1) 설첨(舌尖)이라고 한다. 혀 전방 대부분을 설체(舌體)라 하고, 그 앞부분을 설첨, 그 뒷부분을 설근(舌根), 혀의 상면을 설배(舌背)라고 한다. 『중정해체신서』에서는 설첨이라고 하였다.

2) 설근이다. 『중정해체신서』에서는 『해체신서』와 같이 설본이라고 하였다.

3) 원본에서는 "인두로 향한다"고 하였다(小川鼎三·酒井シヅ, 앞의 책, 270쪽).

4) 『중정해체신서』에서는 이를 설리(舌理)라고 새롭게 이름붙였다.

설편도(舌篇圖)

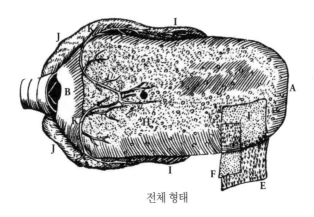

전체 형태

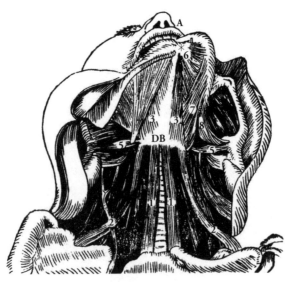

여러 근육의 연속

어뜨리면 사라진다.[5]

○앞부분은 부드러우며 느슨하지만, 뒷부분은 여기저기에 단단하게 붙어 있다.[6]

○뒷부분은 인후(咽喉)의 자리와 마주하고, 막(膜) 모양의 인대로 설골(舌骨)에 연결된다.

ㅁ설골(舌骨)의 설명은 5편에 있다. 그 역할은 혀를 잘 움직이게 하는 것이다. 설골에 붙어 있는 근육으로

1가슴에서 설골(舌骨)에 이르는 근육[7]은 혀와 설골을 당겨서 뒤쪽으로 말리게끔 한다.[8]

2원골(轅骨)[9]부터 설골에 이르는 근육[10]은 혀를 측면으로 당기는데, 혀를 뒤로 당겨서 말리도록 하는 것과 비슷하다.

---

5) 원본에서는 "설정중구(舌正中溝)는 약간 움푹 들어간 구(溝)로, 혀의 표면에 길게 이어진 채로 보인다"고 하였다(小川鼎三·酒井シヅ, 앞의 책, 270쪽).

6) 원본에서는 "앞부분이 입 안과 떨어져 있으며, 뒷부분은 인두(咽頭), 후두(喉頭), 설골(舌骨)에 막성(膜性)의 인대로 고정되어 있다"고 하였다(小川鼎三·酒井シヅ, 같은 책, 270쪽).

7) 흉골설골근(胸骨舌骨筋)으로 설골과 후두를 밑으로 당긴다. 흉골병(胸骨柄)과 쇄골내측단에서 시작해서 설골체 하연에서 끝나는데, 경신경이 지배한다. 『중정해체신서』에서는 기흉연설골근(起胸連舌骨筋)이라고 하였는데, 그 기능의 설명은 차이가 없으며 이후 거론되는 설골근 역시 그러하다.

8) 원본에서는 "아래로 당긴다"고 하였다(小川鼎三·酒井シヅ, 같은 책, 270쪽).

9) 원골(轅骨)은 오구돌기(烏口突起)로, 5편에서 오훼골(烏喙骨)로 번역하였다.

10) 견갑설골근(肩胛舌骨筋)으로 설골과 후두를 밑으로 당긴다. 견갑골 상연에서 시작해서 설골체 하연에 이르는데, 경신경이 지배한다. 『중정해체신서』에서는 오훼첨연설골근(烏喙尖連舌骨筋)이라고 하였다.

^{3}턱[頷]에서부터 설골에 이르는 근육$^{11)}$은 설골을 앞으로 당겨서 말리도록 하고, 혀를 입 밖으로 돌출시키는 것을 돕는다.

^{4}턱[腭]으로부터 설골(舌骨)에 이르는 근육$^{12)}$은 설골을 옆면을 향해 구부리고, 음식물을 씹거나 타관(唾管)$^{13)}$을 압박하는 것을 돕는다.

^{5}능골(稜骨)$^{14)}$에서부터 설골에 이르는 근육$^{15)}$은 설골이 하악(下腭)에 연결되도록 한다.

○하악골(下腭骨) 및 능골에 연결되는 세 줄기의 근육으로

^{6}턱[頷]으로부터 혀에 이르는 근육$^{16)}$은 혀를 움직여서 앞으로 말고, 입 밖으로 돌출시키도록 한다.

^{7}설각근(舌角筋)$^{17)}$은 혀를 뒷부분으로 당긴다.$^{18)}$

---

11) 이설골근(頤舌骨筋)으로 설골을 위로 당기고 혀를 앞으로 당긴다. 하악골 이극(頤棘)에서 기시하여 설골에 이르며 설하신경이 지배한다. 『중정해체신서』에서는 기함연설골근(起頷連舌骨筋)이라고 하였다.

12) 악설골근(顎舌骨筋)으로 설골과 구강을 위로 당긴다. 하악골 내면 악설골근선에서 시작해서 설골에서 끝나는데 하악신경이 지배한다. 『중정해체신서』에서는 기악연설골근(起腭連舌骨筋)이라고 하였다.

13) 타액선을 말한다.

14) 경상돌기(莖狀突起)다.

15) 경돌설골근(莖突舌骨筋)으로 설골을 후상방으로 당긴다. 측두골 경상돌기에서 시작해서 설골에서 끝나는데 안면신경이 지배한다. 『중정해체신서』에서는 기피연설골근(起鈹連舌骨筋)이라고 하였다.

16) 각주 11)의 이설골근(頤舌骨筋) 참조.

17) 설골설근(舌骨舌筋)으로 설골의 대각과 설골체에서 기시하여 혀의 외면에 정지하고, 혀를 하외측으로 끌어내린다. 『중정해체신서』에서는 각단연설근(角端連舌筋)이라고 하였다.

^{8}능골에서 혀에 이르는 근육$^{19)}$은 혀를 움직여서 옆 방향으로 말리
도록 한다. 또 설본근(舌本筋)이 있는데,$^{20)}$ 설각근(舌角筋)이 나뉜
것이다. 또 어금니[齟齒]에 연결된 근육$^{21)}$이 있어서, 하악골(下腭
骨)에서 혀로 이어지는 근육으로 합쳐진다.

  *추설(皺舌)$^{22)}$은 혀 아래 있는 한 줄기의 작은 인대다. 혀가 턱과
  연결되는 곳에 있다.

○위쪽[오른쪽]에서 설명한 근육에는 세 종류의 막(膜)과 키리이루가
있다. 그것을 구분하면,

  E상막(上膜)$^{23)}$은 구막(口膜)과 같다.
  F그 아래의 막[次膜]$^{24)}$은 눈이 조밀한 그물처럼 생겼다.

---

18) 원본에서는 "혀를 뒤로 당긴다"고 하였다(小川鼎三·酒井シヅ, 앞의 책, 290쪽).
    '설배'(舌背)는 혀의 뒷부분을 말한다.
19) 경돌설근(莖突舌筋)으로 측두골의 경상돌기에서 기시하여 혀의 외면에 정지하
    고 혀를 올리며 이설근을 도와 혀를 뒤로 당기게 한다. 『중정해체신서』에서는
    피침첨연설근(鈹鍼尖連舌筋)이라고 했다.
20) 설골설근기저(舌骨舌筋基底)로, 설골기저부에 부착된 설골설근의 부분이다.
    『중정해체신서』에서는 각단연설근(角端連舌筋)의 일부라고 하였다.
21) 악설골근(顎舌骨筋)이다. 『중정해체신서』에서는 조치연설근(槽齒連舌筋)이라
    고 하였다.
22) 설소대(舌小帶) 또는 혀주름띠라고 하며, 혀 밑과 입안을 연결하는 띠 모양의 주
    름이다. 『중정해체신서』에서는 설대(舌帶)라고 했으며, 설명의 내용은 같다.
23) 점막(粘膜)으로, 『중정해체신서』에서는 구내총막(口內總膜)이라고 하였다.
24) 『해체신서』에서 이름을 붙이지 않았던 것으로, 『중정해체신서』에서는 말피기우
    스망양막(苜鹿必疑烏斯網樣膜)이라고 하였다. 원본에서는 'net-wyze viles van
    Malpighius' 또는 'Membrana reticularis Malphighii'라고 하였는데, 말피기 망상
    막 정도로 해석된다. 다음에 나오는 미뢰(味蕾)를 말피기가 발견하였다.

^G또 그 아래의 막[次膜]은 신경양(神經樣)의 유두막(乳頭膜)²⁵⁾인데,
신경이다.²⁶⁾ 모양은 유공(乳孔)이 돌출한 것처럼 생겼는데, 여러 가
지 맛을 알게 한다.

^H혀의 전면(全面)에 키리이루가 가득하다.²⁷⁾

^I설공(舌孔)은 키리이루의 뒤편 사이에 있다. 타관(唾管)²⁸⁾이 있어
설공으로 통한다.

^J설하키리이루(舌下機里爾),²⁹⁾

---

25) 미뢰라고 하는데, 맛을 감지하는 기관이다. 혀의 표면에는 점막의 돌기가 있는
데, 이것을 설유두(舌乳頭)라고 한다. 설유두는 사상유두, 심상유두, 엽상유두,
유곽유두로 구분된다. 미뢰는 혀의 유곽유두 측벽에 있는 꽃봉우리와 비슷한 모
양을 하고 있다. 미뢰를 구성하는 세포는 신경상피세포인 미세포와 지주세포로
형성된다. 주로 미뢰의 중심부에 있는 미세포의 표면에 미모가 돌출하고 기저부
는 신경섬유와 접촉하며, 미각을 전하는 신경섬유가 미뢰 속에 들어가서 미세포
를 감싸고 있다. 각 미뢰는 미각 중에서 하나에 대한 특별한 감수성이 있으며 혀
의 감각지도를 그리면 부위에 따른 예민성이 다르게 나타난다. 『중정해체신서』
에서는 유자상신경막(乳觜狀神經膜)이라고 하였다.

26) 원본에서는 "돌출한 신경성(神經性)의 유두(乳頭)는 미각을 감각한다"고 하였
다(小川鼎三 · 酒井シヅ, 앞의 책, 271쪽).

27) 원문의 '찬족'(攢簇)은 군집한 상태를 말한다. 『중정해체신서』에서는 설상키리
루(舌上濾胞)인데 혀의 윗면에 널리 퍼져 있다고 하였다.

28) 타액관(唾液管)을 말한다. 타액을 분비하는 주요한 대타액선은 이하선, 악하선,
설하선 세 쌍이 있다. 이들 선은 모두 구강점막에서 좀 떨어진 곳에 존재하며 분
비물은 긴 도관을 통해 구강 내로 운반되는데, 도관은 각각 이하선관, 악하선관,
설하선관이다. 타액관은 이들 도관을 말한다. 『중정해체신서』에서는 하테류스
관(法的留斯唾管)이라고 하였다. 원본에서는 'ductus salivalis Vateri' 또는
'speekzel-buis van Vaterus'라고 하였는데, Vaterus는 독일의 해부학자인 파터
(Abraham Vater, 1684~1751)를 말하는 것으로 보인다.

29) 설하선(舌下腺)으로 혀 밑의 양측 구강점막 아래 있는 악하선(顎下腺)보다 작은
선이며, 보통 많은 수의 작은 도관이 혀의 측방에 있는 주름에 개구하고 있다.

ᴷ하악키리이루(下腭機里爾)[30])에 두 개의 타관[唾液管]이 있다.[31])

○혀의 기능은 맛을 지각하고, 음식물 씹는 것을 돕는다. 음식물을 삼켜 아래로 보내고, 말을 조화롭게 하며, 타액[津唾]을 배출한다.

『중정해체신서』에서는 설하키리루(舌下濾胞)라고 했다.

30) 악하선인데, 이하선 다음으로 큰 선이며 하악간 전내방에 있고 살구씨만 한 크기다. 하악(下顎)의 내면에 접하여 구강저(口腔低)를 형성하고 있는 악설골근의 얕은 층에 좌우 한 쌍이 있다. 분비부는 장액 세포와 점액 세포가 혼합되어 있고, 분비물을 배출하는 턱밑샘 관은 혀밑샘의 도관과 함께 혀 아랫면의 정중선 가까이에 개구한다. 『중정해체신서』에서는 하해키리루(下頦濾胞)라고 하였다.

31) 이 뒤에는 원본에 있으나 『해체신서』에서는 빠진 부분이 있다. 원본에서는 "코쉬위치(Koschwitz) 타액관, 이 관은 필자의 관찰에 따르면 설하선(舌下腺)과 악하선(顎下腺)으로부터 나온다. 양자가 혀로 연결되고 다시 설선(舌腺)과 설공(舌孔) 뒤의 많은 가지로 나뉘는데, 여기로부터 타액이 나온다"고 하였다(小川鼎三·酒井シツ, 앞의 책, 271쪽). 이에 대해 『중정해체신서』에서는 다음과 같이 말하였다.
"코스크윗치 연낭(革斯古猥卒涎囊)은 발견한 학자의 이름에서 나왔다. 이후에 학자들이 연구하여 '이 낭관은 설하키리루와 하해키리루에서 시작해서, 서로 교차하여 혀로 들어간다. 일제히 혀에 만연하게 퍼져 여러 가지로 나뉘는데, 모두 혀와 설공키리루(舌孔濾胞)에 연결되어 진타(津唾)를 나오게 한다'고 하였다"(『重訂解體新書』권2, 「舌篇第十二」, "革斯古猥卒涎囊 取名於創見先哲 爾後諸賢相繼究之曰 其囊管起於舌下及下頦濾胞 相交以入於舌 一齊蔓延爲數支 悉通於舌及舌孔濾胞 以漏泄津唾 註證曰 先哲革斯古猥卒 歷元一千七百二十四年 創見之 以爲漏泄津液於舌上細小乳觜狀者"). 코스크윗치는 독일의 의사인 코쉬위치(Georgius Daniel Coschwitz, 1679~1729)를 말한다. 한편 코쉬위치관은 혀의 뒷부분에 궁(弓)을 이루는 타액관으로 가정되었으나, 후에 스위스의 생리학자인 할러(Albrecht von Haller, 1708~77)가 정맥이라는 사실을 증명했다.

解體新書

제3권

심장[心]은 살로 된 하나의 자루다.
흉부의 안쪽, 양쪽 폐(肺) 사이에 매달려 있고
포막(胞膜)이 둘러싸고 있으며 혈액을 운행시킬 수 있다.
형태는 위가 둥글고 아래는 뾰족한데, 케게루(kegel)처럼 생겼다.

13 흉부와 격막 胸幷膈膜篇

○흉부[胸]는 몸의 가운데에 있다. 늑골(肋骨),[1] 흉골(胸骨),[2] 추골(椎骨)[3]이 서로 둘러싸서 흉부를 만든다.[4] 흉부는 두경(頭莖) 아래부터 계륵(季肋)의 횡격막(橫膈膜)[5]까지를 말한다.[6]

---

1) 늑골(肋骨)은 흉부에 있는 좌우 열두 쌍의 뼈를 말하며, 앞쪽으로는 흉골, 뒤로는 흉추에 연결된다.

2) 흉골(胸骨)은 흉곽의 전면 중앙에 있는 편평한 골이며, 늑골과 연결된다.

3) 척추골(脊椎骨) 중에서도 흉추를 말한다.

4) 원본을 직역하면, "가슴을 이루는 것은 늑골·흉골·추골로, 그것들이 서로 둘러싸고 있다" 정도다.

5) 횡격막(橫膈膜)은 흉강과 복강을 경계 짓는 중요한 호흡근이며 요추부, 늑골부 및 흉골부에서 기시하여 근판(筋板)이 중앙부 중심건으로 모여 있다. 횡격막은 돔의 형태로 흉강 안에 부풀어 있는데, 수축하면 돔이 낮아져서 흉강이 넓어지고, 이완하면 올라가서 흉강이 좁아진다. 이와 같이 횡격막은 늑간근과 함께 주요한 호흡근으로 작용한다. 횡격막에 의한 호흡을 횡격막호흡 또는 복식호흡이라고 한다.

6) 『해체신서』에서는 '계륵의 횡격막'이라고 하였지만, 원본에서는 "가륵부(假肋部)와 횡격막"이라고 하였다(小川鼎三·酒井シヅ, 앞의 책, 272쪽). 『중정해체신

격막편도(膈膜篇圖)

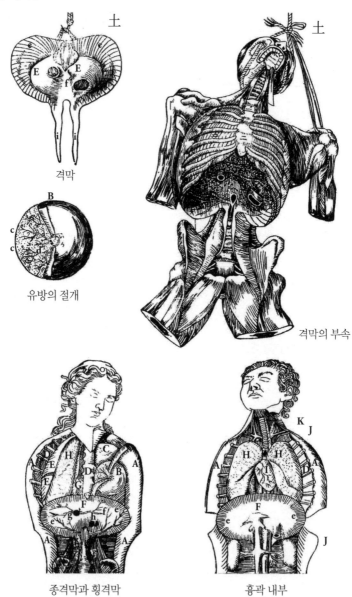

土

격막

유방의 절개

土

격막의 부속

종격막과 횡격막

흉곽 내부

○여기에 속한 것은 두 가지 계통이다. 한 가지는 안에 속한 것에서 서술하고, 다른 하나는 밖에 속한 것에서 서술한다.[7]

○밖에 속하는 것을 구분하면

A 피부[皮][8]는 설명이 6편에 있다.

B 유방[乳][9]은 형태가 둥글고 불룩하다.[10] 키리이루(機里爾) 모양의 것이 가슴의 양쪽에 있고, 피부가 그것을 덮고 있다. 유방은 여성[婦人] 특유의 기관으로, 유즙(乳汁)이 여기에서 만들어진다. 여성이 아이를 가지면 반드시 유즙이 나온다.[11] 여기에 속한 것으로

a 유두(乳頭)는 중앙에 돌출한 것이다. 꼭대기에 작은 구멍이 있는

서』에서는 원본에 가깝게 설명했다. 즉 "가슴은 신체의 중강(中腔)으로, 앞쪽은 일곱 개의 늑골과 억중골(臆中骨)이, 뒤쪽은 추골(椎骨)이 서로 둘러싸서 만들어진다. 즉 목에서부터 횡격과 오가늑(五假肋)의 끝부분까지다"라고 하였다 (『重訂解體新書』권3, 「胸篇第十三」, "夫胸者 軀體之中腔 而前則七肋及臆中骨 後則椎骨相圍而成 卽謂自頭頸前至於橫鬲及五假肋末際也").

7) 『중정해체신서』에서는 외부의 외각(外殼)과 내부의 내실(內實)로 구분하며, 외각은 번위(樊圍)라고도 하는데 내실의 외부에 있는 것들을 지칭한다고 하였다.

8) 『중정해체신서』에서는 총피(總被)라고 하였다.

9) 『해체신서』에서는 키리이루 모양, 즉 선(腺)의 형태와 유사하다고 하였는데, 『중정해체신서』에서는 유방을 내(嬭)라고 명칭하면서 키리루(濾胞), 즉 선이 모여서 이루어진 것이라고 정확하게 해석하였다.

10) 『난학사시』(蘭學事始)에는 코의 부분을 번역할 때 '후르헷헨도'(verheffend)라는 말의 의미를 알지 못해서, 여러 가지를 고찰해서 "퇴"(堆)로 번역했다고 한다. 그러나 실제로는 코의 부분에 그 단어는 없다. 이 말에 해당하는 것은 여기의 "유"(乳)의 부분 이외에는 보이지 않는다(酒井シヅ, 앞의 책, 130쪽).

11) 원본에서는 "유방은 부인에게서만 보이는데, 때로는 장식으로, 때로는 유즙을 분비하여 유아에게 영양을 주는 기능이 있다"고 하였다. 이를 통해 당시 동서양에서 유방을 바라보는 관점의 차이를 볼 수 있다(小川鼎三·酒井シヅ, 앞의 책, 272쪽). 즉 서양에서는 유방을 미적인 관점에서도 파악했다.

데, 여섯 개가 아니면 열 개가 있다. 소아가 이것으로 유즙을 빨 수 있다. 유즙이 가득 차면 먼저 유두에서 알 수 있다.[12]

b 유륜(乳輪)[13]이다. 유두는 유륜 가운데 있는데, 마치 유륜을 유두에 모이게 한 듯하다. 결혼하지 않은 여성은 유륜이 고운 붉은색이며 주위가 말랑말랑하다.

c 키리이루(機里爾)[14]가 유즙을 분비하게 한다. 자세히 보면 많은 지방이 키리이루를 둘러싸고 있다.

d 유즙관(乳汁管)[15]은 복잡하게 서로 얽혀 있는데, 지방이 유즙관의 바깥쪽을 채우고 있다. 이 관은 미세하고 작아서 동맥과 정맥의 가지가 그것을 보좌하고 있다.[16]

C 근육[17]은 늑간(肋間)에 있다. 설명이 28편에 있다.

---

12) 원본에는 "유두는 매우 민감하다"고 하였다(酒井シツ, 앞의 책, 130쪽).『중정해체신서』에서는 유두를 부(胕)라고 하였고, "지각이 매우 민감하다"는 설명을 삽입했다.

13) 『중정해체신서』에서는 유륜을 부륜(胕輪)이라고 하였다.

14) 유선(乳腺)은 성인 여성의 유방 내에 있다. 유선조직은 유방의 지방조직 속에 들어 있는 유선엽(乳腺葉)으로 이루어지며, 임신을 하게 되면 선조직이 급속히 발달하여 분만 후에 유즙이 분비된다.『중정해체신서』에서는 내키리루(嫷瀘胞)인데, 공 모양으로 생겼다고 하였다.

15) 유관(乳管)을 말한다. 유방 내 유선엽으로부터 유즙을 수송하기 위한 도관으로 한 개씩의 유관이 나와서 유두에 모인다. 유관은 유두에 개구하기 직전에 약간 넓어져서 유관동(乳管洞)을 만들어 유즙이 고이도록 되어 있다.『중정해체신서』에서는 유관을 유관(乳管)이라고 하였고, 이것이 내키리루(嫷瀘胞)에서 시작한다고 밝혔다.

16) 세유관(細乳管)이 동정맥의 가지와 함께 뻗어 있다는 의미다(小川鼎三·酒井シツ, 앞의 책, 273쪽).

17) 늑간근(肋間筋)과 흉근(胸筋) 등 흉부에 있는 근육이다(小川鼎三·酒井シツ, 앞

^D뼈로는 흉골(胸骨), 결분골(缺盆骨), 늑골(肋骨), 추골(椎骨)이 있다. 설명이 5편에 있다.

^E흉막(胸膜)¹⁸⁾은 두 겹이다. 흉부(胸部)의 안쪽에 단단하게 붙어 있으며,¹⁹⁾ 정맥이 여기를 채우고 있다.

^F횡격막(橫膈膜)²⁰⁾은 흉골을 향한 채로 계륵(季肋)²¹⁾과 추골에 붙어 있는데, 이것이 흉부와 복부의 경계가 된다. 혈액을 순환시키고 호흡을 드나들게 하는 역할을 주로 하며, 아울러 장(腸)과 위(胃)의 운동을 돕는다.²²⁾ 또 여성의 경우 출산을 보좌한다.

^e횡격막의 주위²³⁾는 엷은 살이 가장자리를 만든다. 또 둥근 근육이 있어서 바퀴살 모양으로 횡격막에 모인다.

의 책, 273쪽).

18) 흉막은 크게 늑골흉막, 횡격흉막, 종격흉막의 세 부분으로 구분된다. 늑골흉막은 늑골과 늑간근의 내표면에, 횡격흉막은 횡격막 상면에 접촉하고, 종격흉막은 심막과 마주보고 있는데, 그 사이에 약간의 공간이 있어서 횡격신경이 지나간다. 이에 대해『중정해체신서』에서는 흉막이 좌우에서 모여져 만들어진다는 점만 새롭게 지적하였다.

19) 원본에서는 "흉곽의 내면 전체를 덮고 있다"고 하였다(小川鼎三·酒井シヅ, 앞의 책, 273쪽).

20)『중정해체신서』에서는 횡격(橫膈)이라고 하였지만 설명은 대부분 같고, 다만 횡격의 기능 가운데 대소변을 잘 나가게 하는 것을 돕는다는 점을 첨가하였다(『重訂解體新書』권3,「胸篇第十三」, "橫膈 … 其主用 則調順呼吸 而進輸血液 助腹內諸器之運動 及扶二便通利 臨産努力之機矣").

21) 맨 아래의 늑골이다.

22) 장과 위의 운동을 돕는다는 부분에 대해 원본에서는 "복부의 운동, 특히 대변의 배설을 돕는다"고 하였다(小川鼎三·酒井シヅ, 같은 책, 273쪽).

23)『중정해체신서』에서는 이를 주위(周圍)며 라틴어로는 '뮤스큐류스 오리비규라리스'(繆斯鳩留斯 阿利弼鳩拉力斯, musculus orbicularius)라고 하였는데, 고리를 형성하는 윤근(輪筋)으로 번역된다.

ｆ 중앙부[24]는 평평하며 신경처럼 생겼는데,[25] 경(鏡)[26]이라고 부른다.

ｇ 오른쪽에 있는 구멍[竅]을 혈맥대간(血脈大幹)[27]이 통과한다.

ｈ 왼쪽에 있는 구멍을 식도(食道)가 통과한다.[28]

ｉ 횡격막의 근저[根][29]는 요추(腰椎)에 부착되어 있다. 대동맥[動脈之大幹]과 대정맥[血脈之大幹][30] 그리고 게루관(奇縷管)이 그것을 따른다.

○내부에 있는 것으로[31]

Ｇ 종격막(縱膈膜)[32]은 두 겹으로, 모두 흉골의 안쪽을 둘러싸고 있다.

---

24) 『중정해체신서』에서는 중심(中心)이라고 하면서, 신경이 많아 건(腱)처럼 되었다고 다르게 해석하였다(『重訂解體新書』권3, 「胸篇第十三」, "中心 神經多纏而 爲腱質 名之曰鏡").

25) 조직이 건(腱)이기 때문에, 희고 신경과 비슷한 외관을 보인다고 한다(小川 鼎三·酒井シヅ, 앞의 책, 273쪽).

26) 횡격막의 중심건(中心腱)이다.

27) 하대정맥(下大靜脈)을 말한다.

28) 식도열공(食道裂孔)을 말한다.

29) 횡격막의 요추부(腰椎部)를 말하는데, 『중정해체신서』에서는 이를 격건차고(膈腱叉股)라고 이름붙이면서 뒤쪽은 건(腱)의 성질이지만 갈라져서 차고(叉股)가 되어 요추와 흉추 양쪽에 고착한다고 하였다. 그리고 동혈맥이나 정혈맥, 기맥(奇脈)과 유미관(乳糜管)이 모두 그 틈 사이로 지나간다고 하였다(『重訂解體新書』권3, 「胸篇第十三」, "膈腱叉股 後端腱質 岐爲叉股 以固着腰椎兩傍處也 動靜 二血脈幹 及奇脈乳糜管 皆由叉間而過焉").

30) 원본에서는 "쌍이 없는 정맥"이라고 하였다(小川鼎三·酒井シヅ, 같은 책, 274쪽).

31) 『중정해체신서』에서는 내실(內實)이라고 하여 흉강(胸腔)의 내부를 채우는 것이라고 정의하였다.

32) 종격(縱膈)으로 좌우 흉막강 사이에 있는 흉강의 중앙부 전체를 말한다. 즉 양측

하나는 심장을 둘러싸고서 척추를 향해 붙어 있다. 다른 하나는 늑골막(肋骨膜)[33]을 따르다가 나뉘어져 두 개의 주머니를 만들고, 양쪽의 폐(肺)를 둘러싼다.[34]

H 폐(肺)는 흉부 안쪽 양옆의 상부에 달려 있다.[35] 설명이 14편에 있다.

I 심장은 양쪽 폐(肺) 사이에 있다. 설명이 15편에 있다.

J 게루관(奇縷管)[36]은 왼쪽 겨드랑이 뒤쪽을 흐른다.[37] 설명이 71편에 있다.

K 식도(食道)는 기관(氣管)과 폐(肺)의 뒤쪽에 있다. 설명이 20편에 있다.

○흉부는 내부에 있는 것들을 보호하고, 호흡(呼吸)을 조절하며 혈액을 순환시킨다.

은 종격흉막, 전방은 흉골, 후방은 척주, 하방은 횡격막으로 둘러싸인 부분이다. 『중정해체신서』에서는 수격(竪隔)이라고 했으며, 나머지의 설명은 같다.

33) 늑막(肋膜)으로, 흉강과 폐의 안쪽, 횡격막의 윗면을 덮고 있는 막이다. 흉강은 벽측늑막(壁側肋膜)에 의해, 폐는 장기늑막(臟器肋膜)에 의해 덮여 있다. 벽측늑막은 폐의 기부에서 다시 접혀서 장기늑막이 된다. 오른쪽, 왼쪽 두 개의 늑막강이 있는데 각각은 서로 연결되어 있지 않으며, 늑막은 편평세포의 얇은 판인 중피(中皮)로 이루어졌다.

34) 원본에서는 "종격(縱隔)은 흉골(胸骨) 아래 있는 두 개의 막으로 흉골과 척추골에 고착(固着)하고 있으며, 흉곽(胸廓)을 기준으로 좌우로 나눈 사이에 심장이 드리워져 있다. 종격은 흉막(胸膜)의 연속인데, 흉막은 두 개의 자루를 만들고서 각각 폐를 둘러싸고 있다"(小川鼎三·酒井シツ, 앞의 책, 274쪽).

35) 원본에서는 "가슴 내부의 양쪽에 있다"고 하였다.

36) 흉관(胸管)이다.

37) 원본에서는 "후방에서부터 좌측으로 간다"고 하였다(小川鼎三·酒井シツ, 같은 책, 274쪽).

14 폐肺篇

○폐(肺)¹⁾는 흉부의 안쪽, 심장의 좌우에 나란히 있다. 스펀지 같은 모양이며, 주된 기능은 호흡이다.

○형태는 팽창하면 수소의 발굽을 거꾸로 한 모습²⁾과 유사하다.³⁾

○폐의 이대엽(二大葉)을 둘러싸는 것이 종격막(縱膈膜)⁴⁾이다. 구분하면

A 우폐의 대엽[右肺之大葉]과

B 좌폐의 대엽[左肺之大葉]이다. 좌우가 각각 나뉘어서 두 개나 세 개

---

1) 폐는 흉강 내에 있는 한 쌍의 반원추상의 기관이며, 그 표면은 폐흉막(肺胸膜)에 싸여 있다. 폐의 표면은 늑골면, 횡격면, 종격면으로 나뉜다.

2) 원본에서는 "뒤집힌 수소의 발굽"이라고 하였다(小川鼎三・酒井シヅ, 앞의 책, 274쪽).

3)【네덜란드의 풍속에 수소는 반드시 고환(睾丸)을 제거하기 때문에, 발굽이 정상의 것과 다르다.】

4) 원본에서는 "폐는 종격에 의해 이대엽(二大葉)으로 나뉜다"고 하였다(小川鼎三・酒井シヅ, 같은 책, 274쪽). 실제 종격은 양 폐 사이에 있는 공간을 말하는데, 이것을 막으로 해석했기 때문에 오역한 것이다(酒井シヅ, 앞의 책, 135쪽). 『중정해체신서』 역시 잘못 해석하고 있다.

폐편도(肺篇圖)

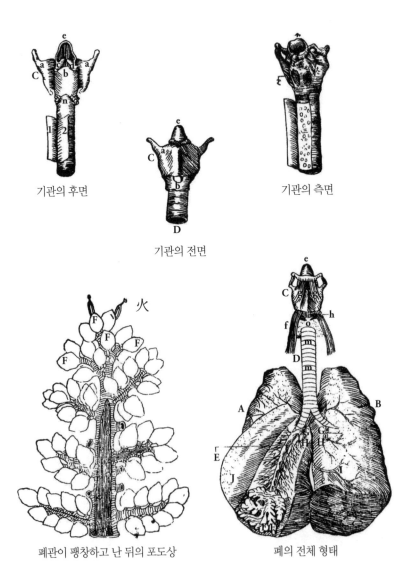

기관의 후면

기관의 전면

기관의 측면

폐관이 팽창하고 난 뒤의 포도상

폐의 전체 형태

가 된다.[5]

○폐의 하부인 아래로 드리워지는 곳은 넓지만, 상부는 좌우가 서로 마주하며 단단하게 이어져 있다.[6]

폐의 혈관[肺系]은 심장으로 통한다.[7]

폐를 둘러싸는 것은 늑골(肋骨), 추골(椎骨) 그리고 종격막(縱膈膜) 이다.[8]

폐의 위쪽은 기관(氣管)인데,[9] 후두(喉頭)에서 시작해 식도(食道)와

---

5) 원본에서는 "양엽(兩葉)은 다시 소엽(小葉)으로 나뉜다"고 하였다(小川鼎三·酒 井シヅ, 앞의 책, 274쪽). 우폐(右肺)는 상·중·하엽의 3엽으로 되어 있고 좌폐(左 肺)보다 크며, 좌폐는 상·하엽의 2엽으로 되어 있다. 이러한 점을 고려한다면 폐 를 매우 사실적으로 그려내고 있음을 알 수 있는데, 겐파쿠 등이 실제 폐의 모습 을 보고서 이렇게 번역을 한 것인지, 다른 해부서를 보고 이와 같이 설명하였는지 분명하지 않다.

6) 원본에서는 "폐는 하단이 분리되어 있으며, 위쪽은 단단하게 고정되어 있다"고 하였다(小川鼎三·酒井シヅ, 같은 책, 274쪽).

7) 원본에서는 "심장과 폐의 혈관계로 고정되어 있다"고 하였다(小川鼎三·酒井シ ヅ, 같은 책, 275쪽).

8) 원본에서는 "흉골, 척추골과는 종격(縱隔)으로 고정되어 있다"고 하였다(小川鼎 三·酒井シヅ, 같은 책, 275쪽). 한편 『중정해체신서』에서는 늑골 대신 흉골인 억 중골이라고 하였다.

9) 원본에서는 "기관으로 고정되어 있다"고 하였다. 바로 뒤에 "기관은 라틴어로 asprea arteria, thrachea, fistula pulmonalis라고 불린다"고 하였는데 생략되었다(小 川鼎三·酒井シヅ, 같은 책, 275쪽). 이에 대해 오가와는 『난학사시』에서 겐파쿠가 번역을 시작한 지 1년여 지나면서 읽는 속도가 빨라졌다고 했을 때, 그들이 라틴 어 부분을 생략하였을 가능성을 제시하였다. 즉 『해체신서』의 제1권에서는 라틴 어와 인명이 분명하게 기재되고 있지만 제2권 이하에서는 그와 다르게 많은 부분 이 생략되었으며, 이는 하루라도 빨리 『해체신서』를 출판하고자 하였던 겐파쿠의 의도에 따라 중요하게 여겨지지 않는 부분은 무시되었던 것으로 보인다고 한다

나란히 목을 거쳐 바로 폐에 연결된다.[10] 자세하게 구분하면,

   ᶜ후두(喉頭)[11]는 설골(舌骨)에 연결된 곳이다.[12] 여기에 속하는 것
   으로 다섯 개의 연골(軟骨)이 있다.

     ᵃ갑양연골(甲樣軟骨)[13]과

     ᵇ지환연골(指環軟骨)[14]과

     ᶜ·ᵈ피열연골(披裂軟骨)[15]과

     ᵉ회염(會厭)[16]이다. 회염 역시 연골이다.[17] 이것에 부속하는 것으

   (小川鼎三·酒井シヅ, 앞의 책, 412쪽).

10) 원본에서는 "기관(氣管)은 연골성(軟骨性)으로, 후두(喉頭)에서 시작하여 경부
(頸部)를 거쳐 식도의 앞에서 위쪽으로 폐까지 이어진다"고 하였다(小川鼎三·
酒井シヅ, 같은 책, 275쪽).

11) 『중정해체신서』에서는 이를 후롱(喉嚨)이라고 칭하였고, 후롱이 설골 등과 접하
는 부위에 있는 구멍을 후두피열(喉頭披裂)로 이름붙였다.

12) 원본에는 이 뒤에 "그 입구를 성문(聲門)이라고 한다"고 말한 부분이 있는데, 생
략되었다(小川鼎三·酒井シヅ, 같은 책, 275쪽).

13) 갑상연골(甲狀軟骨)로 설골 아래에 있는 최대의 후두연골이며, 그 좌·우판은
후두의 전·측벽을 구성한다. 『중정해체신서』에서는 갑상연골(甲狀軟骨)이며,
앞쪽에 튀어나온 것을 결후(結喉)라고 하였다.

14) 윤상연골(輪狀軟骨)로 갑상연골 아래에 있는 반지 모양의 연골로서 후두하부를
형성한다. 『중정해체신서』에서는 환상연골(鐶狀軟骨)이라고 하였다.

15) 원본에서는 "두 개의 피열연골(披裂軟骨)"이라고 하였다(小川鼎三·酒井シヅ,
같은 책, 275쪽). 피열연골은 한 쌍의 삼각추 모양의 작은 연골이며, 윤상연골 후
상면에 얹혀 있다. 이 연골저의 전면에는 성대돌기가 있으며, 여기에 갑상연골
을 향해 성대가 걸쳐 있어 발성의 기본이 된다. 한편 『중정해체신서』에서는 피
열쌍연골(披裂雙軟骨)이라고 하여, 피열연골이 한 쌍으로 되어 있음을 지적하
였다.

16) 후두개연골(喉頭蓋軟骨)로 혀의 기저부에서 후두 입구의 전상방에 돌출되어 있
는 주걱 모양의 연골이며, 후두개의 기초가 된다.

17) 이상의 연골 이외에도 피열연골 상단에 붙어 있는 소각연골(小角軟骨), 피열연

로 인대와 키리이루가 있으며, 다섯 개의 연골을 움직이는 일곱 쌍의 근육이 있다.

f 흉부에서부터 갑양골(甲樣骨)로 이어지는 근육[18]은 회염(會厭)을 아래로 당겨서 내려가게 한다.

g 설골(舌骨)에서부터 갑양골로 이어지는 근육[19]은 회염을 당겨서 움직이게 한다.

h 지환갑양근(指環甲樣筋)[20]

i 지환피열하근(指環披裂下筋)[21]

j 지환피열방근(指環披裂傍筋),[22] 이상 세 개의 근육은 회염과 피열(披裂)[23]이 열리도록 한다.[24]

골과 후두개 연골 사이에 있는 설상연골이 있다.

18) 흉골갑상근(胸骨甲狀筋)으로 갑상연골에 붙어 있는데, 『중정해체신서』에서는 기흉연갑근(起胸連甲筋)이라고 했다.

19) 갑상설골근(甲狀舌骨筋)이며 흉골갑상근과 마찬가지로 갑상연골에 붙어 있으며, 『중정해체신서』에서는 설골연갑근(舌骨連甲筋)이라고 하였다.

20) 윤상갑상근(輪狀甲狀筋)으로 갑상연골을 앞 아래쪽으로 끌어내리고, 성대를 긴장시킨다. 『중정해체신서』에서는 환갑열근(鐶甲裂筋)이라고 하였다.

21) 후윤상피열근(後輪狀披裂筋)인데 피열연골의 외측 끝을 뒤편 아래쪽으로 끌어당겨 성대문의 틈새를 넓어지게 한다. 『중정해체신서』에서는 환열후연근(鐶裂後連筋)이라고 명명하였다.

22) 외측윤상피열근(外側輪狀披裂筋)이며 피열연골의 외측근을 앞바깥쪽으로 끌어당김으로써, 성대문의 틈새를 좁히며 성대를 이완시킨다. 『중정해체신서』에서는 환열측연근(鐶裂側連筋)이라고 했다.

23) 이를 연골(軟骨)이라고 하였는데 정확하게는 성문(聲門), 즉 좌우 성대주름의 가장 좁은 부분을 말하는 것으로 생각된다.

24) 원본에서는 "후두의 피열(披裂)을 연다"고 하였다(小川鼎三·酒井シヅ, 앞의 책, 275쪽).

ᵏ피열근(披裂筋)²⁵⁾

ˡ갑양피열근(甲樣披裂筋),²⁶⁾ 이상 두 개의 근육은 피열이 닫히
게 한다.²⁷⁾

ᴰ기관(氣管)²⁸⁾은 나뉘어져서 폐로 들어간다.

ᵐ기관의 앞면은 연골(軟骨)이다.²⁹⁾ 형태는 끊어진 고리를 포개놓
은 것과 같은데,³⁰⁾ 고리의 수는 스무 개다.

ⁿ기관의 뒷면은 세 겹이다.³¹⁾ 첫 번째가 박막(薄膜),³²⁾ 두 번째는
박육(薄肉),³³⁾ 세 번째는 작은 키리이루 집단이다.³⁴⁾

---

25) 횡사피열근(橫斜披裂筋)으로 좌우의 피열연골 사이에 붙어 있는 근육이며, 성
   대문의 틈새를 좁힌다.『중정해체신서』에서는 쌍열근(雙裂筋)이라고 하였다.

26) 갑상피열근(甲狀披裂筋)이며 갑상연골의 내측에서 피열연골의 내측 앞부분에
   붙는 근육으로서, 성대주름의 속부분을 주행하기 때문에 성대근육이라고도 한
   다. 성대문의 틈새를 좁히고 성대주름을 이완시킨다.『중정해체신서』에서는 갑
   열연근(甲裂連筋)이라고 했다.

27) 원본에서는 "성문(聲門)을 닫는다"고 하였다(小川鼎三·酒井シヅ, 앞의 책,
   275쪽).

28) 기관은 윤상연골 하연의 높이에서 후두에 이어서 하행하는 근연골성(筋軟骨性)
   관이다. 제6경추에서 제4·5흉추까지 하행한 다음 여기서 좌우 기관지로 분기하
   는데, 그곳을 기관분기구라고 한다.『중정해체신서』에서는 기관을 기관간(氣管
   幹)이라고 하였는데, 나머지의 설명은 대부분 같다.

29) 기관의 전면은 기관의 기초가 되는 기관연골로, 말발굽형으로 되어 있다.

30) 원본에서는 "반원형의 연골"이라고 하였다(小川鼎三·酒井シヅ, 같은 책,
   276쪽).

31) 기관의 후면에는 근·막성 조직이 붙어 있는데, 점막·호흡상피·점막고유층
   이다.

32) 막층(膜層)을 말한다.

33) 근층(筋層)을 의미한다.

34) 점막층(粘膜層)이다. 점막 아래의 조직 중에 기관선(氣管腺)이 많이 있는
   곳이다.

ᵒ그 윗면 양쪽에 커다란 키리이루가 붙어 있는데, 갑양키리이루(甲
樣機里爾)³⁵⁾라고 한다.

ᴱ폐관(肺管)³⁶⁾은 기관이 나뉜 것으로 바로 양쪽의 폐로 들어가며, 나
뉘어 여러 개의 가지가 된다. 가지의 모든 끄트머리에는 소낭(小囊)
이 있어서, 폐를 팽창시킬 수 있다.

ᵒ폐에 속하는 스펀지와 같은 것으로

ᶠ폐의 소낭(小囊)³⁷⁾은 폐관의 가지에 붙어 있는데, 말단 부위가 여러
개의 가지로 나뉜다. 각각의 끝부분을 팽창시키면 포도(葡萄) 모양
처럼 된다.³⁸⁾

ᴳ폐의 동맥(動脈)은 심장의 우심실[心右方]과 연결되어 있어서, 혈
액이 폐로 들어가게 한다.

ᴴ폐의 혈맥(血脈)은 심장의 우심실로부터 받은 혈액을 좌심실[心左

---

35) 갑상선(甲狀腺)을 말한다. 갑상선은 후두하부에서부터 기관 상단부에 걸쳐서
나비 모양으로 붙어 있는 편평기관이다. 타이록신 등의 호르몬을 분비하여 전신
세포의 물질대사를 항진시키고, 뼈나 생식선의 발육, 성숙을 촉진하는 등 기초
대사에 관한 중요한 작용을 한다.

36) 기관지(氣管支)인데, 기관분기부에서 좌우로 갈라진 기관이며 좌·우폐문부로
향한다. 『중정해체신서』에서는 폐관지(肺管支)라고 하였다.

37) 폐포(肺胞)를 말한다. 기관지의 최소단위로, 0.1~0.2밀리미터 크기인 반구상의
주머니 형태다. 밖의 공기가 이 폐포 내로 들어와 폐포벽을 만드는 호흡상피를
통과하면서 벽에 있는 모세혈관망 내의 혈액과 가스교환을 한다. 즉 호흡을 통
해 들어간 공기의 산소와 혈액 내의 이산화탄소가 교환된다. 『중정해체신서』에
서는 폐관소낭(肺管小囊)이라고 하였고, 나머지 설명은 같다.

38) 원본에서는 "폐포(肺胞)는 세기관지(細氣管支)에서 포도 형태의 외관을 보이며
달려 있다"고 하였다(小川鼎三·酒井シヅ, 앞의 책, 276쪽).

方]로 들어가게 한다. 폐는 이 혈액으로부터 양분을 얻는다.

ㅣ폐관의 동맥 및 정맥이 함께 폐에 영양을 공급한다.[39] 설명이 16·17
편에 있다.

J막(膜)[40]이 양쪽의 폐를 둘러싸고 있다.

ㅇ폐는 공기를 들이마심으로써 팽창할 수 있다. 팽창하는 이유는 기관
(氣管)에서 먼저 공기를 받아들인 다음 기관의 가지로 전달하여, 소낭에
전부 보내기 때문이다.

폐의 동맥과 정맥은 우심실[心之右方]의 혈액을 받아서 좌심실[心之左
方]로 보내는 역할을 한다.

폐가 수축하고 팽창하는 것은 혈액을 맑게 하기 위해서다.[41] 또 폐의
용도는 말[言語]을 조화롭게 하고, 끈끈한 오물을 없애는 것이다.

---

39) '폐를 영양한다'는 원본에 없는 표현으로, 겐파쿠 등이 첨가하였다(小川鼎三·酒
井シツ, 앞의 책, 276쪽). 이상의 내용은 『중정해체신서』에서도 차이가 없다. 다
만 폐동혈맥(肺動血脈), 폐정혈맥(肺靜血脈)으로 명칭을 고쳤는데, 폐관동맥(肺
管動脈), 폐관정맥(肺管靜脈)이라고 쓰고 있다는 점이 독특하다. 전체적으로는
폐관동혈맥이나 폐관정혈맥이라고 해야 옳기 때문이다.

40) 폐흉막(肺胸膜)을 말하는데, 『중정해체신서』에서는 폐막(肺膜)이라고 하였다.

41) 원본에서는 "폐는 혈액을 움직여서 맑게 정화시킨다"고 하였다(小川鼎三·酒井
シツ, 같은 책, 276쪽).

15 심장心篇

○심장[心]은 살로 된 하나의 자루다. 흉부의 안쪽, 양쪽 폐(肺) 사이에 매달려 있고 포막(胞膜)[1]이 둘러싸고 있으며 혈액을 운행시킬 수 있다.

○형태는 위가 둥글고 아래는 뾰족한데, 케게루[2]처럼 생겼다.

ᴬ상부[3]는 크고 이곳저곳에 부착되어 있다.

ᴮ하부[4]는 뾰족하며 다른 곳과 연결되어 있지 않다.[5]

---

1) 심낭막(心囊膜)이다. 심장을 둘러싸고 있는 막이며, 크게 두 부분으로 나뉜다. 심장을 싸며 심장과 붙어 있는 부분을 장측심낭막(臟側心囊膜)이라 하고, 폐와 경계를 이루며 폐의 염증이 심장으로 파급되지 않도록 하는 부분을 벽측심낭막(壁側心囊膜)이라고 한다. 이 두 심낭막 사이의 공간에 심낭강(心囊腔)이 있다.

2) 【오란다인이 갖고 노는 도구의 명칭이다. 아직 피지 않은 연꽃을 거꾸로 매달아놓은 것처럼 생겼다.】 케게루에 대한 설명은 스기타 겐파쿠가 삽입한 내용이다. 케게루(kegel)는 볼링의 기원이 되는 놀이로, 13~14세기에 독일에서 행해지던 종교의식에서 시작했으나 이후 유럽지역에서 운동으로 유행했다고 한다. 여기서 말하는 케게루는 볼링핀을 의미하며, 심장의 모양이 볼링핀을 거꾸로 놓은 것과 유사하다는 말이다.

3) 심저(心底)를 말한다.

심편도(心篇圖)

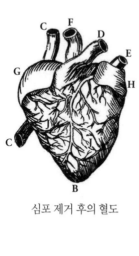

심포 제거 후의 혈도

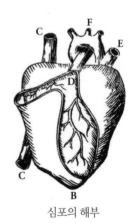

심포의 해부

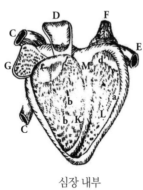

심장 내부

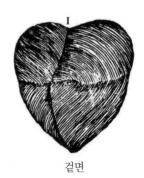

겉면

심장에 속한 맥판

○심장의 주변과 심장에 속한 것으로

○종격막(縱膈膜)은 설명이 13편에 있다. 흉키리이루(胸機里爾)[6]는 설명이 27편에 있다.

○심포(心胞)[7]는 이중의 광택이 있는 막(膜)이다. 심포가 심장을 둘러싸고 있으며, 그 사이에 액(液)[8]이 있다.

> 내가 살펴보니 카스파르가 "그 액체는 담홍색(淡紅色)이며, 심장이 매끄럽게 움직이도록 한다"고 말하였다.

○네 개의 대맥(大脈)[9]이 있는데, 구분하면

C 혈맥대간(血脈大幹)[10]은 설명이 17편에 있다.

D 폐동맥(肺動脈)은 설명이 14편에 있다. 함께 우심실[心之右方]에 속한다.

E 폐혈맥(肺血脈)[11]은 설명이 14편에 있다.

F 동맥대간(動脈大幹)[12]은 설명이 16편에 있다. 함께 좌심실[心之左

---

4) 심첨(心尖)을 말한다.

5) 『중정해체신서』에서는 상부를 저(底), 하부를 첨(尖)이라고 하였다.

6) 흉선(胸腺)이다. 가슴의 앞 위쪽에 위치한 림프성 장기로서, 사춘기에 최고의 무게에 달했다가 이후에 퇴축한다. 이것은 세포매개 면역 기능의 발달과 성숙에 필요한 장기며, 결합조직에 의해 결합된 두 개의 엽으로 되어 있다.

7) 심포는 심막(心膜) 또는 심낭막이라고도 하는데, 위의 각주 1)을 참조하시오. 『중정해체신서』에서는 심낭(心囊)이라고 하였다.

8) 원본에서는 '심막액'이라고 하였다(小川鼎三·酒井シヅ, 앞의 책, 277쪽). 심막액(心膜液)은 장측심낭막과 벽측심낭막 사이에 있는 심막강 안을 부드럽게 적시고 있는 액체다. 이로 인해 심장이 주위 조직과 마찰하는 일 없이 수축 및 확장 운동을 할 수 있다.

9) 대혈관(大血管)으로 대동맥·대정맥, 폐동맥·폐정맥을 말한다.

10) 대정맥(大靜脈)으로 「혈맥편」에서 다시 설명한다.

11) 폐정맥(肺靜脈)으로 「혈맥편」에서 다시 설명한다.

方]에 속한다.

○전체의 모양[13]을 구분하면,

ᴳ우이(右耳)[14]와

ᴴ좌이(左耳)[15]가 있는데, 좌우 각각의 역할이 있다.[16]

ᴵ전체의 형태는 미세한 살과 근육이 착종(錯綜)해서 만들어졌다.[17]

ᴶ관맥(冠脈)[18]은 (심장을) 기르는 역할을 한다.

ᴷ심장의 우방(右方)[19]은 얇고 크다.

---

12) 대동맥(大動脈)으로 「동맥편」에서 다시 설명한다.

13) 원본에서는 "심장은 단단한 근섬유(筋纖維)로부터 나온다"고 하였다(小川鼎三·酒井シヅ, 앞의 책, 278쪽).

14) 우심방(右心房)을 말한다.

15) 좌심방(左心房)을 말한다. 심장이 좌우의 심실과 좌우의 심방, 즉 4실로 되어 있다고 분석한 것은 18세기 중반이었다. 그 때문에 여기서 "심장은 좌우의 심실로 되어 있다"고만 말하고, 심이(心耳)의 심방으로서의 역할은 아직 구분되어 있지 않다(酒井シヅ, 앞의 책, 140쪽).

16) 원본에서는 "양자는 같은 것으로, 심장과 같은 물질이다"라고 하였다(小川鼎三·酒井シヅ, 같은 책, 278쪽). 쿨무스의 해부서에서는 심장은 좌우의 심실(心室)로 구성되며, 심방(心房)의 대부분은 대정맥 또는 폐정맥의 기저로 여겨졌다. 따라서 심방과 심실 사이에 있는 판은 정맥과 심장 사이의 판으로 이해되었다. 그와 같은 이유로 부도에서는 심이(心耳)를 대정맥의 기저와 관계가 없는 심실로부터 돌출한 것으로 그렸으며, 그 역할도 정확하게 알려지지 않았다(小川鼎三·酒井シヅ, 같은 책, 412쪽).

17) 원본에서는 "심장의 근섬유"라고 하였다(小川鼎三·酒井シヅ, 같은 책, 277쪽).

18) 관상동맥(冠狀動脈)이다. 이에 대해서는 다음 편에서 기술한다. 『중정해체신서』에서는 모심동맥(帽心動脈)이라고 하였다.

19) 우심실(右心室)이다. 이는 형태가 얇고 넓다는 점에서 파악할 수 있다(小川鼎三·酒井シヅ, 같은 책, 278쪽).

ㄴ심장의 좌방(左方)[20]은 우방(右方)보다 두꺼우며 가늘고 길다.

ᴹ심장의 중격(中隔)[21]이 (심장을) 좌우로 분리한다.

ᵃ안쪽 면에는 작은 살덩어리가 모여 있다.

ᵇ안쪽 면의 작은 살덩어리 사이에 깊이 들어간 곳이 있다.[22]

ᶜ삼첨판(三尖瓣)[23]은 혈맥(血脈)이 끝나는 곳에 있다.[24]

ᵈ미테루스(米的縷私)[25] 모양의 판[26]은 폐정맥[肺血脈]이 붙어 있는 주위에 있다.

ᵉ편월양판(片月樣瓣)[27]은 대동맥[動脈大幹] 및 폐동맥(肺動脈)이

---

20) 좌심실(左心室)이다.

21) 심실중격(心室中隔) 또는 실간중격(室間中隔)이라고 하는데, 이것으로 심실이 좌우로 나뉜다. 『중정해체신서』에서는 심중격(心中隔)이라고 하였다.

22) 【두 줄이 있어서 복숭아 열매에서 씨를 뺀 모습과 같다고 설명한다.】『중정해체신서』에서는 이것을 각각 심내소육첨(心內小肉尖)과 육첨간와(肉尖間窪)라고 하였다.

23) 현재에도 삼첨판이라고 사용한다. 방실판의 하나로, 우방실에 있으며 세 개의 판첨으로 되어 있다. 『중정해체신서』에서는 삼첨양장막(三尖樣障膜)이라고 해서, 판 대신 장막이라는 용어를 사용했다.

24) 원본에서는 "대정맥의 기시부(起始部)에 있다"고 하였다. 현재는 우심방과 우심실의 경계에 있는 판을 삼첨판이라고 말한다. 당시에는 아직 대정맥과 심방(心房)을 구별하지 않았다. 또 원본의 '기시부'를 '끝나는 곳'이라고 번역했던 것은, 혈액순환의 입장에서 봤을 때 대정맥이 심장으로 가는 마지막이기 때문이다(小川鼎三·酒井シヅ, 앞의 책, 278쪽).

25) 【네덜란드인이 착용하는 흰 천으로 만든 모자.】로마 교황 등 높은 지위의 성직자가 머리에 쓰는 관이다(酒井シヅ, 앞의 책, 140쪽).

26) 승모판(僧帽弁)이다. 방실판의 하나로, 좌방실에 있으며 두 개의 판첨으로 되어 있어서 이첨판이라고도 한다. 『중정해체신서』에서는 승모양장막(僧帽樣障膜)이라고 하였다.

27) 반월판(半月瓣)인데 세 개의 판막으로 심실의 동맥구에 있으며, 판막의 모양이 반달과 같다고 하여 반월판이라고 한다. 이것은 다시 상행대동맥의 기부에 있는

시작하는 부위에 있다.

○심포(心胞)는 차가운 공기를 폐(肺)로부터 받아서, 심장을 자양(滋養)한다.

여러 개의 판(瓣)이 혈액의 출입을 조절하고, 혈액이 멋대로 흐르지 않도록 한다.[28]

심장은 혈액의 운행을 주관한다. 혈액은 원래 게루(奇縷)[29]로부터 만들어진 것으로, 설명이 21편에 있다. 게루가 혈액으로 변하여, (온몸을) 운행하다가 심장의 우심실[心之右方]로 돌아간다. 혈액은 위쪽으로 흘러 양쪽의 폐(肺)로 들어간다. 설명이 14편[30]에 있다. 혈액이 또 심장의 좌심실[心之左方]로 내려갔다가 다시 위로 흘러 대동맥[動脈大幹]으로 들어가고 동맥의 가지와 미세한 부위까지 전해져, 혈액이 온몸을 돌아 미치지 않는 곳이 없다. 혈액이 도달한 곳[31]에서 정맥과 합쳐져서, 정맥의 가지와 미세한 부분을 거쳐 대정맥[血脈大幹]에 모여 다시 우심실로 내려가는데, 마치 끝없이 순환하는 듯하다. 심장이 수축하면 피는 심방[心之耳]에 있는데, 이때에 심판(心瓣)[32]이 닫히고 맥판(脈瓣)[33]이 열리면서

대동맥판과 폐동맥 간의 기부에 있는 폐동맥판으로 구분된다. 『중정해체신서』에서는 반월양장막(半月樣障膜)이라고 했다.
28) 원본에서는 "심장의 판막은 혈관의 바로 앞에 위치해서, 혈액의 역행을 방지한다"고 하였다(小川鼎三・酒井シヅ, 앞의 책, 279쪽).
29) 유미(乳糜)다.
30) 【卜, チ 부호의 부분.】즉 「폐편」의 G・H에 해당하는 부분으로 폐동맥・폐정맥을 말한다.
31) 즉 모세혈관을 말한다.
32) 심판(心瓣)이란 승모판과 삼첨판을 말한다.
33) 맥판(脈瓣)은 반월판을 지칭한다.

(심장에 있던) 혈액이 대동맥으로 들어간다. 심장이 확장하면 맥판이 닫히고 심판이 열리면서, 다시 이때 심방에 전달된 혈액과 심방에 쌓여 있던 혈액이 함께 심장 안으로 들어간다.[34]

『중정해체신서』의 부가 설명

심장은 혈액을 내보내고 들여오는 것을 주로 하는데, 여러 맥(脈)이 심장에 연속하여 전신의 여러 부분으로 운행하면서 분포한다. 대개 혈액이라는 것은 유미(乳糜)가 변화한 것으로, 즉 음식이 죽처럼 물러진 것이다. 유미가 유미관을 따라 올라가서, 역행하여 심장으로 들어가는 혈액과 서

---

34) 이상은 혈액순환의 설명으로 일본에 혈액순환이 최초로 소개된 것이며(酒井シヅ, 앞의 책, 140쪽), 원본에서는 다음과 같이 말한다. "심장은 혈액을 순환하는 역할을 한다. 즉 음식물에서 얻은 유미(乳糜)가 (심장에서) 나오는 혈액에 섞여 우심실로 운반되며, 이어서 폐동맥을 통해 위쪽의 폐(肺)로 올라간다. 폐정맥을 통해 다시 좌심실로 유입되고, 최후에는 심장으로부터 대동맥과 그 가지들을 통해 전신에 이르는 곳마다 영양을 공급하기 위해 운반된다. 그러나 영양을 주는 능력이 없는 혈액은 정맥의 작은 가지를 경유해서 대정맥으로 향하고, 그것을 통해 다시 우심실로 들어간다. 전술한 것과 같은 방법으로 폐를 통과해서 다시 앞으로 나아간다. 심장이 수축하면─이것을 수축기(收縮期)라고 한다─유입된 혈액이 심이(心耳)에서 끝나지만, 심이가 혈액으로 확장되면 저절로 수축하여 심장(심실의 장소)으로 보내진다. 이때 심실은 확장한다─이것을 확장기(擴張期)라고 한다." 이 중에서 『해체신서』에서는 혈액순환의 목적이라고 할 영양물을 전신의 말단에까지 운반한다는 사실은 번역하지 않았다. 그리고 주목할 것은 당시에는 아직 산소가 발견되지 않아서 폐의 호흡과 간장·신장의 역할이 충분히 이해되지 않았기 때문에, 쿨무스의 해부서에서는 혈액순환의 생리적 역할로 영양의 공급이 가장 중요하다고 보았다는 사실이다. 여기에는 이보다 약간 앞서 발견된 림프계가 과대평가되어 혈액순환의 역할을 이와 같이 이해하는 데 영향을 크게 미쳤다고 한다(小川鼎三·酒井シヅ, 앞의 책, 413쪽).

로 섞여서 붉은 액체로 바뀌고 심장의 우심실로 들어간다. 이어 폐동혈맥(肺動血脈)을 경유하여 양쪽의 폐로 옮겨지고, 다시 폐정혈맥(肺靜血脈)을 통해 내려와 심장의 좌심실로 들어간다. 좌심실은 그것을 받아서 동혈맥간(動血脈幹)을 통하여 혈액을 보낸다. 동혈맥이 상하로 나뉘어가고 혈액도 그것을 따라 상하로 가면서, 가지에서부터 말초로 나아가는데 지극히 미세한 곳에까지 두루 미친다. 혈액이 두루 돌면서 관개(灌漑)하여서 영양(榮養)이 자급되어 이르지 않는 곳이 없으며 잠시도 쉬지 않는다. 말초에 연결된 정혈맥(靜血脈) 세관(細管)에 피를 전해주면 세관은 그것을 받아 역행하는데, 세관으로부터 점차로 커져 마침내는 정혈맥간(靜血脈幹)으로 모여 다시 심장의 우심실로 들어간다. 한 번 들어가고 한 번 나오고, 끝나면 다시 시작하여서 순환함에 끝이 없고 항상됨에 쉼이 없다.[35]

대개 혈액이 심장으로 출입하는 것은 전적으로 심실이 수축하고 팽창하는 두 가지 작용에 의한 것이다. 심장이 수축하면 혈액이 나가고, 심장이 팽창하면 혈액이 들어간다. 한 번 나오고 한 번 들어가는데, 반드시 양이(兩耳)를 거쳐 심실이 열리고 닫히니, 장막(障膜)이 하는 작용이다.[36]

---

35) 『重訂解體新書』 권3, 「心篇第十五」, "心子主出納血液 諸脈連屬之 以運行分布全身諸部矣 蓋血液者乳糜之化變 卽成於飮食之所糜熟也 乳糜經其本道而上 與逆行歸心之血相混化 變爲紅液 以入於心右室 而由肺動血脈上輸兩肺 更由肺靜血脈下入心左室 左室受之 由動血脈幹 彈射其血 分行上下 順上順下 自枝往梢 遍達至微 至細之處 周流灌漑 榮養資給 無所不至 而不竟休止 傳注之其末梢所接續之靜血脈細管 細管受之逆行 而自細漸大 終會湊於本幹 再歸入心右室 一入一出 終而復始 循環無端 經常不息."

36) 『重訂解體新書』 권3, 「心篇第十五」, "蓋血液之出入心臟也 全因心室有斂縮展脹之二機矣 心縮血出 心脹血入 一出一入 必由兩耳 心室開闔 則障膜之所爲也."

16 동맥動脈篇

○동맥(動脈)은 좌심실[心之左方]에서 시작해, 그 가지가 전신에 분포한다.[1] 그중에 미세하여 이름을 붙일 수 없는 것은 여기서 거론하지 않는다.[2]

○가지 가운데 이름붙일 수 있는 것에

◉대동맥[幹][3]에서 상행하는 부분을 궁(弓)이라고 한다.[4] 그 이외

---

[1] 동맥계는 크게 상행대동맥(上行大動脈), 대동맥궁(大動脈弓), 흉부대동맥(胸部大動脈), 복부대동맥(腹部大動脈), 총장골동맥(總腸骨動脈)으로 구분된다. 『해체신서』에서는 동맥이라고 하였지만, 『중정해체신서』에서는 동혈맥(動血脈) 또는 대박동맥(大搏動脈)이라고 하였다.

[2] 원본에서는 "이름 없는 가지와 분지로 확장되어간다"고 하였다(小川鼎三 · 酒井シヅ, 앞의 책, 279쪽). 『중정해체신서』에서는 "(몸에) 퍼지고, 가지가 많으며, 미세하게 나뉘는 까닭에 형상을 거의 말할 수 없다"고 하였다(『重訂解體新書』 권3, 「動血脈篇第十六」, "至其所散蔓數枝細別 則殆不可名狀也").

[3] 대동맥(大動脈)으로 동맥계에서 가장 큰 줄기다. 즉 심장의 좌심실부터 출발하여 좌우 총장골동맥까지를 말한다.

[4] 상행대동맥(上行大動脈)이다. 좌심실에서 동맥혈을 신체 각 부위에 보내는 원줄기로 직경이 3센티미터 정도며, 대동맥궁까지 이어지는 부분을 상행대동맥이

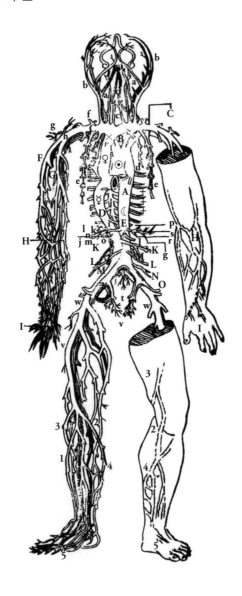

에 커다란 동맥이 세 개가 있다.

^A하나는 심장의 관맥(冠脈)⁵⁾으로 궁맥(弓脈)의 하부,⁶⁾ 심판(心瓣)⁷⁾
의 위치에 있다.

^B하나는 조위맥(鳥胃脈)⁸⁾으로 오른쪽 결분골(缺盆骨)⁹⁾ 아래 있다.
다시 그 가지가 여기서부터 팔에까지 미친다.¹⁰⁾

  ^a조위내맥(鳥胃內脈)¹¹⁾은 위로 올라가서 뇌(腦)에 이어져 넓게 펼

라고 한다. 궁(弓)은 대동맥궁을 말하는데, 상행대동맥에 이어지는 아치 모양의
부위로 제2늑연골 높이에서 제4흉추체에 이르는 혈관이다. 『중정해체신서』에
서는 이를 궁(弓) 또는 대박동맥상간(大搏動脈上幹)이라고 하였다.

5) 관상동맥(冠狀動脈)이다. 심장벽은 매우 두껍기 때문에 그 내부에 흐르는 혈액
의 침투만으로는 심장 전체에 영양을 공급할 수 없다. 그래서 심장벽의 영양동
맥으로 상행대동맥이 시작되는 곳에 관상동맥이 분기된다. 『중정해체신서』에
서는 모심동맥(帽心動脈)이며 궁하(弓下)의 장막(障膜) 옆에서 시작한다고 하
였다.

6) 대동맥(大動脈)의 기시부를 말한다.

7) 대동맥판(大動脈瓣)을 말한다. 대동맥판은 반월판 가운데 하나로, 상행대동맥
의 기부에 있다.

8) 총경동맥(總頸動脈)을 말한다. 원본에서 'krop-slagaderen'이라고 하였는데, 이
때 krop은 '새의 위(胃)' 또는 '머리'[頭]의 의미가 있으며 전자가 보통 일반적
으로 사용된다. 그로 인해 본래의 뜻과는 다르게 번역되었다(小川鼎三·酒井シ
ヅ, 앞의 책, 279쪽). 총경동맥은 주로 두부와 안면에 분포하며, 대동맥궁으로부
터 기관과 후두 양쪽을 따라 상행하여 갑상연골상연 높이에서 내경동맥과 외경
동맥으로 갈라진다. 『중정해체신서』에서는 경동맥(頸動脈)이라고 했으며, 내행
경동맥(內行頸動脈)과 외행경동맥(外行頸動脈)으로 구분하였다.

9) 쇄골(鎖骨)을 말한다.

10) 원본에서는 "우총경동맥(右總頸動脈)은 우쇄골하동맥(右鎖骨下動脈)과 하나의
줄기였다가, 총경동맥에서 분지(分枝)하고 다시 나뉜다"고 하였다(小川鼎三·酒
井シヅ, 같은 책, 279쪽).

11) 내경동맥(內頸動脈)으로, 총경동맥에서 분기하여 경동맥관을 거쳐 두개강으로

처진다.

ᵇ조위외맥(鳥胃外脈)[12]은 위로 올라가 뇌(腦)에 이어지고 혀[舌]까지 이른다.[13]

ᶜ하나는 좌우결분골하맥(左右缺盆骨下脈)[14]인데, 여기로부터 나와 앞쪽으로 흐르는 것으로

ᶜ항맥(項脈)[15]은 목의 뒤에서 순환한다.

ᵈ늑상맥(肋上脈)[16]은 제1, 제3늑골(肋骨)의 위를 흐른다.[17]

ᵉ유맥(乳脈)[18]은 그 가지가 흉골(胸骨)로 내려가 복부[腹]에 이른다.

들어간다. 주로 뇌에 분포하며 일부는 안와 내에서 안구·안근 등에 분포한다.

12) 외경동맥(外頸動脈)으로, 내경동맥과 갈라져서 하악골의 내측을 상행하여 악관절 근처에서 악동맥, 천측두동맥(淺側頭動脈)으로 갈라진다. 두개강외, 즉 두피와 안면·치아·뇌경막 및 경부에 분포한다.

13) '뇌에 이어진다'는 원본에서 "머리 부분의 외측(外側)을 따라서 흐른다"고 하였다(小川鼎三·酒井シヅ, 앞의 책, 279쪽).

14) 쇄골하동맥(鎖骨下動脈)이다. 쇄골하동맥은 상지로 가는 혈관으로서 우측은 완두동맥에서 분지하고, 좌측은 대동맥궁의 제3지로서 기시하며, 좌우 모두 쇄골과 제1늑골 사이를 지나 액와(腋窩, 겨드랑이)로 가서 액와동맥이 된다.『중정해체신서』에서는 좌우방쇄골하동맥(左右方鎖骨下動脈)이라고 하였으며, 여기에 항동맥(項動脈)·상늑간동맥(上肋間動脈)·내동맥(嬭動脈)·액동맥(腋動脈)이 속한다고 하였다. 이는『해체신서』의 항맥·늑상맥·유맥·액맥에 각기 해당한다.

15) 추골동맥(椎骨動脈)으로 쇄골하동맥의 분지며 내흉동맥이 기시하는 위치에서 상방으로 기시하여 대공을 지나 두개강 내로 들어간다. 연수 상단에서 좌우추골동맥이 합쳐져 뇌저동맥이 된다.

16) 최상늑간동맥(最上肋間動脈)으로 제1·2늑간극에 분포하는 동맥이며, 쇄골하동맥의 분지인 늑경동맥(肋頸動脈)에서 나뉜다.

17) 원본에서는 "위에서부터 2·3번째 늑골"이라고 하여, 1번부터 3번까지의 늑골을 말하였다(小川鼎三·酒井シヅ, 같은 책, 279쪽).

18) 내흉동맥(內胸動脈)이다. 추골동맥이 분지하는 맞은편에서 분지하여 흉골 양측

ᶠ액맥(腋脈)[19]은 그 가지가 팔[20]을 거쳐서 다섯 손가락의 말단까지 이른다.

ᶜ 대동맥[幹]에서 아래로 흐르는 것은 이로부터 널리 퍼져 있다.[21]

ˣ폐관맥(肺管脈)[22]은 여기서 나뉘어 폐에 영양을 준다.

⁺늑하맥(肋下脈)[23]은 늑간(肋間)을 따라서 앞쪽으로 흐른다.

ᴰ 횡격막맥(橫膈膜脈)[24]은 나뉘어져 횡격막을 관통하고, 아래로 흘러 제맥(諸脈)에 연결된다.[25]

을 따라서 하행하여 횡격막을 관통한 후 복직근(腹直筋)에 들어가서 상복벽동맥(上腹壁動脈)이 된다.

19) 액와동맥(腋窩動脈)이다. 쇄골하동맥의 연속이며, 상완동맥(上腕動脈)에 이어지면서 완신경총(腕神經叢)으로 둘러싸여 있다. 이는 액와부를 지나서 상완동맥이 되며, 척골동맥(尺骨動脈), 요골동맥(橈骨動脈)으로 갈라져 손 부위에 분포한다.

20) 원문에서는 '노비'(臑臂)라고 하였는데, 상완(上腕)과 전완(前腕)을 말한다.

21) 하대동맥(下大動脈)을 말하는데, 여기에는 흉대동맥, 복부대동맥, 총장골대동맥이 속한다. 『중정해체신서』에서는 대박동맥하간(大搏動脈下幹)이라고 이름붙였으며, 폐관맥과 늑하맥은 각각 폐관동맥(肺管動脈), 하늑간동맥(下肋間動脈)이라고 하였다.

22) 기관지동맥(氣管支動脈)으로 기관지의 벽을 따라서 폐실질(肺實質)에 분포하는 폐의 영양혈관이다.

23) 늑간동맥(肋間動脈)인데 주로 흉벽을 양육하는 기능을 한다. 한편 酒井シヅ, 앞의 책, 145쪽에 따르면 『해체신서』 제1권의 「형체명목편(形體名目篇)」에서는 그리스도교와 관계 있는 것으로 생각해 폐금(廢禁)되는 것을 두려워하여 원본의 십자(十) 표시를 △ 표시로 고쳤지만, 여기에서는 그대로 十를 사용했으며, 제2권 이하에서는 그러한 배려가 거의 없다.

24) 하횡격막동맥(下橫膈膜動脈)으로 복부대동맥 상단에서 시작하여 횡격막 하단에 분포하며, 상부신동맥(上副腎動脈)을 낸다. 『중정해체신서』에서는 횡격동맥(橫鬲動脈)이라고 하였다.

25) 원본에서는 "횡격막으로 흐른다. 차례로 위맥(胃脈)의 간(幹)에서 분리된다"고

ᵗ위맥(胃脈)의 대동맥[幹]²⁶⁾은 격막근(膈膜根)²⁷⁾ 사이에 있으며, 나뉘어져 좌우로 흐른다.²⁸⁾

오른쪽으로 흐르는 것²⁹⁾ 중에,

ⁱ위(胃)의 우맥(右脈)³⁰⁾은 위의 오른쪽에서 순환한다.

ʲ장망(腸網)³¹⁾의 우맥(右脈)³²⁾은 장망의 오른쪽에서 순환한다.

ᵏ대키리이루맥(大機里爾脈)³³⁾은 아래로 내려가 대키리이루에서 순환한다.

하였다(小川鼎三·酒井シヅ, 앞의 책, 280쪽).

26) 복강동맥(腹腔動脈)으로 대동맥열공(大動脈裂孔) 바로 아래 하방에서 전방으로 나오는 복부대동맥의 최대 가지다.

27) 횡격막이다.

28) 원본에서는 "횡격막의 좌우의 각(脚) 사이에서 분지(分枝)한다"고 하였다(小川鼎三·酒井シヅ, 같은 책, 280쪽).

29) 총간동맥(總肝動脈)인데 복강동맥에서 나뉜 동맥지로, 고유간동맥(固有肝動脈), 십이지장동맥, 우위동맥(右胃動脈)으로 분리되어 망상(網狀)으로 분포하는 동맥이다. 『중정해체신서』에서는 위동맥양간(胃動脈兩幹)이라고 하고는, 격건(膈腱)과 차고(叉股) 사이에서 갈라진다고 하였다.

30) 우위동맥(右胃動脈)에 해당한다. 총간동맥이 소망(小網)으로 들어가기 전에 우위동맥이 분지하여 유문(幽門)에서 소만을 거슬러 올라가 좌위동맥과 결합한다. 『중정해체신서』에서는 우방위동맥(右方胃動脈)이라고 하였다.

31) 대망(大網)으로 장간막(腸間膜)의 일부가 현저히 넓어져 위(胃)의 아랫부분에서부터 장(腸) 전체를 싸고 있는 막이다. 표면은 수많은 혈관이 분포하고 지방조직이 풍부한데, 복강 내의 액체를 흡수하며 장(腸)과 복벽(腹壁) 사이를 메우는 구실을 한다.

32) 우위대망동맥(右胃大網動脈)으로, 복강동맥의 위십이지장동맥에서 나와서 위(胃)의 대만을 따라가는 동맥이다. 『중정해체신서』에서는 우방장망동맥(右方腸網動脈)으로 표기했다.

33) 췌동맥(膵動脈)에 해당하며 췌장으로 연결되는데, 『중정해체신서』에서는 순동맥(肫動脈)이라고 하였다.

^l십이지장맥(十二指腸脈)³⁴⁾은 십이지장으로 내려간다.

^m담맥(膽脈)³⁵⁾은 아래로 내려가 담으로 연결된다.

ⁿ간맥(肝脈)³⁶⁾은 위맥의 대동맥에서 간으로 들어가서 간에 영양을
준다.

왼쪽으로 흐르는 것³⁷⁾ 중에

^p위(胃)의 좌맥(左脈)³⁸⁾은 위의 왼쪽에서 순환한다.

^q장망(腸網)의 좌맥(左脈)³⁹⁾은 아래로 내려가 장망의 왼쪽에서 순
환한다.

^r장위(腸胃)의 망맥(網脈)⁴⁰⁾은 갈라져서 각각 장과 위에서 순환한
다.⁴¹⁾

---

34) 위십이지장동맥(胃十二指腸動脈)으로 십이지장으로 연결되는데, 『중정해체신
    서』에서는 십이지장동맥(十二指腸動脈)이라 하였다.

35) 담낭동맥(膽囊動脈)으로 복강동맥의 고유간동맥이 나뉜 우간동맥(右肝動脈)에서
    시작해서 간으로 들어가는데, 『중정해체신서』에서는 담동맥(膽動脈)으로 명기
    했다.

36) 고유간동맥(固有肝動脈)으로 복강동맥의 분지며, 소망의 오른쪽 끝으로부터 간
    문맥(肝門脈)을 향해 상행하여 좌우간동맥으로 나뉘어 간으로 들어간다. 『중정
    해체신서』에서는 간동맥(肝動脈)이라고 하였다.

37) 비동맥(脾動脈)에 해당하는데, 복강동맥에서 분지하는 세 개의 굵은 동맥인 좌
    위동맥, 총간동맥, 비동맥의 하나로 비장으로 들어간다.

38) 좌위동맥(左胃動脈)이며, 복강동맥에서 분지하여 위(胃)로 들어간다. 앞서 언급
    한 것처럼 『중정해체신서』에서는 좌방위동맥(左方胃動脈)이라고 하였다.

39) 대망지(大網枝) 또는 그물막가지라고도 하는데, 『중정해체신서』에서는 생략하
    였다. 생략한 이유는 알 수 없다.

40) 좌위대망동맥(左胃大網動脈)을 말한다. 『중정해체신서』에서는 위급장망동맥
    (胃及腸網動脈)이라고 하였다.

41) 원본에서는 "위와 장으로 각각의 가지를 낸다"고 하였다(小川鼎三·酒井シツ,
    앞의 책, 280쪽).

ˢ비맥(脾脈)⁴²⁾은 나뉘어져 아래로 흘러 대키리이루(大機里爾)와
비장으로 간다.

ᴶ하격막(下膈膜)⁴³⁾의 상맥(上脈)⁴⁴⁾은 하격막을 경유해서 장(腸)으
로 들어간다.

ᴷ정원맥(精源脈)⁴⁵⁾은 좌우가 함께 신장으로 내려간다.

ᴸ정맥(精脈)⁴⁶⁾은 여기(하대동맥)에서 나뉘어져, 남자는 고환(睾丸)
으로 내려가고 여자는 니루네슈스(耶縷全西私)⁴⁷⁾로 들어간다.

ᴹ요맥(腰脈)⁴⁸⁾은 요추(腰椎)의 측면을 향해 있다.

---

42) 비동맥으로, 나뉘어서 비동맥은 비장으로 들어가고 췌동맥은 췌장으로 들어간
다. 『중정해체신서』에서는 비동맥이라고 하였다.

43) 하장간막(下腸間膜)이다. 장간막은 여러 장기를 체벽에 고정시키는 이중의 막
으로, 특히 소장을 복부후벽에 고정하고 있는 복막주름에 흔히 사용한다.

44) 상장간막동맥(上腸間膜動脈)으로 복강동맥 바로 아래서 나오는 긴 동맥이며, 장
간막 내를 달리며 십이지장·공장·회장·맹장·충수·상행결장 및 횡행결장의 중
앙부까지 분포한다. 『중정해체신서』에서는 장격상부동맥(腸隔上部動脈)이라고
하였다.

45) 신동맥(腎動脈)이다. 원본에는 "밀크를 내는 동맥"(uitmelkende slag-aderen)으
로 되어 있다. 당시 서양에서는 신장[腎]은 밀크의 혼합된 혈액을 정화하는 장소
라고 믿었다. 한편 동양에서는 신(腎)을 정액(精液)을 만드는 장소로 믿었기 때
문에 원본의 의미와는 상관없이 번역어가 만들어졌다(酒井シヅ, 앞의 책, 145
쪽). 『중정해체신서』에서는 흡인양동맥(噏引兩動脈) 또는 신맥(腎脈)이라고 하
였다.

46) 고환동맥(睾丸動脈) 또는 난소동맥(卵巢動脈)이다. 신동맥 하방의 대동맥 전벽
에서 기시하는 한 쌍의 작은 동맥이다. 남성의 경우 서혜관을 지나 음낭 내로 들
어가 고환에 분포하며, 여성은 난소에 들어가 자궁동맥과 합쳐진다. 『중정해체
신서』에서는 정동맥(精動脈)으로 명칭하였다.

47) 【난소(卵巢)라고 번역한다. 이것은 여성만이 갖고 있는데, 남성의 고환과 같다.】
원본에서는 'eyer-nesjes'라고 하였는데, 난소의 의미 그대로 알의 둥지라는 뜻
이다.

N 하격막(下膈膜)의 하맥(下脈)⁴⁹⁾은 아래로 내려가 대장으로 흘러간
다.

O 장골맥(腸骨脈)⁵⁰⁾은 아래로 내려가 다리에서 흐른다. 또 그 가지 중
에 여기(즉 장골맥)에서 시작하는 것으로

t 교골맥(膠骨脈)⁵¹⁾은 장골맥에서 교차하고서 나뉘어져 발로 내려
간다.⁵²⁾

v 장골내맥(腸骨內脈)⁵³⁾은 즉 소복(小腹)의 맥⁵⁴⁾이다. 그 가지가 소

48) 요동맥(腰動脈)에 해당한다. 늑간동맥에 속하는 동맥으로, 제1~4요추의 앞으로
   가서 전복근(前腹筋)에 분포하고, 일부는 추간공으로 들어가 척수에 분포하기
   도 한다. 『중정해체신서』에서는 요동맥이라고 했다.
49) 하장간막동맥(下腸間膜動脈)인데 복부대동맥의 하단부 가까이에서 기시하여
   하행결장, S상결장, 직장 상반부까지 분포하는 동맥이다. 『중정해체신서』에서는
   장격하부동맥(腸隔下部動脈)으로 하였다.
50) 총장골동맥(總腸骨動脈)으로 제4요추체 앞의 복부대동맥이 좌우 아래로 갈라
   져 나온 5센티미터 길이의 혈관으로, 내외장골동맥으로 갈라진다. 『중정해체신
   서』에서는 장골동맥(腸骨動脈)이라고 하였다.
51) 정중천골동맥(正中薦骨動脈)이다. 복부대동맥의 측면에 있는 것으로, 대동맥
   하단의 약간 후부에서 기시하여 제4·5요추 및 천골·미골의 전정중선을 하행한
   다. 천골 주변의 다른 동맥과 교통한다. 『중정해체신서』에서는 천골동맥(薦骨動
   脈)으로 명칭했다.
52) 교골맥(膠骨脈)이 나뉘어서 족부(足部)로 가는 것은 아니다. 원본에서도 '교골
   맥'이라고 하고는, 행을 바꾸어서 "다시 다리로 가는 장골맥(腸骨脈)은 각각 두
   개의 가지로 나뉜다"고 하였다(小川鼎三·酒井シヅ, 앞의 책, 281쪽).
53) 내장골동맥(內腸骨動脈)으로 총장골동맥이 천장관절(薦腸關節) 앞에서 분지하
   여, 골반으로 들어가 골반 내 장기·외음부·골반벽·둔부에 분포한다. 『중정해
   체신서』에서는 내행장골동맥(內行腸骨動脈)이라고 하였으며, 하복부에 분포하
   는 것은 하복동맥(下腹動脈), 배꼽으로 가는 것은 제동맥(臍動脈), 생식기로 가
   는 것은 은처동맥(隱處動脈)이며, 외행내동맥(外行嬭動脈)이 여기에서 기원한
   다고 하였다(『重訂解體新書』 권3, 「動血脈篇第十六」, "內行腸骨動脈 三四支分於

복[55])으로 내려가서 배꼽[56])을 순환하고, 음고(陰股)[57])의 안쪽과 음구(陰具),[58]) 자맥(牸脈)의 바깥[59])에까지 이른다.

ᵂ장골외맥(腸骨外脈)[60])은 즉 대복(大腹)의 맥[61])이다. 그 가지가 음고(陰股)의 바깥쪽에서부터 고골맥(股骨脈)[62])으로 연결되고, 다

此 循下腹者 名曰下腹動脈 循其臍者 曰臍動脈 循殖具者 曰隱處動脈 又外行䐃動脈者 起原於此也 其二").

54) 소골반(小骨盤)을 말한다.

55) 하복동맥(下腹動脈)을 지칭한다.

56) 제동맥(臍動脈)으로, 태아에서는 내장골맥의 연속으로 방광의 외측을 상행하여 제대(臍帶)를 거쳐 태반에 이른다. 출생 후에는 폐쇄되어 외측제동맥삭(外側臍動脈索)이 되어 방광 상부에 분포한다.

57) 내생식기(內生殖器)에 분포하는 동맥으로, 여기에 속하는 것은 자궁동맥, 질동맥 등이 있다.

58) 외생식기(外生殖器)에 분포하는 것으로, 회음동맥, 음경·음핵의 심·배동맥(深·背動脈)이 있다.

59) 항문주변부(肛門周邊部)를 의미하며, 여기에는 하직장동맥이 속한다. 자(牸)는 '암 양'이라는 뜻인데, 원본에서는 'speen'이라고 하였다.

60) 외장골동맥(外腸骨動脈)은 총장골동맥이 갈라져 서혜인대 밑을 통과하여 대퇴부동맥이 된다. 『중정해체신서』에서는 외행장골동맥(外行腸骨動脈), 즉 상복동맥(上腹動脈)이며 여기에 외행은처동맥(外行隱處動脈), 고골동맥(股骨動脈)이 속하며, 고골동맥이 다시 여러 개로 나뉘어 다리 전체에 퍼진다고 하였다(『重訂解體新書』 권3,「動血脈篇第十六」, "外行腸骨動脈 自此分者 卽上腹動脈 外行隱處動脈 及股骨動脈也 又自此股骨動脈 分而起數支 下以蔓延足總部").

61) 하복벽동맥(下腹壁動脈)을 말하는데, 이것은 장골외맥은 아니다. 아마도 앞서 말한 "장골내맥은 소복(小腹)의 맥"이라는 것에 대응시킨 것으로 보인다(小川鼎三·酒井シヅ, 앞의 책, 281쪽). 하복벽동맥은 외장골동맥에서 분지하여 복벽 후면을 상행한다.

62) 고동맥(股動脈)으로 대퇴부동맥을 말한다. 이는 외장골동맥이 대퇴 전내측면에 나타난 것으로, 대퇴의 내전근관을 지나 후면 하방으로 내려가 슬와동맥이 된다.

섯 발가락의 끝에까지 이른다.[63] 이것들은 모두 장골외맥에서 시
작한다.

○동맥은 심장에서 혈액을 받아서 지별(支別)[64]과 세락(細絡)[65]에 전
달하여, 혈액이 온몸을 두루 돌면서 몸에 영양을 주도록 한다.

---

63) 원본에서는 "오지(五指)로 흐르는 고골맥(股骨脈)은 장골외맥으로부터 분지한
   다"고 하였다(小川鼎三・酒井シヅ, 앞의 책, 281쪽).
64) 세동맥(細動脈)이다.
65) 모세혈관(毛細血管)을 말한다.

17 정맥血脈篇

○혈맥(血脈)¹⁾은 부드러우며 박동하지 않는다. 온몸의 동맥(動脈)이 끝나는 지점에서부터 시작하는데, 시작하는 곳은 미세(微細)하다.²⁾ 그것이 동맥의 미세한 곳과 교차하면서, 동맥의 혈액을 받는다. 끝나는 곳은 두 줄기의 대간(大幹)³⁾으로, 그곳에서 혈액을 크게 모아 우심실[心

---

1) 정맥(靜脈)이다. 정맥의 본간은 상대정맥과 하대정맥으로 이루어진다. 상대정맥은 상반신으로부터, 하대정맥은 하반신으로부터 혈액을 모아서 각각 독립된 입구를 통해 우심방으로 들어간다. 굵기가 중간 정도 이하의 동맥과 정맥들은 서로 나란히 달리는 것이 원칙이며, 이 경우의 정맥을 반행정맥이라고 총칭한다. 상지에서는 쇄골하동·정맥으로부터 손에 이르는 것까지, 하지에서는 외장골동·정맥부터 발에 이르는 것까지 같은 이름의 동·정맥이 나란히 달리는 경우가 많다.

따라서 이 편은 전편인 「동맥편」과 함께 비교하며 고찰하는 것이 좋으며, 「동맥편」에서 언급되지 않은 특유의 정맥만 설명하고 나머지는 전편의 설명을 표시하는 방식을 취한다. 실제로 앞의 「동맥편」과 비교하면 『해체신서』에서는 같은 명칭을 사용하고 있으며, 『중정해체신서』에서도 뒤에 붙는 '동맥'을 '맥'으로만 바꾸어서 그대로 사용하고 있음을 볼 수 있다.

2) 모세혈관을 말한다.

之右方]로 들여보낸다.[4] 동맥은 순행(順行) 하고 혈맥(血脈)은 역행(逆行)
한다.[5]

ㅇ심장으로 이어지는 두 줄기의 대정맥[大幹][6]은

ᴬ관맥(冠脈)[7]과 서로 마주하는 곳이다.[8]

---

3) 대정맥(大靜脈)을 의미하는데, 상대정맥(上大靜脈), 하대정맥(下大靜脈)이 있다.

4) 대정맥은 우심방으로 들어가는 것이지만 그 시대에는 심장이 좌우심실로 되어 있
다고 생각했기 때문에, 우심방과 대정맥의 구분이 명확하지 않았다. 그 때문에 여
기에서는 대정맥이 우심실로 직접 들어간다고 오해하였다(酒井シツ, 앞의 책,
149쪽).

5) 원본에서는 "(기술의) 순서를 좋게 하기 위해서 (혈액의 방향과) 역으로 정맥을
다룬다"고 하였다(小川鼎三·酒井シツ, 앞의 책, 282쪽). 이를 두고 『중정해체신
서』에서는 「정맥편」이 다른 편과 다르게 기시부에서 종지부로 설명해가지 않고
거꾸로 설명해간 것은 서술방식의 편의 때문이라고 말한다. "정혈맥은 그 줄기나
가지나 모두 움직임이 없다. 심장에 가까운 곳의 가지는 꽤 크지만, 각 부분에서
처음 시작하는 곳은 모두 매우 가늘며 동혈맥의 가지 말단이 끝나는 지점과 접하
고 있다. 그 혈액을 받아서 거꾸로 조용하게 흘러서 상하의 양 줄기에 모이고, 드
디어는 심장의 우심실에 들어간다. 지금 그 본말을 거꾸로 하여 먼저 줄기 부분을
설명하는 것은, 책 서술의 방식에 편리하기 때문이다"(『重訂解體新書』 권3, 「靜血
脈篇第十七」, "夫靜血脈者 幹支共靜而無動 其幹接心處 頗爲廣闊 而各部爲原始處
皆細脈而接動血脈支末所窮止之處 以承其血液 逆行穩流 會之上下兩幹 邃歸納於
心右室 今倒置其本末 先首幹說於左 是要便於書式條例之宜也"). 실제 정맥의 기시
부는 동맥과 연결되는 모세혈관이며 종지부는 심장이 되기 때문에, 동맥 등과 연
관시켜 이해하고자 할 때 불편함이 생길 수 있다.

6) 원본에서는 "심장 가까이에서 두 개의 대간(大幹)으로 나뉜다"고 하였다. 당시에
는 심방을 정맥의 일부로 보았기 때문에, 이와 같이 기술한 것이다(小川鼎三·酒
井シツ, 같은 책, 282쪽).

7) 관상정맥(冠狀靜脈)이다. 이에 대해서는 관상동맥을 참조하시오.

8) 원본에서는 "두 개의 대간이 나뉘는 곳에서 관상정맥이 보인다"고 하였다(小川鼎
三·酒井シツ, 같은 책, 282쪽).

♀ 상간(上幹)[9]에 속하는 것으로

‡기맥(奇脈)[10]은 척추[背]와 늑골 사이,[11] 대정맥[血脈大幹]의 뒤에 있다.[12]

* 폐관맥(肺管脈)[13]은 폐관동맥(肺管動脈)의 피를 받아서 상간으로 들어간다.

C 결분골하맥(缺盆骨下脈)[14]인데, 여기로 내려가는 것 중에

a 조위내맥(鳥胃內脈)[15]은 뇌(腦)에서 나온다.

b 조위외맥(鳥胃外脈)[16]은 머리의 바깥쪽에서 나온다.

---

9) 상대정맥(上大靜脈)으로 신체 상반부의 정맥혈을 모아 우심방에 개구하는 정맥으로, 하대정맥 다음으로 크다.

10) 기정맥(奇靜脈)으로, 원본에서는 '무대정맥'(無對靜脈)이라고 하였다(小川鼎三·酒井シヅ, 앞의 책, 282쪽). 기정맥은 동맥계에서 볼 수 없는 특수한 정맥으로, 척주 양측에서 상·하대정맥을 연결하는 측부 순환로다. 좌·우총장골정맥에서 기시하여 척주 양측을 따라 상행하고, 복부와 흉부의 정맥들이 유입하면서 식도정맥과 결합한다. 우측은 기정맥이라고 하여, 상행하여 종단은 상대종맥으로 들어간다. 좌측은 반기정맥이라고 하여, 제9흉추 높이에서 기정맥에 합류한다. 한편 제8흉추 이상의 것은 부반기정맥이라고 하여 완두정맥과 연결된다. 『중정해체신서』에서는 기맥(奇脈)이라고 하였다.

11) 원본에서는 "늑간(肋間)에 기시부가 있다"고 하였다(小川鼎三·酒井シヅ, 같은 책, 282쪽).

12) 【여러 정맥[諸脈]은 각각 좌우가 있지만, 이 정맥만은 한 줄기다.】

13) 기관지정맥(氣管支靜脈)이다.

14) 쇄골하정맥(鎖骨下靜脈)인데, 완두정맥(腕頭靜脈)까지 포함한다고 한다(小川鼎三·酒井シヅ, 같은 책, 282쪽).

15) 내경정맥(內頸靜脈)으로 경막정맥동에서 이어지며, 뇌로부터 오는 모든 정맥혈액 이외에 두피로부터의 외경정맥, 천측두정맥, 안면으로부터의 안면정맥 등으로부터 정맥을 받는다.

16) 외경정맥(外頸靜脈)이며 주로 후두부 영역의 정맥을 모아서 경부 피하의 천층으로 가는데, 쇄골하정맥으로 가는 경우도 있다.

^c항맥(項脈)이 있다.

^d늑상맥(肋上脈)[17]이 있다.

^e유맥(乳脈)[18]은 유부[乳]로부터 흉골(胸骨)로 내려간다.[19]

^f근맥(筋脈)[20]은 머리와 목으로부터 나온다.

^g갑골맥(胛骨脈)[21]은 안팎으로 회전하면서 견갑골로 내려간다.[22]

^h액맥(腋脈)[23]은 그 가지로부터 나온다.[24]

^F두맥(頭脈)[25]은 액맥(腋脈) 바깥쪽[26]의 가지다.

---

17) 상늑간정맥(上肋間靜脈)이다.

18) 내흉정맥(內胸靜脈)으로 상대정맥의 완두정맥에 속하는데, 내흉동맥과 흉벽 내면을 따라 올라간다.

19) 원본에서는 "흉부로부터 나와서, 흉골의 아래 있다"고 하였다(小川鼎三·酒井シヅ, 앞의 책, 282쪽).

20) 근육의 정맥으로, 머리와 목 부위 근육의 정맥을 말한다.

21) 하견갑정맥(下肩胛靜脈)과 경횡정맥(頸橫靜脈)이다. 『중정해체신서』에서는 견갑맥(肩胛脈)이라고 하였다.

22) 원본에서는 "견갑골의 안팎 양면으로 내려간다"고 하였다(小川鼎三·酒井シヅ, 같은 책, 282쪽).

23) 액와정맥(腋窩靜脈)이다.

24) 원본에서는 "그것(액와정맥)으로부터 나오는 것"이라고 하였다(小川鼎三·酒井シヅ, 같은 책, 282쪽). 이것은 정맥이 나뉘는 상태를 기술한 것인데, 원본에서는 동맥과 같이 심장으로부터 나와서, 큰 혈관으로부터 작은 것에 이르는 것이 마치 나무의 가지가 나뉘는 것과 같다고 기술하였다. 그것을 『해체신서』에서는 혈액의 흐름을 쫓아 순서를 바꾸어, "작은 정맥이 큰 정맥에서 나온다"고 번역한 것이다. 이처럼 원본의 내용을 의도적으로 고쳐서 번역한 경우는 매우 드문 예다(小川鼎三·酒井シヅ, 같은 책, 413쪽).

25) 요측피정맥(橈側皮靜脈)이다. 전완 및 상완 요골 쪽을 상행하여 삼각근과 대흉근 사이를 지나 쇄골 바로 밑에서 액와정맥에 합류한다. 『중정해체신서』에서도 두맥이라고 하였다.

26) 원문에서는 '외염'(外廉)이라고 하였는데, '염'은 고대 해부학에서 측면이라는

^G간맥(肝脈)²⁷⁾은 액맥(腋脈) 안쪽의 가지다.

^H중맥(中脈)²⁸⁾은 팔꿈치[肘] 안쪽, 주와(肘窩)²⁹⁾가 되는 곳에 있다.³⁰⁾

^I비맥(脾脈)³¹⁾은 손등의 손가락 가까운 곳에 있다.

　[♀]하간(下幹)³²⁾은 역행한 혈액이 모이는 곳이다.³³⁾ 여기에 속하는
　것은

^D횡격막맥(橫膈膜脈)³⁴⁾으로

　^ⁿ간맥(肝脈)³⁵⁾은 피를 문맥(門脈)으로부터 받는다.

뜻이다.

27) 척측피정맥(尺側皮靜脈)이다. 전완 척골 쪽을 상행하여 상완 하방의 약 3분의
　1 부근에서 심정맥인 상완정맥에 들어간다. 『중정해체신서』에서도 간맥이라고
　하였다.

28) 주정중피정맥(肘正中皮靜脈)이다. 요측피정맥, 척측피정맥이 주와에서 정중피
　정맥과 결합한다. 『중정해체신서』에서도 중맥이라고 하였지만, 의미를 좀더 정
　확하게 하였다. 즉 "중맥은 팔꿈치[肘中]가 부드럽게 구부러지는 곳에 있는데,
　두맥·간맥과 서로 합쳐진다"고 하였다(『重訂解體新書』 권3, 「靜血脈篇第十七」,
　"在肘中曲灣 與頭肝二脈相會焉").

29) 원문에서 '차'(叉)라고 하였는데, 보통 '주와'라고도 한다. 이는 상완과 하완이
　서로 교차하는 부위를 말한다.

30) 원본에서는 "주(肘)의 안쪽에서 두맥(頭脈)과 간맥(肝脈)이 하나로 합쳐진다"
　고 하였다(小川鼎三·酒井シヅ, 앞의 책, 283쪽).

31) 전완정중피정맥(前腕正中皮靜脈)이다. 전완의 거의 정중부를 상행하여 주정중
　피정맥으로 들어간다. 『중정해체신서』에서도 비맥이라고 하였다.

32) 하대정맥(下大靜脈)이다. 횡격막 이하의 하반신, 즉 복강·골반·하지에서 오는
　정맥동을 받아 우심방에 개구하는 가장 큰 정맥이다.

33) 원본에서는 "여기로 유입하거나 끝나는 것으로 이하의 것들이 있다"고 하였다.
　여기서 정맥혈이 심장으로 빠져나가기 때문에 역행하는 혈(血)이라고 표현하였
　다(小川鼎三·酒井シヅ, 같은 책, 283쪽).

34) 하횡격막정맥(下橫膈膜靜脈)이다.

35) 간정맥(肝靜脈)이다. 하대정맥에 직접 유입하는 정맥으로, 간동맥과 문맥을 통

ᵒ지맥(脂脈)³⁶⁾이 있다.

ᴷ정원맥(精源脈)³⁷⁾은 좌우가 각각 신장으로 통한다. 그래서 신맥(腎脈)이라고도 한다.

ᴸ정맥(精脈)³⁸⁾에서 오른쪽은 혈맥(血脈)의 대간(大幹)에 이어져 있고, 왼쪽은 정원맥(精源脈)으로 직접 들어간다.

ᴹ요맥(腰脈)³⁹⁾은 허리로부터 나오는데 혈맥(血脈)이 커지는 곳이다.⁴⁰⁾

ᵗ교골맥(膠骨脈)⁴¹⁾은 장골맥(腸骨脈) 사이에서 나온다.

ᴼ장골맥(腸骨脈)⁴²⁾은 가지가 두 개인데, 모두 안쪽으로 향한다.⁴³⁾

ᵛ장골내맥(腸骨內脈)⁴⁴⁾은 소복(小腹)의 아래, 음고(陰股)⁴⁵⁾ 및 자맥

하여 간으로 들어간 혈액 전체를 하대정맥으로 보낸다.『중정해체신서』에서는 간맥(肝脈)이라고 하였다.

36) 부신정맥(副腎靜脈)으로,『중정해체신서』에서는 흑담액포맥(黑膽液胞脈)이라고 했다.

37) 신정맥(腎靜脈)이다. 간정맥과 마찬가지로 좌·우신으로부터 하대정맥에 직접 유입하는 정맥이다.

38) 정소정맥(精巢靜脈)이다. 간정맥, 신정맥과 함께 하대정맥으로 들어가는데, 오른쪽의 것은 하대정맥으로, 왼쪽의 것은 신정맥으로 들어간다.

39) 요정맥(腰靜脈)이다.

40) 원본에서는 "대정맥으로 들어간다"고 하였다(小川鼎三·酒井シヅ, 앞의 책, 283쪽).

41) 정중천골정맥(正中薦骨靜脈)이다.

42) 총장골정맥(總腸骨靜脈)이다. 천장관절 앞쪽에서 내외장골정맥의 합류에 의해 형성된다. 제5요추의 높이에서 좌우총장골정맥이 합하여 하대정맥을 구성한다.

43) '모두 안쪽으로 향한다'는 부분은 겐파쿠 등이 설명하기 위해 덧붙인 내용으로, 장골내맥과 장골외맥의 혈액이 중심으로 향한다는 의미다(小川鼎三·酒井シヅ, 같은 책, 283쪽).

44) 내장골정맥(內腸骨靜脈)이다. 골반내장, 골반벽, 회음부, 외음부, 둔부로부터 나

(羖脈)[46]의 안쪽으로부터 나온다. 장골맥은 그것들이 모이는 곳이
다.[47]

ᵂ 장골외맥(腸骨外脈)[48]은 대복(大腹)[49] 및 고골맥(股骨脈)[50]으로
부터 나온다.

ˣ 고골맥의 가지에서 명명할 수 있는 것은

첫째 근맥(筋脈),[51]

둘째 슬맥(膝脈),[52]

셋째 과맥(胯脈),[53]

넷째 비맥(腓脈),[54]

다섯째 모맥(母脈)[55]이다.

온 정맥의 연속이다.

45) 외생식기(外生殖器) 주변을 말한다.

46) 항문주변부(肛門周邊部)를 의미한다.

47) 원본에서는 "내장골정맥은 하복정맥(下腹靜脈), 외음부정맥(外陰部靜脈),
내치정맥(內痔靜脈)으로부터 시작한다"고 하였다(小川鼎三·酒井シヅ, 앞의 책,
283쪽).

48) 외장골정맥(外腸骨靜脈)이다. 하지로부터의 대퇴정맥의 연속이며, 하지 전역의
정맥이 모인다.

49) 하복벽정맥(下腹壁靜脈)을 말한다.

50) 대퇴정맥(大腿靜脈)이다.

51) 대퇴(大腿)의 근육에서 나온 정맥을 지칭한다.

52) 슬와정맥(膝窩靜脈)으로, 무릎 뒤쪽 오금에 있다.

53) 하둔정맥(下臀靜脈)이다. 『중정해체신서』에서는 각련맥(脚攣脈)이라고 하였다.

54) 대퇴심정맥(大腿深靜脈)이다.

55) 복재정맥(伏在靜脈)이다. 대복재정맥은 경골(脛骨)의 내과(內踝) 앞을 지나 하
퇴·대퇴의 내측면을 상행하여 대퇴정맥에 합류한다. 한편 소복재정맥은 외과
(外踝)의 뒤를 돌아 하퇴 후면에서 상행하여 슬와정맥으로 들어간다.

○혈맥(血脈)은 낙맥(絡脈)의 미세한 곳에서 혈액을 받아 대정맥[大幹]
에 모으고, 심장의 우심실[心右方]로 들여보내는 역할을 한다. 그 상태를
자세히 구분하면

첫째, 동맥(動脈)을 따라간다.

둘째, 동맥이 끝나는 곳에서 교차하여 동맥의 혈액을 받는다.

셋째, 판(瓣)이 여러 개 설치되어 있어서 혈액을 보내고 받아들인다. 설
명이 2편에 있다.

넷째, 판은 모두 저절로 열리고 닫힌다.

다섯째, 혈액이 혈맥의 안쪽에서 역행(逆行)할 수 있도록 한다.[56]

---

56) 정맥의 기능을 설명하는 이 부분을 원본에서는 다음과 같이 말한다. "정맥은 그
가지에서 이미 영양분이 없어진 나머지 혈액을 다음에서 말하는 수단을 통해 전
신의 각처에서 우심실로 운반한다. 1. 정맥과 동반하면서도 박동하고 있는 동맥
에 의해서, 2. 동맥의 끝에서도 혈액이 계속 가지고 있는 동력(動力)에 의해서, 3.
정맥의 판막에 의해서, 4. 근층(筋層)에 의한 정맥 자체의 운동, 즉 수축운동이라
는 것에 의해서, 5. 혈액의 내부운동에 의해서"라고 하였다. 앞서 「동맥편」에서
혈액순환이 영양분을 주기 위한 것임을 빠뜨린 것과 마찬가지로, 여기서도 영양
분이 사라진 혈액에 대한 언급이 없다. 이 점은 겐파쿠 등이 서양의 과학에 대해
서는 나름 합리적인 방식으로 설명을 가하려고 하였고, 동양의 현상에 대해서는
비판적인 자세를 갖고 있었던 모습과는 무척 다르다(小川鼎三 · 酒井シヅ, 앞의
책, 413쪽).『해체신서』에서 정확하게 번역되지 않았던 이상의 내용이『중정해
체신서』에서는 훨씬 정리되어 다음과 같이 서술한다. "정혈맥이라고 하는 것은
심장으로 혈액을 돌려보내는 작용을 한다. 대개 동혈맥의 말초에서 영양을 다
소비한 혈액을 정혈맥에서 받아, 정혈맥간으로 운반하여 마침내 심장의 우심실
로 들여보낸다. 그런데 혈액이 역행하여 나아가는 것을 자세히 관찰하면, 그것
을 돕는 것이 다섯 가지가 있다. 첫 번째로 혈맥의 옆에는 반드시 동맥이 있어서,
동맥의 박동하는 작용을 빌려온다. 두 번째로 혈맥이 받은 동혈맥 말초의 혈액
에는 여전히 박동하는 여세가 남아 있다. 세 번째로 맥관의 가운데에는 장막이
있어서, 혈액의 흐름을 마디 지움으로써 보내는 데 편리하다. 네 번째로 혈맥이

근육형태의 막으로 되어 있는 까닭에 당기고 누르는 작동이 있는데, 이를 견축기(牽縮機)라고 한다. 다섯 번째로 혈액에는 본래 활동기(活動機)가 있기 때문이다"(『重訂解體新書』권3, 「靜血脈篇第十七」, "靜血脈者 主歸入血液於心臟矣 蓋受動血脈旣竣其養之血於其末梢 湊之其幹 遂納心之右室也 而細察其進輸逆行之機用 左右之者 有五等 其一 因本脈旁 必與動脈相並 故自假其鼓動擊搏之機轉也 其二 因其所受動血脈末梢之血液 尙有鼓動擊搏之餘勢也 其三 因脈管中有障膜 以節其血行 便其送迎也 其四 因本脈以筋樣衣膜爲質 故自有牽縮之動 名曰牽縮機者也 其五 因血液有自然活動機也").

18 문맥門脈篇

○포루토아데루(步倭縷都亞氏兒)[1]는 혈관[脈]의 일종이다. 하격막(下

1) 【이것은 문맥(門脈)이라고 번역한다. 내가 여러 설(說)을 검토해보니, 동맥(動脈)
은 피를 내보내는 역할을 하고, 혈맥(血脈)은 피를 들여보내는 역할을 한다. 문맥
은 피가 출입하도록 하여 역할이 문호(門戶)와 같다. 그런 까닭에 문(門)으로 이
름을 지었다.】 원본에서는 'Poort-ader'라고 하였다. 문맥은 문정맥이라고도 하
며, 복강 내의 소화관인 위·소장·대장이나 비장·췌장·담낭 등의 정맥혈을 모아
서 하나의 혈관이 되어 간문을 통해 간으로 들어가는 정맥이다. 복강동맥 및 상·
하장간동맥의 분포영역에 상당하는 넓은 범위의 정맥을 모은다. 소화관에 의해서
흡수된 영양물질과 비장에서 파괴된 적혈구 성분은 문맥을 거쳐 간으로 들어가게
된다. 문맥은 간(肝)에서 다시 모세혈관망을 만든 후에 합류하여 간정맥이 되고,
하대정맥으로 유입된다. 이 순환에 의해 체내에 들어간 유해한 물질은 간의 해독
작용을 받으며, 여분의 포도당은 당원질로서 간에 축적되는 등의 중요한 역할을
한다.
한편 오가와 데이조는 '문맥'의 번역을 걸작이라고 표현하면서, 겐파쿠 등이 문맥
을 발견하고서 매우 감격해서 『해체약도』에서 "한인(漢人)이 아직 말하지 않은
것"이라고 설명하였다고 한다. 다만 당시 문맥이 장중(腸中)의 혈액을 받아서 간
(肝)과 비장(脾臟)으로 전달한다고 하였는데, 이후 비장으로 전해진다는 것이 오

문맥편도(門脈篇圖)

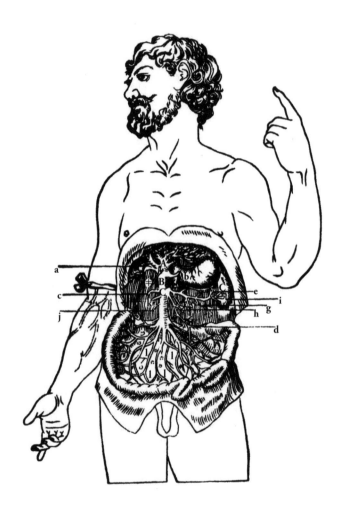

膈膜)[2] 사이에 있으면서 복부 안쪽의 여러 부위와 이어져 있어서, 그것들의 혈액을 받는다. 시작하는 곳[3]은 미세하고 여러 개의 가지로 나뉘어 있으며, 끝나는 곳도 미세하며 여러 개의 가지로 나뉘어 있다. 성질은 혈맥(血脈)과 같지만 판(瓣)이 없고, 가지는 간(肝)으로 들어가 혈맥의 미세한 곳과 교차한다. 시작 부위는 나뭇가지와 같고 끝나는 부분은 뿌리처럼 생겨서, 전체의 형태가 마치 한 그루의 나무가 거꾸로 매달려 있는 것과 비슷하다.[4]

○이에 속하는 것으로

ᴬ문맥의 가지[支別] 및 세락(細絡)[5]은 간(肝)으로 들어가서 넓게 펴

류임을 깨닫고『해체신서』제4권, 「비장편」에서 이를 수정하였다(小川鼎三・酒井シツ, 앞의 책, 414쪽).

2) 장간막(腸間膜)이다.

3) 근육이 고정된 말단이나 근육이 부착된 곳이다. 시작하는 부위를 통상 기시부(起始部)라고 하며, 끝나는 부위는 종지부(終止部)라고 한다.

4)『중정해체신서』에서는 더 자세하고 정확하게 해석하고 있는데 다음과 같다. "문맥은 일종의 맥으로 복부 안의 장격막 사이에 있다. 그 형태나 성질은 정혈맥과 같지만 다만 장막이 없을 뿐이다. 복부 내 여러 장기에서 시작하는데, 순환한 동혈맥의 혈액을 받아서 무수히 많은 세맥(細脈)으로 분산되었다가, 다시 합치면서 점점 커져 하나의 줄기를 이룬다. 간장으로 들어가서 다시 나뉘어 많은 세락이 되는데, 이것들이 가득 펴져 조직을 만들고 간(肝)의 형질을 이루게 된다. 그 만연한 형상이 마치 나무의 뿌리와 같은 까닭에 이 맥은 나무를 거꾸로 매달아놓은 것과 흡사하다고 말한다"(『重訂解體新書』卷3, 「門脈篇第十八」, "夫門脈者 一種脈 而在於腹內腸隔膜間 其體質全同靜血脈 特無障膜耳 起原於腹內諸臟 受其所循動血脈之血 分散以爲無算細脈 而其諸支彼此相合 漸漸作大 遂爲一幹 而入肝 復分爲許多纖小細絡 蔓延修組 以成肝全質也 其蔓延之狀 如一箇樹根 故謂此脈 以爲恰似一樹木倒懸也).

5) 모세혈관(毛細血管)보다는 약간 큰 것으로,『중정해체신서』에서는 섬조(纖條)라고 하면서, 태아의 제정혈맥(臍靜血脈)이 이것으로부터 만들어진다고 하였다.

져 있다. 소아의 탯줄[臍帶]은 이것으로부터 만들어진다.[6]

[#]문맥의 가지[別]⁷⁾는 설명이 27편에 있다.

^B줄기[幹]⁸⁾의 가지[支別]는 간문[肝之門]으로 들어간다. 설명이 24편에 있다.

^a담낭[膽]의 두 개의 맥(脈)⁹⁾은 담(膽)으로 간다.

^b위(胃) 우맥(右脈)¹⁰⁾은 위의 오른쪽에 분포한다.

^c십이지장맥(十二指腸脈)¹¹⁾은 장(腸)의 초입부에 있다.

문맥에 두 개의 큰 가지[支別]가 있다.

^C가지 가운데 왼쪽으로 흐르다가 비장[脾]으로 들어가는 것¹²⁾으로

---

6) 원본에서는 "태아의 간에서 문맥과 함께 제정맥(臍靜脈)이 비게 된다"고 했지만, 여기에서는 오역했기 때문에 의미가 통하지 않게 되었다(酒井シヅ, 앞의 책, 154쪽). 또 뒷부분은 "소아에서는 제정맥(臍靜脈)과 함께 문맥동(門脈洞)이 만들어진다"고 하였다(小川鼎三·酒井シヅ, 앞의 책, 284쪽).

7) 『중정해체신서』에서는 문맥만(門脈灣)이라고 하였다. 『해체신서』 27편을 살펴보면 소아의 간(肝)을 설명하면서, 문맥의 가지가 간으로 들어간다고 말한다. 따라서 여기서 말하는 문맥의 가지라는 것은 결국 소아의 경우에만 해당함을 알 수 있다.

8) 『중정해체신서』에서는 간(幹)을 만(灣)이라고 하였다. 그러면서 문맥만과 간문(肝門)으로 들어가고, 여러 정혈맥이 여기서 합쳐진다고 하였다.

9) 담낭동정맥(膽囊動靜脈)을 말한다. 문맥들의 근간이 되는 상장간막정맥(上腸間膜靜脈) 등은 대개 같은 이름의 동맥에 반행하며, 그 유입하는 구역은 동맥의 분포 영역에 상당한다. 『중정해체신서』에서는 담맥(膽脈)이라고 하면서, 담으로 가는 것이 아니라 담에서 기시하는 것이라고 하였다.

10) 우위정맥(右胃靜脈)이다. 『중정해체신서』에서는 위우맥(胃右脈)이며 위(胃)의 오른쪽에서 기시한다고 하였다.

11) 위십이지장정맥(胃十二指腸靜脈)이다. 『중정해체신서』에서는 십이지장맥(十二指腸脈)으로 십이지장에서 시작한다고 하였다.

12) 원본에서는 "비정맥(脾靜脈), 여기에 속하는 것"이라고 하였다(小川鼎三·酒井

^d내자맥(內胔脈)¹³⁾은 직장(直腸)에 속하는데, 다시 그 가지에 속하는 것은

^e위의 좌맥(左脈)¹⁴⁾

^f장망(腸網)의 좌맥(左脈)¹⁵⁾

^g위의 왼쪽과 장망(腸網) 맥(脈)¹⁶⁾

^h대키리이루맥(大機里爾脈)¹⁷⁾이며,

ⁱ단맥(短脈)¹⁸⁾은 비장[脾]과 장(腸) 사이에 있다.¹⁹⁾

가지 가운데 오른쪽으로 가는 것은

^j장망(腸網)의 우맥(右脈)²⁰⁾

^k위의 오른쪽 및 장망의 맥²¹⁾이며,

^l하격막맥(下膈膜脈)²²⁾은 가지가 셀 수 없이 많은데, 모두 장(腸)

シツ, 앞의 책, 285쪽). 한편 『중정해체신서』에서는 비지(脾枝)라고 하였다.

13) 내치정맥(內痔靜脈)이다. 『중정해체신서』에서는 내행내맥(內行媚脈)으로, 직장(直腸)에서 시작하여 아래 언급하는 위좌맥 등에 분포한다고 하였다.

14) 좌위정맥(左胃靜脈)이다. 『중정해체신서』에서는 위좌맥(胃左脈)이라고 하였다.

15) 좌대망지(左大網枝)다. 『중정해체신서』에서는 장망좌맥(腸網左脈)이라고 했다.

16) 좌위대망정맥(左胃大網靜脈)으로 『중정해체신서』에서는 위장망좌맥(胃腸網左脈)이라고 하였다.

17) 췌정맥(膵靜脈)이다. 『중정해체신서』에서는 순맥(肫脈)이라고 하였다.

18) 『중정해체신서』에서는 단맥(短脈)이며 비장에 속하는데 위에 가까워지면서 매우 짧게 된다고 설명한다.

19) 원본에서는 "비(脾)와 위(胃) 사이에 있다"고 하였는데, 위를 장(腸)으로 잘못 알았다(小川鼎三·酒井シツ, 같은 책, 285쪽).

20) 『중정해체신서』에서는 장망우맥(腸網右脈)이라고 하였다.

21) 우위대망정맥(右胃大網靜脈)인데, 『중정해체신서』에서는 위장막우맥(胃腸網右脈)이라고 하였다.

22) 『중정해체신서』에서는 장격맥(腸隔脈)이라 명명하고, 장에서 시작해서 여러 줄

으로부터 나온다. 그것들이 서로 교차하는 곳에서 저절로 윤곽
(輪郭)을 만든다.[23]

○문맥의 역할은 두 가지다. 혈맥(血脈)처럼 혈액을 받아들이고, 동맥
(動脈)처럼 혈액을 내보낸다. 문맥의 혈액은 음식물이 소화된 것으로, 문
맥의 혈액이 분포하는 곳에 영양을 줄 수 있다. 문맥의 혈액은 심장으로
되돌아가지 않고 간(肝)으로 들어가서 담즙(膽汁)을 분비한다. 또 간으
로 들어가 담즙을 분비함으로써 동맥을 보좌한다. 한편 문맥의 양태는
동맥과 같지만 박동이 없으며, 혈맥과 같지만 판(瓣)이 없어서 혈액이
역행하면서 느리게 흐른다. 그러나 여성은 남성에 비하면 빠르게 흐른
다.[24]

기가 둘러싸서 그 모습이 크고 작은 섬 같다고 말한다.

23) 원본에서는 "이 정맥은 대부분 장(腸)으로부터 나온다. 그리고 다수 혈관의 연
결에 의해서 (혈관에 둘러싸인) 섬 같은 것이 매우 많이 생긴다"고 하였다(小川
鼎三·酒井シヅ, 앞의 책, 285쪽).

24) 원본에서는 "문맥(門脈)은 두 가지 작용을 한다. 즉 문맥은 양분을 복부의 장기
에 전달하고, 거기서 나오는 혈액을 운반하는 정맥으로서의 역할과 심장에 없는
담즙을 분비하는 간장에 혈액을 보내는 동맥으로서의 역할을 한다. 또 문맥은
동맥 같은 박동이 없고, 정맥처럼 판막을 갖고 있지 않다. 그럼에도 상승하기 때
문에 혈액의 순환이 느리다. 그래서 치료하기 매우 어려운 질병이 나타나는데,
특히 부인에게 많다. 문맥의 혈액순환은 대부분 다음과 같은 도움으로 촉진된
다. 1. 항상적인 횡격막의 운동과 간장의 진동(震動), 2. 간(肝)의 중앙에서 글리
슨낭에 의해 문맥의 가지가 떨어지지 않은 채로 보존되고 있는 것"이라고 하였
다(小川鼎三·酒井シヅ, 같은 책, 285쪽). 글리슨(Francis Glisson, 1597~1677)
은 영국의 의사 겸 해부학자며, 글리슨낭은 간동맥(肝動脈), 담관(膽管), 문맥을
둘러싸고 있는 섬유낭이다.
그런데 겐파쿠 등은 "문맥의 혈액은 음식물이 소화된 것이어서, 문맥의 혈액이

내가 고찰한 바로는, 부란카루(武蘭加兒)가 "문맥은 비장[脾]과 장(腸) 그리고 하격막(下膈膜) 등에서 생성한 혈액을 받는다. 그 혈액은 원래 맑고 쓴맛의 액체를 포함하는데, 간에 전해져 분리되면 담즙이 만들어진다"고 말하였다.

또 "쓴맛이 전부 사라진 혈액은 혈맥으로 보내져서 심장으로 돌아간다"고 하였다.

분포하는 곳을 영양시킬 수 있다"고 하여 본래의 의미와는 전혀 다르게 번역하였다. 한편 17세기에는 림프계가 발견됨으로써 소화된 음식물이 유미로 변화되어 림프계를 통해 혈액과 섞인다고 믿었으며, 쿨무스도 그와 같이 언급하였다. 이것은 갈레노스가 말한 소화물이 혈액과 함께 간장으로 들어가서 혈액으로 바뀐다는 사고를 부정하는 것이었으며, 윌리엄 하비의 혈액순환설과 함께 갈레노스의 학설을 뒤엎는 데 중요한 계기가 되었다. 그런데도 겐파쿠 등은 오히려 갈레노스의 의학론과 연결되는 언급을 하고 있다는 점이 특이하다(小川鼎三·酒井 シヅ, 앞의 책, 414쪽).

19 복부腹篇

○복부[腹]는 신체의 하부에 있으며 부드럽다. 위쪽으로는 늑골(肋骨)에 이르며, 아래로는 양쪽의 허벅지[兩股]까지 미친다.

ᴬ배꼽[臍]은 복부의 중앙에 있다. 이것은 이전에 제대(臍帶)[1]를 잘라낸 상처다.

ᵃ제맥(臍脈)[2]은 소아일 때 내부가 비어 있지만, 성인이 되면서 구멍이 거꾸로 치우친다.[3] 별도로 여기에 속한 인대가 있는데, 설명이 27편에 있다.

---

1) 제대(臍帶)는 탯줄을 의미한다.
2) 제동정맥(臍動靜脈)을 말한다.
3) 원본에는 "성인은 내강(內腔)이 소실되어 인대(靭帶)로 변한다"고 하였지만, 오역했기 때문에 부정확한 문장이 되었다(酒井シヅ, 앞의 책, 158쪽).『중정해체신서』에서는 제맥이 태아였을 때 어머니의 혈액이 통과하는 통로였다가, 성장하게 되면 점차로 압착되어서 인대로 된다고 하였다(『重訂解體新書』권3,「腹篇第十九」, "按以是臍帶之一而通母血之管路也 及長則漸壓扁已扁而爲繫帶").

복편도(腹篇圖)

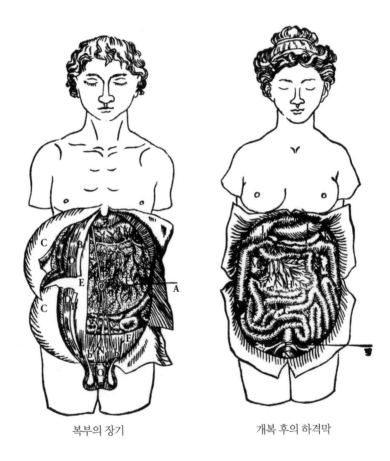

복부의 장기   개복 후의 하격막

ᴮ백조(白條)[4]는 여러 가지 피부 아래 있다. 그 사이에 두 개의 긴 줄기가 있는데,[5] 이것은 근근(筋根)[6]이 서로 모여서 만들어진 것이다.

○복부를 둘러싸고 있는 것으로[7]

ᶜ외피(外皮)는 설명이 6편에 있다.

ᴰ오대근(五對筋)은 설명이 28편에 있다.

ᴱ헨스삿크(幷私沙屈)[8]는 매끈매끈하고 얇은 이중의 막이다. 소복(小腹)에 있으며, 장(腸)을 둘러싸서 보호한다.[9] 여기에 속한 것으로

---

4) 백선(白線)으로 전복근(前腹筋)인 좌우복직근이 만나는 가운데 부분이며, 여기에는 근육이 없다. 『중정해체신서』에서는 백조(白條)인데 총피(總被) 아래 있다고 하였다.

5) 원본에서는 "복부 전체는 세로 방향으로 이등분된다"고 하였다(小川鼎三·酒井シヅ, 앞의 책, 286쪽).

6) 건(腱)을 의미한다.

7) 원본에서는 "둘러싸는 사물, 그것이 복강(腹腔)을 만들고, 그곳에 내장(內臟)을 담고 있다"고 하였다(小川鼎三·酒井シヅ, 같은 책, 286쪽).

8) 원본에서는 'Pens zak'라고 하였는데, 복막(腹膜)을 말하는 것이다. 복강에 있는 큰 막으로 내부의 장기들을 연결하고 지지하는 막인데, 여러 장기 사이나 주위를 지나는 여러 겹의 막으로 되어 있다. 그 가운데 중요한 것은 위와 장의 앞쪽에 드리워져 있는 장막과 소장과 대부분의 대장을 복강 뒤쪽에 붙게 하는 장간막(腸間膜)이다. 장막은 장간막보다 얇고 레이스처럼 생겼으며, 지방을 많이 포함하고 있어서 기관을 따뜻하게 유지해준다. 장간막은 부채 모양이며 장으로 가는 혈관이 많이 있다. 장막과 장간막은 윤활제로 쓰이는 장액을 분비하여 가까이 붙어 있는 장기가 서로 마찰되지 않도록 하며, 복강 내의 장기가 제 위치에 있게 하고 장기를 분리하거나 통합하며, 감염을 막는 방어벽 역할도 한다. 『중정해체신서』에서는 장낭(臟囊)이라고 하였다.

9) 원본에서는 "복부 전체를 둘러싸며, 그곳에 있는 내장을 일정한 위치로 유지시키고 있다"고 하였다(小川鼎三·酒井シヅ, 같은 책, 287쪽).

ᵇ복종막(腹縱膜)¹⁰⁾은 남성의 경우 복부에서부터 정맥(精脈)과 음
낭(陰囊)까지 미치는데, 그것들을 둘러싸고 있다. 여성은 자궁(子
宮)과 원반도(圓蟠度)¹¹⁾를 경유하여 후방으로 구부러져서, 고근
(股筋)¹²⁾이 끝나는 지점에서 교차한다.¹³⁾

요추(腰椎)와 관골(臗骨)¹⁴⁾은 설명이 5편에 있다.

내가 고찰한 바로는, 부란카루(武蘭加兒)는 "헨스삿크는 요추의
외측(外側)에서 시작한다"고 말하였다. 여기서 요추에 대해 설명
한 것은 아마 그와 같은 의미일 것이다.¹⁵⁾

---

10) 복막돌기(腹膜突起) 또는 초상돌기(鞘狀突起)라고 한다. 남자는 태생기(胎生
期)에 고환이 이 돌기를 늘어뜨리며, 성인에서는 그 일부가 고환초막(睾丸鞘膜)
으로 변한다(小川鼎三·酒井シヅ, 앞의 책, 287쪽). 고환초막은 고환, 부고환의
앞면과 측면을 덮는 장막으로, 원본에서는 'tunica vaginalis testium'라고 하였다.
한편 『중정해체신서』에서는 장낭초(臟囊梢)라고 하면서, 그것이 고환과 정낭을
싸서 고협막(睾莢膜)을 만드는데 라틴어로 '튜니가 하기나리스 테스튜우무'(去
泥蛤 法技那力斯 跕斯去烏模)라고 하였다.

11) 자궁원삭(子宮圓索)을 의미하는데, 자궁의 좌우 바깥쪽 가장자리 윗부분에서
전면의 아래쪽으로 뻗어 있으며, 서혜관을 통해 외음부의 피하에서 끝나는 결합
조직성 띠를 말한다.

12) 대퇴근(大腿筋)이다.

13) 원본에서는 "여성은 초상돌기 중에 자궁원인대(子宮圓靭帶)가 있어서, 그것과
함께 후방 대퇴골 근육의 가운데에서 종지(終止)한다"고 하였다(小川鼎三·酒井
シヅ, 같은 책, 278쪽).

14) 관골(寬骨)은 골반을 이루는 세 개의 뼈로, 사춘기까지는 장골·좌골·치골이 연
골결합을 하고 있지만 성인이 되면 골화되어 하나가 된다.

15) 겐파쿠가 '요추 및 관골에 대한 설명은 5편에 있다'를 복막에 대한 설명으로 잘
못 이해하고, 그 이유를 첨부한 것이다. 그러나 이것은 복막과는 관련이 없고, 다
만 '복부를 싸고 있는 것' 가운데 한 항목일 뿐이다. 따라서 부호도 붙어 있지 않
다(小川鼎三·酒井シヅ, 같은 책, 287쪽).

○내부에 있는 것으로

�F 장망(腸網)[16]은 형태가 주머니처럼 생긴 이중의 막(膜)이다. 지방
(脂肪)이 많이 생겨난다. 장망의 상단은 앞쪽으로 비장[脾], 위(胃)
그리고 십이지장(十二指腸)과 접하고 있으며, 뒤쪽으로 축장(縮
腸),[17] 대키리이루(大機里爾)[18]까지 미친다. 하단은 크고 넓으며,
하복부[大腹]와 배꼽 부위[臍部]를 둘러싸고 있다.[19] 이것은 장과
위를 따뜻하게 하고, 장의 운동과 담즙의 분비를 도와 음식을 소화
시키는 데 일조(一助)한다.[20]

---

16) 대망(大網)인데, 이중으로 된 복막(腹膜) 구조를 말한다. 여기서는 위(胃)의 대
만(大彎)에서 아래로 뻗어 있는 복막주름을 말한다.『중정해체신서』에서는 그대
로 장망이라고 하였는데, 설명에 있어 약간의 차이가 있다. "장망은 이중의 막이
며 지방이 많다. 그 생김새는 그물주머니와 매우 흡사하다. 아랫부분은 여러 장
(腸)을 가볍게 덮은 채로 펼쳐져 제곽(臍廓)의 부분에까지 미친다. 위로는 위와
십이지장, 비장의 앞쪽에 매어 있으며, 뒤쪽은 결장과 키리루상(濾胞牀, 췌장)에
부착해 있다. 여러 장기를 따뜻하게 하고, 장들의 운동을 돕기 위해서 지방이 많
다. 담액을 삼투할 수 있어서, 항상 신체에 영양을 공급하도록 한다"(『重訂解體
新書』권3,「腹篇第十九」, "腸網 襲膜而多脂也 其狀宛如一種網囊 其下部則輕覆
諸腸之上面 延展殆至臍廓部分 上則統繫於胃及十二指腸與脾之前部 後則附著於
結腸與濾胞牀 主溫諸臟 奬諸腸之動機 是以其質多脂 能滲透於膽液 使常供身體榮
養之資也").
17) 결장(結腸)을 의미한다.
18) 췌장(膵臟)인데,『중정해체신서』에서는 키리루상(濾胞牀) 또는 순(肫)이라고
하였다.
19) 원본에서는 "하단은 유리연(遊離緣)으로 되며, 장의 상부를 덮고 있으며 제부
(臍部)에까지 미친다"고 하였다(小川鼎三・酒井シヅ, 앞의 책, 287쪽).
20) 원본에서는 "이 막은 내장을 따뜻하게 하고, 장의 운동을 촉진하며, 담즙에 지방
분을 주고, 필요에 따라 신체에 양분으로 된다"고 하였다(小川鼎三・酒井シヅ,
같은 책, 287쪽).

ᴳ장(腸)²¹⁾은 설명이 20편에 있다.

ᴴ하격막(下膈膜)²²⁾은 설명이 21편에 있다.

ᴵ위(胃)는 횡격막(橫膈膜) 아래 있으며 왼쪽을 향하고 있다. 설명이 20편에 있다.

ᴶ간(肝)과 담(膽)은 오른쪽에 붙어 있다. 설명이 24편에 있다.

ᴷ비장[脾]은 좌측에 있다. 이것은 위의 뒤쪽에 해당한다. 설명이 23편에 있다.

ᴸ대키리이루(大機里爾)는 위의 아래 있다. 설명이 22편에 있다.

ᴹ양쪽의 신장[腎]은 간(肝)과 비(脾)의 아래 있다.

ᴺ방광(膀胱)은 소복(小腹)의 과골(鍋骨)²³⁾ 안쪽에 있다. 설명이 25편에 있다.

ᴼ음기(陰器)는 방광(膀胱)에 이어져 있다.²⁴⁾ 설명이 26편에 있다. 혈관과 림프관은 설명이 16편과 21편에 있다.

ㅇ복부는 격막[隔]²⁵⁾ 아래 있는 여러 장기를 둘러싸고 있다. 바깥으로는 피부와 막(膜)을 갖추고 있으면서, 안으로는 장(腸)과 게루(奇縷)의 운동을 돕는다. 또 호흡과 분만을 돕고, 대소변(大小便)의 배설 역할을 한다.

---

21) 원본에서는 "장은 복부의 대부분을 차지하고 있다"고 하였다(小川鼎三·酒井シ
  ヅ, 앞의 책, 287쪽).

22) 장간막(腸間膜)으로, 원본에서는 "복부의 중앙에 있으며, 여기에 장(腸)이 단단히 붙어 있다"고 하였다. 한편 하격막을 『중정해체신서』에서는 장격(腸隔)이라고 하였다.

23) 복부의 최하부, 골반골(骨盤骨)을 말한다.

24) 원본에서는 "방광 옆의 끝부분"이라고 하였다. 한편 음기(陰器)는 생식기를 말하는데, 『중정해체신서』에서는 생식제구(生殖諸具)라고 표현하였다.

25) 횡격막이다.

20 장과 위장 腸胃篇[1]

○식도(食道)와 위(胃) 그리고 장(腸)은 하나의 기다란 관(管)이다. 두경 (頭莖)[2]에서 시작해서 흉부(胸部)와 복부(腹部)를 거쳐 항문(肛門)에서 끝 난다. 그것을 휘감고 있는 것은 네 가지다.[3]

ᴬ 첫째, 막(膜) 모양[4]

---

1) 원본에서는 편명을 "식도, 위, 장"(食道, 胃, 腸)이라고 하였고(小川鼎三·酒井シ ヅ, 앞의 책, 288쪽), 『중정해체신서』에서도 "식도, 위, 후박이장(厚薄二腸)"이라 고 썼다. 겐파쿠도 이 편에서 식도를 설명하고 있다는 점을 고려한다면 의도적으 로 편명에서 식도를 삭제한 것으로 볼 수밖에 없는데, 그 이유는 분명하지 않다.

2) 두경(頭莖)은 경부(頸部), 즉 목 부위를 말한다.

3) 즉 식도, 위, 장의 벽이 4층으로 되어 있다는 말이다. 이하의 설명에 대해서 『중 정해체신서』에서도 같은 설명을 한다. 다만 막의 이름을 막양의(膜樣衣), 근양 의(筋樣衣), 신경양의(神經樣衣), 조삽의(糙澁衣), 모용양의(毛茸樣衣)로 고쳤 을 뿐이다.

4) 이것은 장막(漿膜)이다. 기본적으로 내부가 관의 형태를 띠고 있는 구강, 식도 외 소화관이나 기도, 비뇨기관, 생식기관 등은 대체로 구조가 4층으로 되어 있 다. 밖에서부터 순서대로, 장막(또는 외막), 근층, 점막하층, 점막이다. 이때 장막

장위편도(腸胃篇圖)

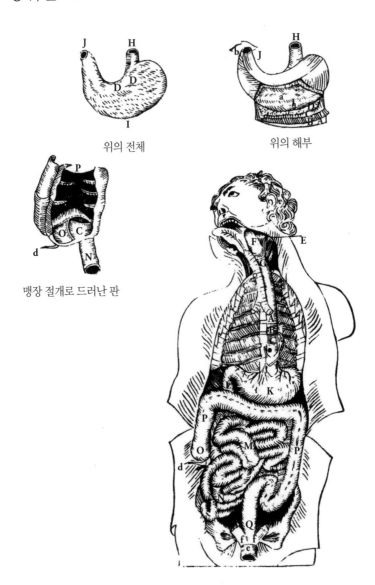

위의 전체

위의 해부

맹장 절개로 드러난 판

^B둘째, 근(筋) 모양⁵⁾

^C셋째, 신경(神經) 모양⁶⁾

^D넷째, 토로멘(褐子)⁷⁾ 모양이다.⁸⁾

○식도(食道)는 목구멍[吭] 안쪽, 기관(氣管)의 뒤에 있다. 시작되는 곳은 크며 깔때기처럼 생겼다. 두경(頭莖)으로부터 내려와 흉부를 거쳐 횡격막을 관통하고 나서 위(胃)와 연결된다. 시작되는 곳을 목구멍[咽]이라고 하는데, 여기에 세 개의 근육이 있다.

^E능골인두근(稜骨咽頭筋)⁹⁾은 능골(稜骨)¹⁰⁾에서 시작한다.

^F인두근(咽頭筋)¹¹⁾은 뒷목에서 시작한다. 이상의 두 근육은 목구멍의 양옆으로 이어져 목구멍이 열리게 한다.

^G봉인근(封咽筋)은 목구멍을 닫히게 한다.¹²⁾

은 장액을 분비하는 막으로, 위장막 이외에 흉막·심막·복막 등이 있다.

5) 근막(筋膜)이다. 위의 표면을 덮어서 보호하는 기능을 하는데, 3층의 구조로 되어 있다.

6) 점막하층이다. 점막하층에는 혈관과 자율신경·교감신경·부교감신경이 있어서, 근육과 혈관 등의 움직임을 조절하고 소화기능, 신경전달을 담당한다.

7) 원본에서는 'crusta villosa'라고 하였는데, 겉에 고운 털이 돋도록 짠 비단인 벨벳을 말한다.

8) 원본에서는 '융모층'(絨毛層)이라고 하였는데(小川鼎三·酒井シツ, 앞의 책, 288쪽), 점막(粘膜)을 지칭한다. 점막은 점액을 분비하는 막으로, 위점막은 흡수작용을 한다.

9) 경돌인두근(莖突咽頭筋)이다.

10) 측두골(側頭骨)의 경상돌기(莖狀突起)를 말한다.

11) 상인두수축근(上咽頭收縮筋)의 암양골(岩樣骨)로부터 나온 근섬유다발인 근속(筋束)을 말한다.

12) 현재는 식도를 근육으로 파악하여 수축·유동운동을 하지만, 식도를 닫는 근육

○위(胃)는 간(肝)과 비(脾) 사이에 있으며 주머니처럼 생겼는데, 즉 식도(食道)가 넓어진 곳이다. 여기에 속한 것으로

H위(胃)의 상구(上口)[13]는 왼쪽에 있으며 횡격막을 관통한다. 신경이 많이 있기 때문에 차가움과 뜨거움을 알 수 있다.

I위저(胃底)는 넓고 큰 부위다. 자세히 보면 부속한 것들이 있으니,

a주름[皺]과 키리이루다.[14] 위액(胃液)이 여기에서 생긴다.

J위(胃)의 하구(下口)[15]는 모양이 술병의 입구와 유사하게 생겼다. 여기에 속한 것으로

b위판(胃瓣)[16]이 장(腸)의 위쪽에 매달려 있어서 위의 하구가 닫히게 한다.[17]

K위에 속한 혈관으로는 단맥(短脈)[18]과 관맥(冠脈)[19]이 있다. 설명

은 인정하지 않는다(小川鼎三·酒井シツ, 앞의 책, 289쪽). 이 부분까지의 설명에서 『중정해체신서』에서는 명칭 이외에 큰 변화를 보이지 않는다. 인(咽)을 인두(咽頭)로 고친 것과 함께, 인두에 속한 세 개의 근육을 각각 기피인두근(起鈹咽頭筋), 기항인두근(起項咽頭筋), 인두봉폐근(咽頭封閉筋)으로 수정하였다.

13) 분문(噴門)이다. 식도가 횡격막의 식도열공을 관통한 부위다.

14) 위의 주름과 위선(胃腺)을 말한다.

15) 유문(幽門)이다. 위가 끝나는 부분으로, 십이지장에 연결된다.

16) 위와 십이지장의 경계에 있는 유문괄약근(幽門括約筋)의 융기(隆起)된 부분이다. 지금은 이것을 판(瓣)이라고 하지 않는다(酒井シツ, 앞의 책, 164쪽). 유문괄약근은 위의 내용물을 십이지장으로 배출하는 것을 조절하는 동시에, 십이지장의 내용물이 위로 역류하는 것을 막는다.

17) 원본에서는 "위를 닫는 둥근 판이 있다. 여기에서 장이 시작한다"고 하였다(小川鼎三·酒井シツ, 같은 책, 289쪽).

18) 단위동정맥(短胃動靜脈)이다.

19) 위대망동정맥(胃大網動靜脈)이다.

이 16편과 18편에 있다.[20]

○장(腸)은 길이가 몸을 여섯 번 둘러쌀 정도다.[21] 복잡하게 얽히고 구
불구불한데, 서로 부착하고 있는 것이 하격막(下膈膜)[22]이다.[23]

○박장(薄腸)[24]은 복부의 중앙부에 있다.[25]

└ 십이지장(十二指腸)은 길이가 12지 횡경(橫徑)으로, 위(胃)의 하구(下
口)에 붙어 있다. 그곳에서 바로 구부러져 늑골 안쪽으로부터 좌신
(左腎)을 향하여 아래로 내려간다. 담즙(膽汁)과 대키리이루즙(大機
里爾汁)[26]이 이곳으로 들어간다. 설명이 22편과 24편에 있다.

---

20) 『중정해체신서』에서는 하구(下口) 또는 위부감문(胃府監門)이라고 한다고 하
였으며, 위판(胃瓣) 대신 원요장막(圓繞障膜)이 있어서 하구를 닫는다고 하였
다. 그리고 동정맥은 모심맥(帽心脈)으로 수정하였다.

21) 【백회(百會)에서부터 회음(會陰)까지를 몸[體]이라고 한다.】 원본에서는 "체장
(體長)의 약 여섯 배의 길이"라고 하였다(小川鼎三 · 酒井シヅ, 앞의 책, 289쪽).
백회(百會)는 두정(頭頂)을 말하는데, 독맥(督脈)의 20번째에 있는 혈(穴)로서
위치는 두정의 정중앙선과 양 귀를 이은 선이 만나는 점에 있다. 또 회음(會陰)
은 경락상의 모든 음(陰)이 모인다는 뜻으로 생식기와 항문, 즉 전음(前陰)과 후
음(後陰) 사이를 말한다. 백회는 하늘의 기운인 천기(天氣)를 받는 곳이며, 회음
은 지기(地氣)를 받는 곳이다.

22) 장간막(腸間膜)이다. 장간막은 여러 장기를 체벽에 고정시키고 있는 막이다.

23) 원본에서는 "도달한 부분은 구불구불 구부러진 채로 장간막(腸間膜)에 붙어 있
다"고 하였다(小川鼎三 · 酒井シヅ, 같은 책, 289쪽).

24) 소장(小腸)으로, 원본의 'dunne darm'을 직역한 것이다. 소장과 대장을 박장 ·
후장으로 표기하는 것은 『중정해체신서』에서도 마찬가지다.

25) 【이 장(腸)을 소장이라고 하는데, 후장(厚腸)보다 가늘다.】 후장은 대장을 말한다.

26) 췌액(膵液)이다. 췌액은 췌장의 외분비액으로 여러 가지 소화효소를 함유하고
있으며, 췌관을 통해서 십이지장으로 운반된다.

^M화장(和腸)²⁷⁾에는 많은 결판(結瓣)²⁸⁾이 있다. 음식물이 여기에 이르러 점차 소화되는데, 배꼽 주변[臍部]에 해당한다. 길이는 열다섯 뼘²⁹⁾이다.

^N회장(回腸)³⁰⁾은 소복(小腹)에 있다. 길이는 스무 뼘이다. 이 장(腸)은 위로 향하여 대장[厚腸]에 연결된다. 연결되는 부위를 나누어 보면,

^c바우히뉴스(襪烏非奴私)³¹⁾판(瓣)은 대장에 들어가는 소화된 음식

---

27) 공장(空腸)으로, 십이지장부터 회장에 이르기까지의 소장이다. 원본의 'nugteren of ledigen darm'을 직역한 것이다. 『중정해체신서』에서는 공장이라는 명칭을 비로소 사용하는데, 일명 효장(桴腸)이라고 하며 십이지장에 연결되어 있음을 밝히고 있다. 그런데 공장이라고 한 것은, 음식물이 여기에 이르면 빨리 소화되어서 비어버리기 때문이라고 설명한다. 그리고 소화된 진액은 회장으로 전달된다고 언급하였다(『重訂解體新書』권3, 「食道胃及厚薄二腸篇第二十」, "空腸 一名 桴腸 十二指腸下 長大約十五搩之部 是也 位於臍廓之部分 內具許多牽縮障膜焉 蓋飮食至此 則速消化 其內常爲空桴 故有此名【按消化眞液 滲泄渾脈 其糟粕 則傳導廻腸故也】").

28) 흡수작용을 효율적으로 하기 위해 공장과 회장의 점막에 있는 윤상(輪相) 주름을 말한다.

29)【손의 엄지와 검지를 펴서 직각을 만들어 사물을 재는데, 그것을 한 뼘이라고 한다. 대략 6촌(寸)과 같다.】

30) 이에 대해서 『중정해체신서』에서는 회장은 환장(環腸)이라고도 하며, 공장의 끝에서 시작해서 다시 돌아 대장이 시작하는 곳으로 연결된다고 하였다.

31)【고인의 이름이다.】스위스의 의사, 해부학자, 식물학자인 보앵(Gaspard Bauhin, 1560~1624)으로, 1588년에 처음으로 대장과 소장 사이에 있는 회맹판을 발견하였다. 1605년에는 저서 『인체해부』에서 인체 각 부위의 명칭을 완성하고 근육·혈관·신경 등 혼란되었던 명칭을 교정하는 데 큰 공헌을 하였다. 또 혈연관계에 근거하여 분류하는 원칙에서 처음으로 식물의 종·속을 서술하여 16세기 계통분류원칙을 체계적으로 완성하였다.

물을 차단하여 역류하지 않도록 한다.[32]

○후장(厚腸)[33]은 소장[薄腸]을 둘러싸고 있다. 여기에 속한 것을 나누어 보면,

　○맹장(盲腸)은 길이가 4지 횡경(橫徑)을 넘지 않는다.

　d충장(虫腸)[34]은 맹장의 끝에 붙어 있다.

　P축장(縮腸)[35]은 복부의 오른쪽을 따라서 위로 향하다가, 왼쪽으로 방향을 바꿔서 위(胃)의 아래쪽을 순환하고, 방향을 되돌려 구부러져서 복부의 왼쪽으로 내려간다. 그 끝은 그리스(厄勒祭亞) 문자의 S자[36] 모양이다. 길이는 여섯 뼘이다. 안쪽에는 주름이 많으며, 바깥쪽에는 세 개의 인대가 있다.[37]

　　내가 살펴보니, 부란카루(武蘭加兒)가 "축장(縮腸)은 라틴어의 에스[S]자를 뒤집어놓은 것[38]과 흡사하게 생겼다"고 하였다. 라

---

32) 회맹판(回盲瓣)은 위로는 회장과 맹장, 아래로는 대장과 소장의 경계가 되며, 대장의 내용물이 소장으로 역류되는 것을 방지한다.

33) 【이 장(腸)은 두껍고 크다. 흔히 말하는 대장(大腸)이다.】원본의 'dikke darm'을 직역한 것이다.

34) 충양돌기(虫樣突起)를 말한다.

35) 결장(結腸)으로, 맹장에서 직장까지의 대장 부분을 말한다. 크게 네 부분으로 나뉘는데, 상행결장, 횡행결장, 하행결장, S상결장이다. 그리스 문자를 들어 설명하는 부분이 바로 S상결장이다. 『중정해체신서』에서는 결장이라고 명명하고, 일명 반장(蟠腸)이라고도 하였다.

36) 【그리스는 나라 이름으로, 유럽에 속해 있다. 오란다와 문자는 같지만, 글자체가 약간 다르다. 이것은 오란다의 에스(S)에 해당한다.】

37) 원본에서는 "대장은 내강(內腔)을 향해 크게 융기해 있고, 밖으로는 세 줄기의 끈을 갖고 있다"고 하였다(小川鼎三·酒井シヅ, 앞의 책, 290쪽).

38) 원문에서는 '좌문'(左文)이라고 하였는데, 이는 거꾸로 뒤집힌 형태의 글자로 도장을 새기기 위해 거꾸로 쓰인 형태의 글자를 의미한다.

틴은 옛적의 나라로, 나라는 사라졌지만 그 말만은 남았는데, 아마도 지금의 그리스 문자와 같았던 것 같다. 실물을 조사해보면, 부란카루가 뒤집어놓은 것이라고 했던 말에 들어맞는다.

Q 직장(直腸)은 바로 허리 아래에서부터 항문에까지 이른다. 길이는 두 손바닥[39]을 넘지 않는다. 직장이 끝나는 곳에는 세 개의 근육이 있는데, 그것을 나누어 보면,

e 폐항문근(閉肛門筋)[40]은 항문이 닫히도록 하는데, 이 근육은 대변(大便)을 참을 수 있게 하고 의지에 따라 내보내게도 한다.

f 개항문근(開肛門筋)[41]은 두 개인데, 항문이 열리게 한다.

o 식도는 음식물을 위(胃)로 내려가도록 한다.

위는 배고픔과 배부름을 알게 하고, 음식물이 소화(消化)되도록 한다.[42]

장은 음식물을 소화[43]시켜 그 정액(精液)을 운반하고, 동시에 충장(虫腸)[44]의 운동을 도와서 음식물 찌꺼기[45]로 대변을 만들어 내보낸다. (소

---

39) 【손목의 가로무늬[橫紋]에서부터 가운데 손가락의 맨 끝까지를 '손바닥'이라고 한다.】『해체신서』 원문에서 '手'라고 표현하였는데, 적당한 우리말이 없어서 우선 '손바닥'으로 번역하였다.

40) 항문괄약근(肛門括約筋)이다. 『중정해체신서』에서는 폐항근(閉肛筋)이라고 하였다.

41) 항문거근(肛門擧筋)이다. 『중정해체신서』에서는 개항근(開肛筋) 또는 거항근(擧肛筋)이라고 하였다.

42) 원본에서는 "위는 공복(空腹) 상태를 지각하고, 음식물의 소화와 흡수를 시작한다"고 하였다(小川鼎三·酒井シヅ, 앞의 책, 291쪽).

43) 원문의 '소도'(消導)는 소화·흡수를 말한다. 한의학에서 주로 사용하는 용어로, 식체(食滯)나 적취(積聚) 같은 것을 내려서 비위(脾胃)의 운화(運化)기능을 회복시키는 것을 지칭한다.

화된) 음식물의 정액을 계루(奇縷)⁴⁶⁾라고 한다.⁴⁷⁾

---

44) 충양돌기다. 그러나 이것은 오역이므로, 아래의 주석을 참조하시오.

45) 원문의 '조박'(糟粕)은 음식물을 소화시키고 나서 걸러낸 찌꺼기를 의미한다. 조(糟)는 거르지 않은 술, 박(粕)은 술을 짠 찌꺼기다.

46) 유미(乳糜)를 말한다.

47) 원본에서는 "장(腸)은 음식물로부터 계루(즉 유미)라는 자양물을 흡수하고, 또 장의 유동(蠕動)에 의해 배설물을 내보내는 것을 촉진한다"고 하였다. 따라서 '충장의 운동'이라고 한 것은 벌레와 같이 움직인다는 의미의 유동을 오역한 것이다(小川鼎三・酒井シヅ, 앞의 책, 291쪽).

21 하격막과 액도 下膈膜及液道篇

○하격막(下膈膜)[1]은 두 겹으로 넓고 매끄러우며, 형태는 둥글고 상태
는 막(膜)과 같다. 장(腸)과 요추[腰] 사이에 있는데, 이것 역시 인체에서
가장 중요한 곳이다. 둘레의 길이는 손목에서부터 팔꿈치 안쪽 가로무늬
[橫紋]까지 길이의 네 배다.[2]

○하격막은 제3요추(腰椎)[3]에서 시작해서, 장(腸)까지 이어진다. 장의
외피(外皮)[4]에 연결되어 있다.[5]

---

1) 장간막(腸間膜)이다. 장간막은 여러 장기를 체벽에 고정시키고 있는 막이다.

2) 원본에서는 "그 주위는 팔뚝(팔꿈치까지) 길이의 네 배"라고 하였다(小川鼎三 ·
酒井シヅ, 앞의 책, 291쪽).

3) 원본에서는 "위에서부터 세 번째까지의 요추"라고 하였다(小川鼎三 · 酒井シヅ,
같은 책, 291쪽).

4) 장막(漿膜)을 말한다.

5) 원본에서는 "장간막의 외막(外膜)은 장(腸)으로부터 시작한다"고 하였다(小川鼎
三 · 酒井シヅ, 같은 책, 291쪽).

하격막편도(下膈膜篇圖)

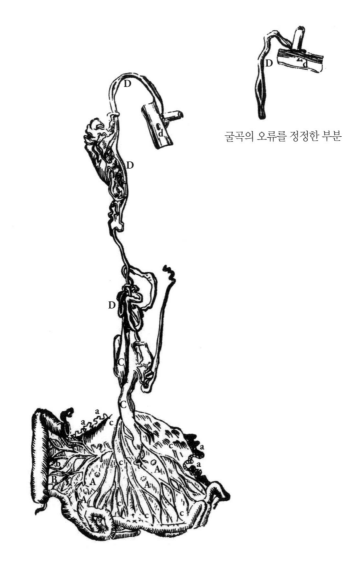

굴곡의 오류를 정정한 부분

○하격막 중에서 후장(厚腸),[6] 박장(薄腸)[7]과 연결된 곳[8]은

ᵃ장(腸)의 주름진 곳으로, 부드러우며 가라쿠(加蠟亞古)[9]와 유사
하다.

○여기에 속하는 것으로

ᴬ키리이루[10]와

ᴮ신경과 혈관이 여기에 많이 속해 있다.

ᵇ하격막맥(下膈膜脈)[11]은 제각각 서로 이어져 연결된 고리를 만든

---

6) 대장이다. 『중정해체신서』에서는 후장과 박장이라는 표현을 그대로 사용한다.

7) 소장이다.

8) 원본에서는 "장간막 중 소장에 붙어 있는 것을 소장간막(小腸間膜)이라고 하고,
대장에 붙어 있는 것을 결장간막(結腸間膜)이라고 한다. 양자에는 다음과 같은
것이 보인다"고 하였다(小川鼎三 · 酒井シヅ, 앞의 책, 291쪽).

9) 【오란다 옷의 장식으로, 꽃처럼 여러 겹으로 포개져 있다.】 원본에서 'kraag'라
고 하였는데, 소매나 옷의 깃이다.

10) 장간막림프절(腸間膜림프節)이다. 원본에서는 이어서 "동물에서는 장간막의 중
앙에 매우 큰 아셀린 췌장(alvleesch van Aselius)이라고 부르는 것이 있다"고 하
였다(小川鼎三 · 酒井シヅ, 같은 책, 291쪽). 한편 『중정해체신서』에서는 이를 장
격키리루(腸隔濾胞)라고 하였다. 또 동물의 장격 가운데 있는 큰 키리루를 판세
레아스 아세리토(幫泄列㐌斯 亞泄力)라고 하는데, 판세레아스는 찬족키리루(攢
簇濾胞)이고 아세리토는 인명이라고 하였다(『重訂解體新書』권3, 「腸隔及乳糜
諸道篇第二十一」, "腸隔濾胞 大小數箇散在焉 在獸類 則見腸隔中央 濾胞甚大者
名曰幫泄列㐌斯 亞泄力 按幫泄列㐌斯者 攢簇濾胞也 亞泄力者 人名"). 이는 원
본에 있지만 『해체신서』에서 번역하지 않았던 것을 추가로 번역한 것이다.
판세레아스는 췌장(pancreas)을 말하며, 아세리토는 췌장 곁에 있는 림프절
(아셀린선)을 의미하는데, 이는 이탈리아의 해부학자 아셀리(Gasparo
Aselli, 1581~1626)의 이름에서 따온 명칭이다.

11) 장간막동정맥(腸間膜動靜脈)이다. 『중정해체신서』에서는 장격맥(腸隔脈)이라
고 하였다.

다. 설명이 16편과 18편에 있다.

ᵉ액도(液道)¹²⁾는 여러 줄기의 얇고 가는 관(管)으로, 가지는 실 같 다. 색은 하얗고, 이중으로 된 하격막의 사이에 있다. 장(腸)에서 나온 게루(奇縷)가 여기를 시작으로 키리이루¹³⁾에 보내지고, 위로 올라가 게루과구(奇縷科臼)¹⁴⁾로 들어간다. 이 관(管)은 장으로부 터 나와 키리이루에 연결되는데, 이곳저곳의 키리이루가 모여 커 진 것을 일품액도(一品液道)¹⁵⁾라고 한다. 또 키리이루로부터 나와 서 다시 모여 커진 것을 이품액도(二品液道)¹⁶⁾라고 한다. 두 개의 액도에는 모두 판(瓣)이 있어서, 게루가 거꾸로 내려가지 않도록 한다. 또 수도(水道)¹⁷⁾라는 것이 있어서 여기에 부속한다.¹⁸⁾ 게루 와 림프액이 함께 장과 하격막에서 나오는데, 액도가 이것들을 이 끌어서 심장으로 같이 되돌아가도록 한다.

ᵉ게루과구(奇縷科臼)¹⁹⁾는 액도가 크게 모인 곳이다.²⁰⁾ 큰 자루처럼

---

12) 유미관(乳糜管)으로 장관(腸管) 및 장간막(腸間膜)에 분포하며 지방을 흡수하
 는 데 중요한 역할을 하는 림프관이다. 이를 『중정해체신서』에서는 동맥(渾脈)
 이라고 하였다.
13) 장간막림프절이다.
14) 유미조(乳糜槽)를 말한다.
15) 제1차유미관(第一次乳糜管)이다.
16) 제2차유미관(第二次乳糜管)이다.
17) 림프관이다.
18) 원본에서는 "유미관은 림프관의 역할도 한다"고 하였다(小川鼎三·酒井シヅ, 앞
 의 책, 292쪽).
19) 유미조(乳糜槽)는 요부(腰部)의 기시점에 있는 흉관의 팽창된 부분을 말한다.
 『중정해체신서』에서는 유미조를 유미낭(乳糜囊)이라고도 한다고 지적하였다.
20) 원본에서는 "집합한 유미관의 낭(囊) 또는 확장된 강소(腔所)가 유미조다"라고
 하였다(小川鼎三·酒井シヅ, 같은 책, 292쪽).

생겼으며, 동맥대간(動脈大幹)[21]의 뒤쪽, 좌신(左腎)이 있는 위치에 있다. 게루와 림프액이 서로 모이는 장소다.[22] 수도는 설명이 3편에 있다. 림프와 게루는 게루과구로부터 게루관으로 올라간다.

ᴰ게루관(奇縷管)[23]은 형태가 가늘고 길며 부드러운데, 상태는 막(膜)과 같으며 여러 개의 판(瓣)이 있다. 처음에 게루과구에서 시작하여 흉부를 거쳐 왼쪽의 옆구리와 늑골로 퍼지는데, 동맥대간(動脈大幹)에 속한다. 또 위쪽으로 구부러져서 좌측 결분골 아래의 혈맥(血脈)[24]과 합쳐진다.[25]

ᵈ반월판(半月瓣)은 혈액과 게루가 모이는 곳에 있는데, 게루관의 일부분이다.[26]

---

21) 대동맥이다.

22) 원본에서는 "유미조 안에서 유미관은 유미를 림프관은 림프액을, 공통의 용기에 들어 있는 것처럼 주입하고 있다"고 하였다(小川鼎三·酒井シヅ, 앞의 책, 292쪽).

23) 흉관(胸管)으로, 원본에서 'gyl-buis'라고 하였다. 흉관은 좌측 상반신 및 양측 하반신으로부터의 모든 림프관이 모이는 곳이다. 『중정해체신서』에서는 흉관을 유미관(乳糜管)이라고 하였고, 다른 설명은 대동소이하다.

24) 쇄골하정맥(鎖骨下靜脈)이다.

25) 원본에서는 "유미조로부터 시작해서, 흉부에서 척추의 좌측을 흐르고, 대동맥과 나란히 좌쇄골하정맥(左鎖骨下靜脈)에까지 상행(上行)하다가, 그곳으로 들어간다"고 하였다. 그리고 이어서 "각각의 정맥으로 들어가기에 앞서 두 줄기로 나뉘어져, 하나의 줄기가 정맥으로 들어간다. 유미가 쇄골하정맥으로 들어가는 입구에 다음과 같은 것이 있다"고 하였는데 생략되었다(小川鼎三·酒井シヅ, 같은 책, 292쪽).

26) 원본에서는 "이 판(瓣)에 의해 혈액이 흉관으로 들어가는 것을 막는다"고 하였다(小川鼎三·酒井シヅ, 같은 책, 292쪽). 반월판은 보통 심장의 심실 동맥구에 있는 것을 말하지만, 여기서는 쇄골하정맥에서 림프만 유입시키고 혈액이 림프로 이동하는 것을 방지하는 막을 의미한다.

○하격막은 장을 보호하며 사물(事物)이 장에서 웅어리져 막히지 않도록 한다. 또 하격막이 넓은 것은 혈관과 액도가 두 개의 막 사이에 있기 때문이다.[27]

액도는 계루를 장에서 받아 계루과구로 전달한다.

계루과구에서 계루와 림프가 섞인다.[28]

계루관은 계루를 위쪽으로 운반하여 왼쪽 결분골(缺盆骨) 아래의 혈맥에 이르게 하고, 계루를 혈액과 섞어 혈액을 풍성하게 하고, 혈액이 심장으로 되돌아가서 양분을 주도록 한다.[29]

---

27) 원본에서는 "장간막은 장(腸)과 상관없는 듯하지만 일정한 관계가 있는데, 이 이중막 사이에 있는 유미관과 혈관을 지지하고 있다"고 하였다(小川鼎三·酒井シヅ, 앞의 책, 292쪽).

28) 원본에서는 "복부로부터 나온 계루와 림프액은 유미조에 모인다"고 하였다(小川鼎三·酒井シヅ, 같은 책, 292쪽).

29) '혈액을 풍성하게 하고'의 문장은 원본에는 없다. 원본에서는 "대정맥을 매개로 심장으로 주입된다"고 하였다(小川鼎三·酒井シヅ, 같은 책, 293쪽).

○대키리이루(大機里爾)[1]는 키리이루[2]가 많이 모인 것이다. 위(胃)의

---

1)『해체신서』가 번역되기 전까지 췌장(膵臟)은 동양에서는 알려지지 않은 내장 (內臟)이었다. 그 때문에 스기타 겐파쿠 등은 그 번역어를 정하는 데 어려움을 겪었고, 원본에 'Klier-bedde'(腺의 床)으로 있는 것에서 대키리이루로 옮겼다. 그것을 처음으로 췌(膵)로 번역한 사람은 우다가와 겐신(宇田川玄眞)이다. 겐신 은 Alvleesch(췌)라는 오란다어가 Al(모든)과 vleesch(肉)의 합성어이므로 육 (肉)과 췌(萃)를 합쳐 췌(膵)라는 글자를 만들었다. 1805년(文化2)에 출판된 『의범제강』(醫範提綱)에서 이것을 최초로 발표했다(酒井シヅ, 앞의 책, 171쪽). 한편『중정해체신서』에서는 췌장을 순(肫)이라고 했으며 일명 키리루상인데 키 리루, 즉 선(腺)이 모인 것 중에서 가장 크다고 하였다.『중정해체신서』의 찬자 는 키리루를 두 가지로 분류했는데, 하나는 찬족키리루(攢簇濾胞)로 키리루가 모인 것이며, 다른 하나는 구형키리루(毬形濾胞)라고 하였다. 그런데 오쓰키 켄 타구가 '순'이라고 명명했던 데에는, 결국 육(肉)이 모여 있는[屯] 상태를 고려 해서 조어했던 것으로 보인다(『重訂解體新書』권3,「肫篇第二十二」, "肫一名濾 胞淋 是攢簇濾胞【按濾胞分爲二類 一曰毬形濾胞 一曰攢簇濾胞 詳名義解中】中之 最大 而屯結以爲淋者也"). 지금의 자전(字典)에서 순은 광대뼈나 건육(乾肉)의 의미로 사용된다.

대키리이루·비편도(大機里爾·脾篇圖)

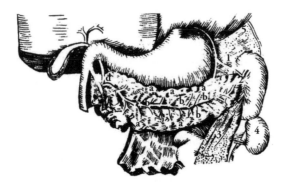

대키리이루와 부속 및 담관과 십이지장의 연속

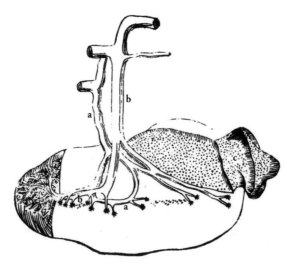

비장의 막을 벗긴 뒤의 혈도

아래, 비(脾)와 십이지장(十二指腸) 사이에 있다. 장망(腸網)과 하격막(下膈膜)[3]에 붙어 있다.

○색깔은 어두우면서 옅은 적색(赤色)이다.

○형태는 개의 혀처럼 생겼는데, 길이는 손가락으로 8~9횡경(橫徑) 정도며 폭은 2횡경이고 두께는 1횡경이다.[4]

○여기에 부속하는 것으로 작은 키리이루, 관(管)[5]과 혈관이 있으며 막(膜)이 둘러싸고 있다.[6]

    a 키리이루[7]는 혈액과 림프를 분리하는 역할을 하는데, 림프는 신 맛이다.[8]

    b 소관(小管)[9]은 키리이루에서 액체[汁][10]를 받아서 대관(大管)으로

---

2) 선(腺) 조직을 말한다.

3) 장간막이다.

4) 원본에서는 이 뒤에, "2, 3의 동물에서는 이것이 이중으로 되어 있다"고 하였는데 생략되었다(小川鼎三・酒井シヅ, 앞의 책, 293쪽).

5) 췌관(膵管)이다. 비장과 십이지장 사이에서 위(胃)의 뒤쪽에 가로로 길게 누워 있는 주머니 모양의 샘이 췌장이다. 여기서 분비되는 췌액을 십이지장으로 보내는 것이 췌관이다.

6) 원본에서는 "이 본체는 매우 많은 작은 선(腺)과 도관(導管)・혈관(血管)으로 만들어졌으며, 그것들이 한 덩어리로 하나의 막(膜) 안에 싸여 있다"고 하였다(小川鼎三・酒井シヅ, 같은 책, 293쪽).

7) 선(腺)이다. 『중정해체신서』에서는 키리루(濾胞)라고 하였으며, 혈중에 있는 맛이 신 액체를 분비한다고 하였다.

8) 원본에서는 "혈액으로부터 신맛을 띠는 액체를 분리한다"고 하였다(小川鼎三・酒井シヅ, 같은 책, 293쪽).

9) 『중정해체신서』에서는 수송관(輸送管)이라고 하였으며, 키리루에서 분비된 액즙(췌액)을 총관으로 보내는 역할을 한다고 하였다.

10) 췌액(膵液)이다. 췌장의 외분비액으로 여러 가지 소화효소를 함유하고 있으며, 췌관을 통해 십이지장으로 간다. 한편 내분비액인 인슐린이 탄수화물 대사 조절

전달한다.

ᶜ대관(大管)[11]은 밀짚 정도의 크기로, 대키리이루의 중앙에 있어서 십이지장(十二指腸)으로 직접 이어진다.

ᵈ대키리이루의 즙(汁)[12]과 담즙(膽汁)이 대키리이루에 모여 서로 섞인다.

ᴱ담즙과 대키리이루의 즙이 섞여서, 대키리이루에서 십이지장으로 들어간다.

○대키리이루는 혈액과 림프를 분리하고, 또 그 즙은 음식물을 소화시켜 게루로 만드는 역할을 한다.[13]

에 관여한다.

11) 췌관을 말하는데, 『중정해체신서』에서는 이를 키리루상총관(濾胞牀總管)이라고 하였다. 췌관은 췌장의 가운데를 횡으로 길게 뻗어 있다.

12) 췌액을 말한다.

13) 원본에서는 "췌장에서 전술한 췌액을 혈액으로부터 분비하여서 음식물을 촉촉하게 만들어, 유미를 더 쉽게 만들 수 있게 한다"고 하였다(小川鼎三·酒井シヅ, 앞의 책, 293쪽).

제4권

부인(婦人)이 아이를 임신(姙娠)하였는데 자궁에서 형체가
아직 만들어지지 않은 상태로 있는 것을 배운(胚腪)이라 하고,
이미 형체가 만들어진 것을 태(胎)라고 한다.
기한이 차면 아이를 낳는데, 이것을 산(産)이라고 한다.

23 비장 脾篇

○비장[脾]¹⁾은 청자색(靑紫色)이며 부드럽다. 대복(大腹)의 뒤편,²⁾ 왼쪽 계륵(季肋)³⁾과 위(胃) 사이에 있다.⁴⁾

○형태는 소의 혀[牛舌]와 비슷하다.⁵⁾ 길이는 무지(拇指)⁶⁾로 6횡경(橫

---

1) 비장은 한의학의 오장육부에 속한다. 물론 한의학에서 말하는 비장과 현대의학에서의 비장은 위치상 유사한 점이 있지만, 그 형태나 크기, 기능 등에 대해서는 전혀 다르게 이해한다. 그럼에도 『해체신서』의 옮긴이들은 이를 과감하게 비장이라고 명칭하였다.

2) 대복(大腹)은 상복부(上腹部), 주로 배꼽 위 늑골이 있는 부위를 말한다. 따라서 '대복의 뒤편'은 상복부의 배면(背面)을 지칭하는 것이다.

3) 최하단의 계륵[肋骨]이다.

4) 이 부분에 대해서『중정해체신서』역시 내용이 대동소이하다. 좌계륵 대신 가륵(假肋)이라고 칭하였지만, 가륵 역시 계륵에 속한다고 보면 차이가 없다.

5) 원본에서는 "비장의 형태는 그것이 속해 있는 동물의 혀와 매우 흡사하다"고 하였다. 결국 인간의 비장은 인간의 혀 모습을 하고 있다는 것인데, 굳이 소라고 표현했던 것은 부도의 그림을 보고 상상해서 말한 것으로 보인다(小川鼎三·酒井シヅ, 앞의 책, 294쪽).

6) 무지라고 표현한 것은 'duimen'으로 인치(inch)를 말하며, 가로지름[橫經]은 무

徑)이며, 폭은 3횡경, 두께는 1횡경이다. 윗부분은 완만한 원형으로 돌출하였으며, 아래는 굽은 형태로 움푹 들어가 있다.

 ○여기에 속하는 것으로는[7]

  ¹ 위(胃)와 단맥(短脈)[8]

  ² 대키리이루[9]

  ³ 장망(腸網)[10]

  ⁴ 좌신(左腎)

  ⁵ 횡격막인데, 이상이 모두 막(膜)으로 붙어 있다.[11]

 ○상태는 키리이루처럼 가느다란 실로 짜놓은 것과 유사한데, 혈관의 실가지[絲絡][12]가 착종하기 때문이다.[13]

 지의 폭을 의미한다.

 7) 비장에 속한 것이라고 표현하였지만, 실제로는 비장과 연결되어 있는 기관들을 설명한 것이다.

 8) 원본에서는 "위에는 단맥으로" 연결된다고 하였다(小川鼎三·酒井シヅ, 앞의 책, 294쪽). 단맥(短脈)은 비동정맥(脾動靜脈)인데, 비장으로 들어가는 동정맥이 매우 짧은 까닭에 단맥으로 기술한 듯하다.

 9) 대키리이루는 췌장을 말한다.

 10) 대망(大網)으로, 위의 대만(大彎)에서 하방으로 장관 전면까지의 복막주름을 말한다.

 11) 원본에 따르면, 위는 단맥으로 연결되고 나머지 네 개의 기관이 복막(腹膜)으로 연결되어 있다(小川鼎三·酒井シヅ, 같은 책, 294쪽). 결국 앞에서 위와 단맥의 관계를 오역함으로써 이 부분도 잘못 해석한 것이다.

 12) 실가지[絲絡]는 의미가 불분명한데, 모세혈관 정도로 이해할 수 있을 듯하다.

 13) 원본에서는 "처음 보면 선(腺) 같지만, 실제로는 혈관과 섬유가 모여서 생긴 것이다"라고 하였다(小川鼎三·酒井シヅ, 같은 책, 295쪽). 이처럼 잘못 이해된 부분을 『중정해체신서』에서는 좀더 정확하게 설명한다. 그 대강은 "예전에는 오로

^A동맥(動脈)은 설명이 16편에 있다. 동맥을 따라 비장 안으로 혈액을 들여보낸다.

^B그 가지¹⁴⁾는 설명이 18편에 있다. 이것을 따라서 받은 혈액을 내보낸다.

^C비장을 둘러싸고 있는 것은 막(膜)¹⁵⁾이다.

○비장은 혈액을 엷게 하는 것과 혈액을 만드는 일을 주로 하며, 간(肝)이 담즙을 분비하는 것을 돕는다.¹⁶⁾

지 키리루(濾胞)만으로 되었다고 생각했지만, 지금 살펴보면 여러 종류의 혈맥과 모세혈관, 키리루가 서로 교차하면서 만들어졌다"는 것이다. 이때 키리루는 선(腺)을 의미하며, 여러 종류의 혈맥이라는 것은 혈맥, 신경, 선, 림프 등을 말한다고 하였다(『重訂解體新書』권4, 「脾篇第二十三」, "古昔以爲此物專以濾胞爲其質矣 今審之 其所連繫之諸種數血脈 及其細支纖絡【按諸種者 動靜二血脈 神經 濾胞 及水脈等也】與濾胞相交錯 以精組密織者也").

14) 비정맥(脾靜脈)이다.

15) 막(膜)에 대해서, 원본에서는 "이 막은 인간에게는 한 겹이다"라고 하였다(小川鼎三·酒井シヅ, 앞의 책, 295쪽). 여기까지의 내용에 대해 『중정해체신서』에서는 거의 비슷하게 서술하고 있는데, 글을 좀더 정확하게 해석해서 옮겼다는 점을 지적할 수 있다. 비동맥이 비장으로 혈액을 보내며, 비정맥은 피를 문맥(門脈)으로 다시 내보낸다고 하였다. 그리고 원본에서 언급한 "비장을 둘러싸는 막이 사람은 하나이지만, 동물은 복수로 있다는 점"을 덧붙였다(『重訂解體新書』권4, 「脾篇第二十三」, "脾動脈 送入血於脾…脾支 使血自脾逆送於門脈者 是也… 膜 包裹其表者單也 若獸類則複也").

16) 이상에서 '(비장이) 혈액을 만든다'는 원본에는 없는 것으로, 비장의 조혈기능(造血機能)이 알려진 것은 훨씬 후의 일이다. 그리고 비장은 오래된 적혈구를 파괴하기 때문에, 정맥의 피가 엷게 된다(小川鼎三·酒井シヅ, 같은 책, 295쪽). 한편 『중정해체신서』에서는 "비장은 동맥에서 혈액을 받아 맑게 하고, 묽은 것(림프)과 진한 것(혈액)을 분비한다. 림프는 림프관[水脈]으로 가고 혈액은 문맥으로 가서 간이 담액을 만드는 재료를 제공한다"고 하였다(『重訂解體新書』권4,

내가 일찍이 이 책을 읽고서 『해체약도』(解體約圖)[17]를 저술하였다. 그런데 나의 이목(耳目)이 (네덜란드어에) 아직 익숙하지 못하였던 까닭에, 문맥(門脈)이 장(腸) 안의 혈액을 받아서 간(肝)과 비장에 전달한다고 잘못 생각하였다. (네덜란드어에) 익숙해지자 그렇지 않을 것 같은 의심이 꽤 들었고, 부란카루 등의 책을 참고한 이후에 그것이 잘못되었음을 분명히 알게 되었다. 그 혈액은 장(腸)에서만 생겨난 것이 아니라, 비장과 하격막(下膈膜)[18]에서 생겨난 것이었다. 이미 말한 것처럼 이 편에서는 동맥(動脈)의 혈액이 비장으로 들어간 이후에 그 가지[脾靜脈]로부터 나오고, 그 가지가 바로 문맥편 중에서 비장에 속한다고 말했던 것이다.

이렇게 해서 동맥의 혈액이 비장으로 인하여 엷게 되어서 문맥의 혈액을 만들고, 그 혈액이 다시 간에 들어가서는 간에 의해 분리된 후 담즙(膽汁)이 된다는 것을 알았다. 이제 비록 『해체약도』의 잘못을 수정한다고 해도 이미 사람들에게 알려진 것

「脾篇第二十三」, "脾者主受血於動脈 澄淸以分泌稀稠 稀水輸之水脈 稠血送之門脈 以供肝臟製膽液之原酷云").
비장 내에 적혈구로 차 있는 적수(赤水)와 림프구로 이루어진 백수(白水)가 있어서, 적수가 노후 적혈구를 파괴하고 혈중의 이물질을 제거하며, 백수에서는 림프구를 생산한다. 따라서 단순히 혈액을 엷게 하고, 피를 만든다고 했던 『해체신서』에 비해서 『중정해체신서』가 매우 정확하게 이해하고 있음을 알 수 있다.

17) 『해체신서』의 예고편으로 1773년에 간행되었으며, 해부도 세 매와 문장으로 된 두 쪽으로 구성되어 있다. 작자는 스기타 겐파쿠며, 나카가와 준안(中川淳庵)이 교열하고, 구마가이 모토아키(熊谷元章)가 그림을 그렸다(酒井シヅ, 앞의 책, 176쪽).

18) 장간막(腸間膜)이다.

을 쫓아가 바로잡을 수 없으니, 앞서 말한 것이 사람들에게 오
해를 불러일으킬까 여전히 두려운 까닭에 이 글을 지어서 전일
의 잘못을 고치고자 한다.

24 간장과 담낭 肝膽篇

○간장[肝]은 크고 자적색(紫赤色)이다. 복부의 오른쪽, 횡격막 아래, 계륵의 자리에 있다. 담낭[膽]은 간(肝)에 속하며, 위(胃)에 붙어 있다.[1]

○형태는 위쪽이 원형으로 돌출하였으며 윤택하고, 아래쪽은 고저(高低)가 있다.

^A입구[2]는 돌출된 곳인데, 바로 문맥이 들어오는 까닭에 '문'(門)으로 이름붙였다.[3]

---

1) 원본에서는 "위(胃)의 일부를 덮고 있다"고 하였다(小川鼎三·酒井シヅ, 앞의 책, 296쪽).

2) 간문(肝門)이다. 간의 하면 중간에 있으며, 좌우간관(左右肝管), 고유간동맥(固有肝動脈), 문맥, 신경, 림프관이 출입하고 있다.

3) 원본에서는 "간문은 안쪽을 향해 융기한 곳이다. 문맥이 간문으로부터 간의 중앙으로 흐르는데, 문맥의 이름이 여기서 나왔다"고 하였다(小川鼎三·酒井シヅ, 같은 책, 296쪽). 이는 18편「문맥」에서 "문맥은 피가 출입하도록 하여 역할이 문호(門戶)와 같다. 그런 까닭에 문(門)으로 이름을 지었다"는 것과는 다른 내용이다. 이상 두 가지의 내용을 검토하지 못한 것은 겐파쿠가 출판을 서둘렀기 때문이다(小川鼎三·酒井シヅ, 같은 책, 414쪽).

간·담편도(肝·膽篇圖)

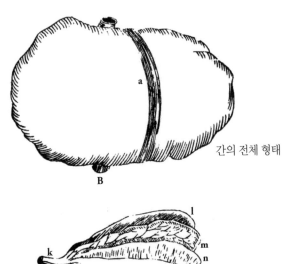

간의 전체 형태

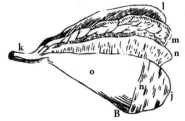

담의 절개와 막의 분류

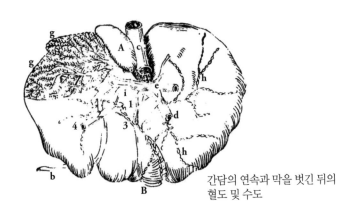

간담의 연속과 막을 벗긴 뒤의
혈도 및 수도

○여기에 속하는 것으로[4]

ª 퇴반도(堆蠻度)[5]는 횡격막에 접해 있다.[6]

ᵇ 제반도(臍蠻度)[7]는 형태가 둥글며 배꼽과 연결되어 있다. 태아[小兒] 때에는 그것을 제혈맥(臍血脈)으로 부르는데, 설명이 27편에 있다.[8]

ᶜ 혈맥(血脈)[9]과

ᵈ 문맥(門脈)이다. 혈맥과 문맥의 가지들은 모두 문맥을 따라 간으로 들어간다.[10]

---

4) 원본에서는 "간장은 다음의 부분으로 이어진다"고 하였다(小川鼎三·酒井シヅ, 앞의 책, 296쪽).

5) 간겸상간막(肝鎌狀間膜)이다. 복막이 간원삭(肝圓索) 쪽으로 주름져 생긴 것으로, 간을 복벽과 횡격막에 고정시키며 간을 좌엽과 우엽으로 나눈다.『중정해체신서』에서는 횡격(橫鬲)이라고 하여, 간엽을 서로 연결한다고 하였다.

6) 원본에서는 "횡격막에는 간겸상간막으로(이어진다)"고 하였다(小川鼎三·酒井シヅ, 같은 책, 296쪽).

7) 간원삭(肝圓索)이다. 간원삭은 태아제정맥(胎兒臍靜脈)의 흔적으로, 간의 좌엽과 방협엽 사이에 있는 고랑의 전방에 있다.『중정해체신서』에서 이것은 제(臍)며 태아 때에는 제맥(臍脈)이라고 한다고 하였다. 그리고 기시부는 장낭(腸囊)이며 위로는 검첨연골(劍尖軟骨), 아래로는 배꼽에 붙어 있다고 하였다(『重訂解體新書』권4,「肝膽篇第二十四」, "臍 以圓形帶相連 名曰臍繫帶【按此帶起於臟囊 上固着劍尖軟骨 下附着臍】在胎兒則名曰臍脈").

8) 【부호다.】 원본에서는 "배꼽에는 원삭(圓索)의 제인대(臍靭帶)에 의해서(이어진다) 이 이름은 태아였을 때 제정맥(臍靜脈)이었던 것을 따른다"고 하였다(小川鼎三·酒井シヅ, 같은 책, 296쪽).

9) 원본에서는 "대정맥(大靜脈)에는 간(肝)의 후방으로(이어진다)"고 하였다(小川鼎三·酒井シヅ, 같은 책, 296쪽).

10) 실제로는 두 줄기의 문맥인데, 이때의 혈맥은 가느다란 고유간동맥이며 굵은 문맥이다. 이 두 혈관은 소엽간혈관(小葉間血管)이 되는데 소엽(小葉) 내에서 간세포삭 주변에 퍼지는 모세혈관망을 만든 후에 중심정맥으로 들어간다.

○여기에 부속하면서 내부에 있는 것은 작은 혈관[11]이며, 표면을 둘러싸고 있는 것은 얇은 막(膜)이다.

  e 동맥(動脈)[12]은 곧 위(胃)의 동맥간(動脈幹)인데, 작은 가지가 여기에서 나뉜다.[13] 설명이 16편에 있다.

  f 혈맥(血脈)[14]의 세락(細絡)이 많이 있다.[15] 설명이 17편에 있다.

  g 문맥(門脈)[16]의 지락(支絡)은 위쪽에 있다.[17] 설명이 18편에 있다.

  h 수도(水道)의 세지락(細支絡)이 여기에 많이 퍼져 있다.[18]

  i 담도(膽道)와 관(管)[19]인데, 여기에 속한 것으로

  1 기릿소니토스(宜律素泥都私)[20] 막(膜)[21]은 담관(膽管)과 간으로

---

11) 원본에서는 "간의 실질(實質)은 미세한 맥관(脈管)으로부터 생긴다"고 하였다(小川鼎三·酒井シヅ, 앞의 책, 296쪽).

12) 고유간동맥이다. 이는 간세포의 영양혈관이다.

13) 원본에서는 "복강동맥(腹腔動脈)으로부터 나온 동맥, 즉 위동맥간(胃動脈幹)이지만 미세하다"고 하였다(小川鼎三·酒井シヅ, 같은 책, 296쪽).

14) 간정맥인데 고유간동맥과 문맥이 간 내에서 모세혈관망을 형성한 이후에 간정맥을 지나 하대정맥으로 들어가게끔 되어 있다.

15) 원본에서는 "대정맥의 많은 가지"라고 하였다(小川鼎三·酒井シヅ, 같은 책, 296쪽).

16) 문맥은 복강 내 여러 기관으로부터 오는 혈액을 간 내에 도입하여 혈액을 정화하거나 글리코겐을 생성·처리하는 기능혈관이다.

17) 원본에는 "문맥의 최상부에 있다"라고 되어 있다. 문맥의 말단을 의미한다(酒井シヅ, 같은 책, 180쪽).

18) 원본에는 "림프관, 그것이 여기에 매우 많이 있다"고 하였다(小川鼎三·酒井シヅ, 앞의 책, 296쪽).

19) 담관(膽管)을 말한다.

20) 【고인의 이름이다.】

21) 원본에서는 'bekleedzel van Glissonius'라고 하였는데, 간동맥, 담관, 문맥을 싸고 있는 섬유망을 지칭하는 글리슨낭(Glisson's capsule) 또는 혈관주위섬유초

들어가는 문맥을 둘러싸고 있다. 이 막은 처음에 복막(腹膜)에서
시작한다.

2 간담관(肝膽管)은 담즙이 간에서 배출되는 곳이다.

3 담관(膽管)은 담즙이 담(膽)에서 배출되는 곳이다.

4 간과 담의 두 관[22]은 서로 합쳐져서 대키리이루관[23]으로 연결
되고, 함께 십이지장으로 들어간다. 그 즙이 여기에 이르러 활성
화된다.[24]

B 담낭[膽][25]은 작은 주머니다. 그 형태는 페르스[26]와 같으며, 간의

(periva-scular fibrous capsule)를 말한다. 글리슨은 영국의 의사 겸 해부학자인
글리슨(Francis Glisson, 1597~1677)을 지칭한다.

22) 원본에서는 "이 관은 담즙을 간장과 담낭으로부터 십이지장에 전달하고 췌관
(膵管)과 합쳐진다"고 하였다(小川鼎三·酒井シヅ, 앞의 책, 297쪽). 총담관 또
는 총수담관(總輸膽管)이라고 하는데, 좌우의 간관(肝管)이 합쳐져 하나의 총간
관(總肝管)이 되고 간문(肝門)에서 떨어진 곳의 총간관에서 담낭관이 나와 담낭
으로 간다. 이때 담낭관 결합부 이하의 총간관을 총담관이라고 하는데, 이것은
췌장에서 나오는 췌관 또는 췌장관과 함께 십이지장으로 간다.

23) 췌장관(膵臟管)을 말한다.

24) 이 부분까지의 기술과 『중정해체신서』의 내용은 크게 다르지 않다. 다만 담도와
관을 담즙제관(膽汁諸管)으로, 간담관을 수담관(輸膽管)으로, 대키리이루관을
담즙총관(膽汁總管)으로 고쳤다.

25) 담낭은 쓸개라고도 하며, 간의 하면 약간 우측에 붙어 있는 가지 또는 서양배 모
양의 기관이다. 여기서는 담낭관으로부터 담즙을 저장·농축하였다가 필요에 따
라 담낭관·총담관을 통하여 십이지장으로 보낸다.

26) 【이것의 번역은 배[梨]다. 내가 도도뉴스(度度奴私)의 도감[草木狀]을 살펴보
니, 그 형태가 길어서 우리 나라에서 생산되는 것과는 다르다.】 원본의 'peers'로
서양배를 말한다. 도도뉴스는 유명한 의사이자 식물학자인 도도네우스
(Rembertus Dodonaeus, 1517~85)를 말하며, 특히 그의 대표저작인 『식물도보』
(植物圖譜, Cruijdeboeck)는 일본에 많은 영향을 미쳤다.

뒤[27])에 붙어 있다.

ʲ밑부분[28])은 크고 둥글다.

ᵏ머리 부분[29])은 뾰족하며 작다.

담은 간과 연결되어 있어서, 외막(外膜)과 혈관 및 담도(膽道)를 함께
한다. 오직 담만을 둘러싸는 것으로 네 가지가 있다.

ˡ첫 번째 것은 간과 담을 둘러싼다.[30])

ᵐ두 번째 것은 맥(脈) 모양이다.[31])

ⁿ세 번째 것은 근육 모양이다.[32])

ᵒ네 번째 것은 신경 모양이다.[33])

ᵒ간은 문맥의 혈액을 받아 담즙으로 분비하는 것을 주로 한다. 구설
(舊說)[34])에서는 간이 혈액을 지배한다고 하였다.

---

27) 실제로는 간의 하면(下面)이다.

28) 담낭저(膽囊底)를 말한다.

29) 담낭경(膽囊頸)이다. 현재 담낭을 구분할 때에는 저부(fundus), 체부(body), 경
부(neck)의 세 부분으로 나눈다.

30) 원본에서는 "담낭을 간장과 함께 둘러싸고 있는 공통의 외막(外膜)"이라고 하
였다(小川鼎三·酒井シヅ, 앞의 책, 297쪽). 『중정해체신서』에서는 통의(統衣)라
고 하였으며, 나머지 맥양 등은 맥양의(脈樣衣)·근양의(筋樣衣)·신경양의(神
經樣衣)라고 하여 크게 변화를 주지 않았다.

31) 혈관막(血管膜)이다.

32) 근육층(筋肉層)이다.

33) 신경층(神經層)이다. 실제 원본에도 이렇게만 서술되어 있다. 이상의 네 가지 막
은 담낭벽을 이루는 요소들인데, 현재에는 점막(단층 원주상피), 근육층(분명하
지 않은 3층의 평활근섬유로 구성), 외막(외층의 장막)으로 이루어진다고 이해
한다.

34) 갈레노스의 설을 말한다. 혈액순환이 발견될 때까지 혈액은 간장에서 만들어져

담은 담즙을 저장하고, 간과 연결되어 십이지장에 담즙을 전송하는 것을 주로 한다.

담즙은 대키리이즙(大機里爾汁)과 섞여져서 음식물을 소화시켜 계루(奇縷)[35]로 만드는 것을 주로 한다. 설명이 20편에 있다.

서 전신에 분배된다고 믿었다. 유미관의 발견으로 소화된 것이 문맥으로 들어가지 않고 유미관을 통과해서 직접 혈중으로 들어가 혈액으로 된다고 밝혀졌고, 간장에서의 조혈설(造血說)은 부정되었다. 그 때문에 쿨무스의 시대에는 간장은 비장으로부터 혈액을 받으며, 담즙을 혈중으로부터 분리하여 분비하는 역할만 하는 곳으로 이해되었다(酒井シヅ, 앞의 책, 181쪽).

35) 유미(乳糜)를 말한다.

25 신장과 방광肾膀胱篇

○신장[腎]은 어두운 자색(紫色)이며,[1] 복부의 양쪽 옆, 계륵과 두 번째 늑골[2] 위, 간장[肝]과 비장[脾] 아래 있다. 안쪽을 향한 곳은 움푹 꺼져 있으며, 바깥쪽은 누에콩처럼 구부러져 있다.

○여기에 속한 중요한 것으로

A 베이니렌(鼈意你連)[3]은 황색(黃色)이며 키리이루가 기울어진 모양 이다.[4] 양신(兩腎)의 안쪽 위에 있으며, 내부는 비어 있어서 담흑색

---

1) 원본에서는 '붉은 장기(臟器)'라고 하였다. 그런데도 자색이라고 한 것은 실물을 보았거나 다른 책을 읽었음을 알려준다(小川鼎三・酒井シヅ, 앞의 책, 298쪽).

2) '두 번째 늑골'은 아래로부터 두 번째를 의미하는 것으로, 위의 문장은 가장 하단 두 개의 늑골을 말한다.

3) 【이것은 소신(小腎)으로 번역한다.】 이것은 원본의 'Bynieren'을 말하는 것으로, 현재는 부신(副腎)이라고 한다. 『중정해체신서』에서는 측신(側腎) 또는 흑담액포 (黑膽液胞)라고 하였으며, 나머지 설명은 동일하다.

4) 원본에서는 "편평한 선조직(腺組織)"이라고 하였다(小川鼎三・酒井シヅ, 같은 책, 298쪽).

신·방광편도(腎·膀胱篇圖)

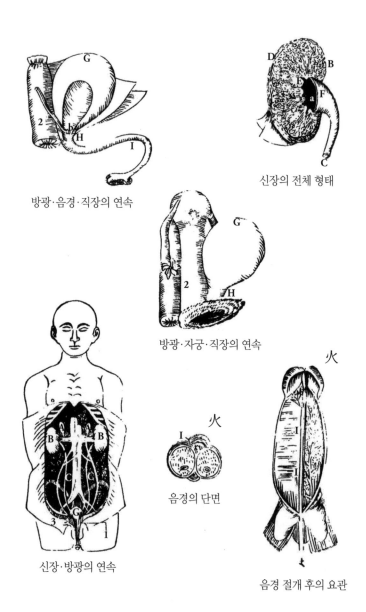

방광·음경·직장의 연속

신장의 전체 형태

방광·자궁·직장의 연속

신장·방광의 연속

음경의 단면

음경 절개 후의 요관

의 즙(汁)이 채워져 있다.[5] 이것의 역할은 알려져 있지 않은데,[6] 소 아의 것이 성인에 비해 크다.

　　내가 고찰해보니 헤스린기우스(苛私林牛私)[7]가 "구설(舊 說)에는 소신(小腎)의 역할이 자세하지 않다"고 말하였지만, 헤스린기우스는 "그 내부에 담흑색의 즙을 저장하고 있는 데, 그 맛은 짜다. 혈중에 섞여 있는 웨이(泘乙)[8]를 끌어내 신장에 전하여 신장의 역할을 돕는다"고 하였다.

B 정원맥(精原脈)[9]은 안쪽으로 움푹한 곳[10]에 연결된다. 설명이 16 편과 17편에 있다.

C 요도(尿道)[11]는 얇은 막으로 된 관이며, 크기는 새의 깃털만하다. 양신(兩腎)의 들어간 곳에서 시작해 구부러져서 방광(膀胱)으로 비

---

5) 원본에서는 "갈색의 액체"라고 하였는데, 부신의 수질(髓質)을 말한다(小川鼎三 ·酒井シヅ, 앞의 책, 298쪽).

6) 부신의 기능이 밝혀진 것은 19세기 중반이다(小川鼎三·酒井シヅ, 같은 책, 298쪽).

7) 독일인 페슬링(Johann Vesling, 1598~1649)으로, 파도바대학교의 교수가 되었 으며 『해부학강의』(Syntagma anatomicum, publicis dissectionibus, in auditorum usum, diligenter aptatum)를 1641년 출판하여 유명해졌다.

8) 혈장(血漿)을 말한다.

9) 고환동정맥(睾丸動靜脈)이다. 『중정해체신서』에서는 흡인맥(噏引脈)이라고 하 였다.

10) 즉 신우(腎盂)를 말한다. 신장에서 방광으로 소변을 흐르게 하는 통로인 수뇨관 의 상단부에 있는 부분으로, 소변이 방광을 향해 흐르기 전에 일시적으로 모이 는 공간이다.

11) 요관(尿管)이다. 신장에서부터 방광까지의 관인데, 현재 사용하는 요도는 방광 에서부터 외요도구(外尿道口)까지를 지칭하며 『해체신서』에서는 '소수관'(小水 管)이라고 하였다. 『중정해체신서』에서는 수뇨관(輸尿管)이라고 하였으며, 나 머지 설명은 동일하다.

스듬하게 들어간다.

○여기에 부속하는 것으로는 여러 개의 혈관과 액도(液道) 및 관(管)이
있다.[12] 신장을 둘러싸는 것은 이중막으로, 어른의 것은 매끈하며 소아
의 것은 **빽빽한** 무늬가 있다.[13] 그것을 세분하면

▫바깥쪽을 향하는 부분[14]은 성인일 경우 나무껍질처럼 거친데, 키리
이루가 많기 때문이다. 소아는 **빽빽한** 무늬가 있는데, 미세한 혈관이
서로 모여 있기 때문이다. 모두 소변을 분리하는 역할을 주로 한다.[15]

---

12) 원본에서는 "신장은 맥관(脈管)과 관(管)이 풍부하고, 단단한 실질기관(實質器
官)이다"라고 하였다(小川鼎三·酒井シヅ, 앞의 책, 298쪽).

13) 소아의 신장 표면에는 작은 요철이 많이 있어 매끄럽지 않다(小川鼎三·酒井シ
ヅ, 같은 책, 298쪽).

14) 피질층(皮質層)으로, 소변을 생산하는 주체가 되는 신소체가 밀집한 부분이다.
신장에서 소변이 만들어진다는 것은 동양 전통의학에서 찾아볼 수 없는 내용이
었기 때문에, 당시 일본에서 매우 흥미를 끌었다. 오사카의 후세야 소테키(伏屋
素狄, 1748~1812)는 이를 입증하기 위해 실제로 해부를 하여 소변이 신장에서
여과되어 생긴다는 것을 실험하고는 그 내용을 1805년『화란의화』(和蘭醫和)로
남겼다(小川鼎三·酒井シヅ, 같은 책, 414~415쪽). 이 피질층을『중정해체신서』
에서는 외위피질(外圍皷質)이라고 칭하였고, 덧붙여 전에는 많은 수의 키리루
(腺)로 조직되었다고 생각했으나 근래 연구 결과 혈맥으로 조직되어 있다고 말
했다(『重訂解體新書』권4,「腎及膀胱篇第二十五」, "古人以爲無算濾胞所成也 近
來諸子所鑒定 異於此 曰許多諸血脈 交錯密織而成焉 乃所以能泌別尿水也").
후세야 소테키는 본래 한방의(漢方醫)로 오랜 기간 활동하였지만,『해체신서』와
『서설내과찬요』(西說內科撰要)를 읽고는 오사카의 난방의(蘭方醫)였던 하시모
토 소키치(橋本宗吉, 1763~1836), 오야 쇼사이(大矢尙齋, 1765~1826)와 교류
하면서 난의학을 공부하였다. 이후 오사카의 형장에서 쇼사이와 함께 사형수의
시체를 해부하기도 하였으며, 여러 종류의 동물을 해부하고 생리학 실험을 하였
다. 이를 통해서 얻은 견해를『화란의화』로 간행하였는데, 이 책에서 개구리의
심장이 적출한 이후에도 박동하고, 돼지 등의 신장에서 소변을 생성하는 여과작
용 등을 관찰하였다.

ᴱ안쪽을 향하는 부분¹⁶⁾은 작은 관들이 모여 있다. 먼저 여기서 소변을 분리하고 요도(尿道)의 위쪽 입구인 벳켄(白建)¹⁷⁾에 전달하니, 이렇게 순서대로 전송한다.¹⁸⁾

ᵃ유두(乳頭)처럼 생긴 것¹⁹⁾은 소관(小管)²⁰⁾이 모이는 곳에 붙어 있는데, 이것은 소변을 받아서 벳켄에 전달한다.²¹⁾

ᶠ벳켄(白建)²²⁾으로, 소변이 여기에 모여서 천천히 요도(尿道)²³⁾로 보내져서 방광(膀胱)으로 들어간다.

---

15) 원본에서는 "바깥 주변부, 즉 피질층(皮質層)을 옛사람들은 선(腺)으로 만들어져 있다고 하였다. 그러나 근래 새로운 의견에 따르면 혈관이 매우 많이 모여서 만들어졌으며, 여기서 소변의 분비(分泌)가 행해진다"고 하였다(小川鼎三·酒井シツ, 앞의 책, 298쪽).

16) 신장의 중심부, 즉 수질(髓質)을 말하는데 세뇨관의 집합체로 신추체(腎錐體)라고도 한다.『중정해체신서』에서는 내부수소관(內部數小管)이라고 명명하였다.

17) 【누발(漏鉢)의 종류다.】원본의 'bekken'으로 누발(漏鉢), 즉 깔대기를 말한다.

18) 원본에서는 "미세한 관(管)이 매우 많이 있는데, 이 관이 분비된 소변을 신우로 인도한다. 여기에 속한 것으로는"이라고 하였다(小川鼎三·酒井シツ, 같은 책, 299쪽).

19) 신유두(腎乳頭)로, 신동(腎洞)의 벽에서 원뿔 모양으로 나온 부분이다. 끝에 있는 구멍에서 나오는 오줌은 신우에 모였다가 수뇨관으로 나간다.『중정해체신서』에서는 그 모양을 따라 천공소유자(穿空小乳觜)라고 하였다.

20) 요세관(尿細管) 또는 세뇨관(細尿管)으로, 혈액 가운데 있는 노폐물을 소변으로 걸러내는 신장 내부에 있는 관으로 소변을 모아 신우(腎盂)로 보낸다.

21) 원본에서는 "구멍이 열려 있는 유두. 이것을 통해서 소변이 신우에 모인다"고 하였다(小川鼎三·酒井シツ, 같은 책, 299쪽).

22) 원본의 'Bekken'으로, 현재는 신우(腎盂)라고 한다.『중정해체신서』에서 처음으로 신우(腎盂)라고 하였다.

23) 요관(尿管)이다. 수뇨관(輸尿管)이라고도 하며, 신우에서 시작하여 방광저부에서 끝나는 섬유근성의 관상기관이다.

○방광(膀胱)은 하나의 빈 주머니다. 복부의 말단 사이에 있으며 모양은 배[梨子] 같다.[24]

ㄷ 위쪽의 둥근 부분을 낭저(囊底)[25]라고 한다.

ㅎ 아래의 작은 부분을 낭구(囊口)[26]라고 한다.

○방광이 있는 곳은 헨스삿쿠(幷私沙屈)[27]가 두 겹인 부분이다.[28] 그것이 연결된 곳으로

1 위쪽은 배꼽을 향하여 방광반도(膀胱蠻度)[29]에 연결된다.[30] 설명이 27편에 있다.

2 뒤쪽은 직장(直腸)에 이어지며, 여성은 자궁(子宮)에 이어진다.

3 아래쪽은 횡골(橫骨)[31]에 연결되어 음기(陰器)[32]에 속하는데, 소수관(小水管)의 기능을 돕는다.[33]

---

24) 【앞에서 설명하였다.】

25) 방광저(膀胱底)로, 요관이 연결되며 남성은 아래쪽에 전립선이 붙어 있다.

26) 『중정해체신서』에서는 낭경(囊頸) 또는 낭구(囊口)라고 하였다.

27) 【앞에서 설명하였다.】복막(腹膜)을 말한다.

28) 원본에서는 "이중으로 된 복막의 가운데 있다"고 하였고, 독일어본에서는 "복막의 내강(內腔) 바깥에 있다"고 하였다. 방광은 복막강의 밖에 있기 때문에, 독일어본이 옳다(小川鼎三・酒井シヅ, 앞의 책, 299쪽).

29) 요막관(尿膜管)이다. 방광과 요막을 결합하고 있는 태아의 관이다.

30) 원본에서는 "위로는 배꼽과 제동맥삭(臍動脈索)으로 연결된다"고 하였다(小川鼎三・酒井シヅ, 같은 책, 299쪽).

31) 치골(恥骨)로 제부(臍部) 아래쪽과 서혜부(鼠蹊部) 사이에 위치한 최하복부의 중간부위 뼈인데, 장골・좌골과 결합하여 관골을 이루고 그 앞 하반부를 구성한다.

32) 외음부(外陰部)를 말한다.

33) 원본에서는 "아래로는 복막을 끼고서 치골(恥骨)과 접하고 있으며, 요도(尿道)

ᵃ소수관(小水管)³⁴⁾은 막(膜)으로 된 관(管)인데, 위쪽으로 방광에 이어져 있다.³⁵⁾ 남자의 것은 길며 아래로 내려가 음경(陰莖) 가운데로 들어간다. 여성의 것은 짧다.

ㅇ방광의 막(膜)은 세 겹인데, 첫째는 통막(統膜)³⁶⁾이며, 두 번째는 근육 모양³⁷⁾이며, 세 번째는 신경 모양³⁸⁾이다. 이것들이 모두 둘러싸고 있으며, 세 개의 구멍이 있다.

ᵇ구멍 두 개는 양옆에 있으면서 요도(尿道)³⁹⁾와 통한다.

ᶜ구멍 하나는 아래로 소수관과 통한다.⁴⁰⁾

ㅇ신장은 혈액과 약간 짠 즙을 분리하는 역할을 주로 한다.⁴¹⁾

를 끼고 음부(陰部)와 이어진다"고 하였다(小川鼎三·酒井シヅ, 앞의 책, 299쪽).

34) 현재 말하는 요도(尿道)로, 방광에서 체표면까지 소변을 나가게 하는 막성관(膜性管)이며 남성 요도에서는 정액도 배출한다. 『중정해세신서』에서는 요관(尿管)이라 하였고, 여자는 길이가 짧아서 대략 2횡지 정도가 되며 남자는 길어서 음경 전체에 해당한다고 하였다(『重訂解體新書』 권4, 「腎及膀胱篇第二十五」, "尿管 膀胱之延長而爲管者是也 女子者短【按二指橫徑許】男子者長而亘於男莖全體").

35) 원본에서는 "방광의 막성(膜性) 관(管)"이라고 하였다(小川鼎三·酒井シヅ, 같은 책, 299쪽).

36) 여기서 말하는 막(膜)은 방광의 벽(壁)이며, 장막(漿膜)을 말한다.

37) 근층(筋層)이다.

38) 점막(粘膜)이다. 이상의 막들에 대해서는 식도 「장과 위장편」을 참조하시오.

39) 요관(尿管)을 말한다.

40) 『중정해체신서』에서는 각각의 구멍이 수뇨관(輸尿管)과 요관(尿管)에 통한다고 하였다.

41) 원본에서는 "신장은 혈액으로부터 염분을 포함한 액체를 제거해서 정화시킨다"

요도는 소변을 이끌어서 방광에 전달하는 역할을 주로 한다.

방광은 소변을 모으고, 풀무처럼 작동하여 소수관(小水管)으로 보내어
서는 밖으로 배설하는 역할을 주로 한다.[42)]

고 하였다(小川鼎三·酒井シヅ, 앞의 책, 300쪽).

42) 원본에서는 "요도를 이용하여 소변을 체외로 내보낸다"고 하였다. 한편 탁(橐)
은 자루, 약(籥)은 피리를 의미하는데, 보통은 오르간을 말하지만 여기서는 방광
의 기능을 감안하여 풀무로 번역하였다.

○생식기[陰器]는 전음(前陰)이다.[1] 여기에 속하는 것[2]으로

A 정맥(精脈)은 두 가지다.[3]

  a 하나는 정동맥(精動脈)[4]으로, 대동맥[動脈大幹]의 양 측면에서 나온다.

  b 하나는 정혈맥(精血脈)[5]으로, 대정맥[血脈大幹]과 그 가지로부터 나온다. 설명이 17편에 있다.[6]

---

1) 동아시아의 전통의학에서는 생식기를 음기(陰器) 또는 전음(前陰)이라고 칭하였다. 『해체신서』가 전통의학의 용어를 가져다 사용하고 있는 예 중의 하나인데, 『중정해체신서』에서는 이를 '생식제기'(生殖諸器)로 바꾸어 사용하였다.

2) 원본에서는 "남성의 생식기는 다음에 서술하는 것들로 이루어진다"고 하였다 (小川鼎三·酒井シヅ, 앞의 책, 300쪽).

3) 정소(精巢)의 맥관(脈管)은 두 종류라는 말이다.

4) 고환동맥(睾丸動脈) 또는 정소동맥(精巢動脈)이다.

5) 고환정맥(睾丸靜脈) 또는 정소정맥(精巢靜脈)이다.

6) 【L부호】(17편 정맥부분을 말한다. 288쪽). 원본에서는 "정소정맥은 17편 M에서 표시한 것처럼 두 종류의 종지(終枝)가 있다"고 하였고, 17편에서는 "우지(右

음기편도(陰器篇圖)

방광을 뒤집은 모습

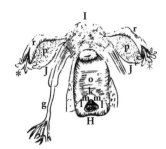

음문 절개 후의 자궁

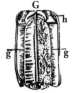

음경의 절개

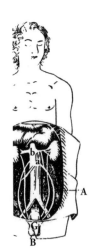

남자의 정도(精道)

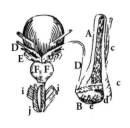

방광·고환·음경의 연속

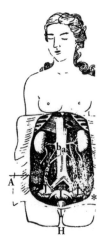

여자의 정도

ᴮ 음낭(陰囊)은 복부의 안쪽에서 나와 복부 바깥쪽에 있다.[7] 형태는 알[卵]과 같은데, 미세한 혈관이 착종(錯綜)한다. 여기서 정자[精]를 만든다.[8] 이것을 둘러싸고 있는 것이 세 가지인데 자세하게 구

枝)는 하대정맥(下大靜脈)으로, 좌지(左枝)는 좌신정맥(左腎靜脈)으로 들어간다"고 하였다. 여기에다 겐파쿠 등이 "대정맥[血脈大幹]과 그 가지로부터 나온다"를 첨가하였다(小川鼎三·酒井シヅ, 앞의 책, 300쪽).

7) 음낭(陰囊)은 고환 또는 정소라고 한다. 원본에서는 "복부의 바깥에 음낭(scrotum)이라고 부르는 특별한 주머니 가운데 자리 잡고 있다"고 하였다(小川鼎三·酒井シヅ, 같은 책, 300쪽).

8) 원본에서는 "고환은 정자를 만드는 매우 작은 소관(所管)과 내부로 특별한 분비물을 배출하는 하이모어체로 만들어진다"고 하였다(小川鼎三·酒井シヅ, 같은 책, 300쪽). 한편 이를 바탕으로『중정해체신서』는 많은 주석을 달고 있는데, 그 내용은 다음과 같다. "대개 고환은 미세한 혈관으로 되어 있으며, 여기에서 정액을 만든다. 그것은 코르퓨스 히고모리를 따라 안으로 연결되며, 미세하게 만들어진 비기(秘機, 직역하면 신비한 기틀이라고 할 수 있는데 정액을 말한다)를 분비하기 위해 만들어졌다.【여러 설을 살펴보면, 코르퓨스 히고모리는 그 체질이 백색이고, 고환의 의막(依膜)에 붙어 있는 것이다. 그 크기는 겨우 6푼쯤인데, 여기서 정액을 받아서 깨끗하게 정련하여, 고환 가운데 있는 7~8개의 소포자(小胞子)에 전송하고 다시 모고(帽睾, 고환두)로 올려 보낸다. 대개 코르퓨스는 몸이라는 것이고, 히고모리는 사람 이름이다. 그것을 연결하여 이름붙인 것이 히고모리요스체질이다. 그 나머지 고환의 성질이나 정액이 만들어지는 과정에 대한 연구는 다른 의서에 상세하게 실려 있는데,「제역정명의해」(諸譯定名義解)편에서 대략 기술하였다.】"(『重訂解體新書』권4,「男女生殖諸器篇第二十六」, "蓋丸者以纖微諸血脈爲本質 以製精於此 是因 革盧抓斯 兮愕木力連結其內 爲分泌細煉之秘機而所造成也【按諸說 革盧抓斯 兮愕木力 其體質爲白色樣 而固着睾丸衣膜者也 其大僅六分許 受其爲精液者於此 細煉濾淸 以輸丸中七八個小胞子 而上輸諸帽睾也 蓋革盧抓斯者體也 兮愕木力者 人名也 名其連結爲一體者 曰兮愕木留斯體質 其餘丸質 及精液 煉成機巧之窮理說 詳載於諸書 略擧諸譯定名義解中】"). 히고모리(Higomori)는 영국의 외과의사 하이모어(Nathaniel Highmore, 1613~85)를 말하며, 코르퓨스 히고모리(corpus Higomori)는 고환중격(睾丸中

분하면

ᶜ첫 번째는 얇은 살 모양인데, 거근(擧筋)⁹⁾이라고 한다. 고환(睾丸)
을 들어올린다.

ᵈ두 번째는 협양(莢樣)¹⁰⁾인데, 고환을 둘러싸고 있다.

ᵉ세 번째는 백색인 것¹¹⁾으로, 음낭에 부속된 것들을 둘러싸고 있다.

ᶜ고환두(睾丸頭)¹²⁾는 고환의 윗부분이다.

ᴰ이양도(離養道)¹³⁾는 정자[精]를 정낭(精囊)으로 나르는 역할을 주
로 한다.

ᴱ정낭(精囊)은 방광의 낭구(囊口) 바로 뒤에 있다. 정자를 저장하고
배출하는 역할을 주로 한다.

ᶠ하녠(呀念)¹⁴⁾의 머리¹⁵⁾는 정자를 요도[小水管]로 나아가게 한다.

隔)을 말한다. 고환의 후연에서 백막이 두꺼워져 생긴 고환종격(睾丸縱隔)으로
부터 생겨난 얇은 섬유성 판인 고환중격(睾丸中膈)이 나와, 백막을 향해 방
사상으로 뻗으면서 고환을 약 250개의 추체 모양의 고환소엽(睾丸小葉)으
로 나눈다.

9) 고환거근(睾丸擧筋)으로『중정해체신서』에서는 근육의(筋肉衣)며, 이름은 제거
근(擧提筋)이라고 하였다.

10) 고환초막(睾丸鞘膜)으로,『중정해체신서』에서는 고협의(睾莢衣)라고 하였다.

11) 백막(白膜)이며,『중정해체신서』에서는 백의(白衣)로 명명하였다.

12) 원본에서는 "이것은 고환과 같은 구조"라고 하였는데(小川鼎三·酒井シヅ, 앞의
책, 300쪽), 부고환(副睾丸)을 말한다. 부고환은 고환의 뒤쪽에 위치하며 정자를
저장하였다가 분비물과 합쳐져 정액으로 바뀌는 장소다.『중정해체신서』에서는
모고(帽睾)라고 하여, 고환의 윗부분을 둘러싸고 있으며, 고환과 성질이 같다고
하였다.

13) 수정관(輸精管)으로,『중정해체신서』에서 처음으로 수정관이라고 하였다.

14)【내가 살펴보니, 욘스탄스(用須丹私)의『금수보』(禽獸譜)에서 말하기를 "하녠
은 인도에서 산출되는데, 육관(肉冠)에 꼬리가 길며 등에는 오색(五色)의 문양

^F앞에 있으면서 심장처럼 생긴 것¹⁶⁾은, 내부가 키리이루처럼 부드러

우며 안이 비어 있다.

^G음경[莖]에는 관이 통과한다.¹⁷⁾ 음경은 생식기가 끝나는 곳으로, 정

자와 소변을 배출하는 역할을 주로 하는데, 여기에 속하는 것을 나

누어 보면

^g스펀지 모양의 것이 두 개 있다.¹⁸⁾ 이것은 발기(勃起)를 돕고¹⁹⁾ 정

이 있다. 배에는 검고 흰 반점이 있으며, 목과 부리는 노랗고 발톱은 날카롭다”
고 하였다. 내가 그 그림을 보고 설명을 참고하니, 우리 나라에서 나는 수탉과
비슷하다.】욘스탄스는 폴란드의 자연사 박물학자인 욘스톤(John Jonston,
1603~75)을 말한다. 대표작으로 여기서 언급된『동물도보』(動物圖譜, *Historiae
naturalis de quadripedibus*, Amsterdam, 1657)가 있으며, 네덜란드어로 번역된
Naeukeurige Beschrijving van de Natuur der Viervoetige Dieren (Amsterdam, 1660)
이 일본에 전해졌다.

15) 정구(精丘)를 말한다. 방광에 가까운 후부요도에 있는 융기부로, 정낭선(精囊
腺)으로부터 정액을 사출하는 관이 좌우 한 쌍 있다. 또 정구의 양쪽에 전립선액
을 배출하는 전립선 소관(小管)이 약 20개 이상 존재한다.『중정해체신서』에서
는 계두(雞頭)라고 하였고, 정낭의 하구에 있으면서 정액을 요관으로 내보내는
역할을 한다고 하였다.

16) 원본에서는 “가운데 빈 부분의 선체(腺體), 형태는 심장과 같다”고 하였다(小川
鼎三・酒井シヅ, 앞의 책, 301쪽). 전립선(前立腺)을 말하는데, 전립선은 골반 내
의 기관으로 중앙부에 요도가 관통하며 모양은 밤알 형태다. 전립선의 분비물은
전립선관을 따라 요도 내로 나오며, 정자의 운동을 촉진하는 분비물을 낸다.『중
정해체신서』에서는 섭호(攝護)라는 명칭을 사용하였다.

17) 원본에서는 “그 앞쪽에 보이는 요도(尿道)가 음경을 통과한다”고 하였다(小川
鼎三・酒井シヅ, 같은 책, 301쪽).

18) 이는 요도해면체(尿道海綿體)와 음경해면체(陰莖海綿體)를 말하는 것으로,『중
정해체신서』에서는 면양(緜樣)이라고 하였다. 요도해면체는 음경의 기저부에
있는 해면체로 그 안에 요도가 들어 있으며, 골반저의 요도구와 외요도구가 연
결된다. 한편 음경의 양쪽으로 나 있는 두 개의 음경해면체는 음경각(陰莖脚)이

액을 배출한다.

ʰ 귀두(龜頭)[20]는 곧 성기의 끝부분이다.[21]

ⁱ 직근(直筋)[22]은 성기를 단단하게 한다.[23]

ʲ 태근(太筋)[24]은 요도를 확장시키는 역할을 한다.

○여성의 생식기는 그 맥도(脈道)[25]가 남자와 다름이 없다. 그런 까닭에 그 이름 역시 いろ[26](a, b)로 표시한 부호와 다르지 않다. 그러나 다른 것들을 구분하면,

Η 음문(陰門)[27]은 위쪽[28]에 있는 것인데, 다시 나누어 보면

라고도 하며, 각각 치골 내면에서 기시하고 앞 끝은 뾰족하며 귀두에 붙어 있다. 음경해면체는 발기하는 데 주요한 역할을 하며, 내부에 음경심동맥이 있다.

19) 원본에서는 "격막(膈膜)에 의해 서로 분리되어 있다"고 하였다(小川鼎三·酒井シヅ, 앞의 책, 301쪽).

20) 『중정해체신서』에서는 경두(莖頭)라고 하면서, 포피(包皮)도 여기에 속한다고 하였다. 특이하게도 포피의 네덜란드 명칭인 호르호이도(福盧伏乙獨, voorhuid)도 표기하였다.

21) 원본에서는 "음경의 소두(小頭), 여기에 포피가 붙어 있다"고 하였다(小川鼎三·酒井シヅ, 같은 책, 301쪽).

22) 좌골해면체근(坐骨海綿體筋)이며, 『중정해체신서』에서는 거근(擧筋)이라고 하였다.

23) 원본에서는 "음경을 발기시키는 근육"이라고 하였다(小川鼎三·酒井シヅ, 같은 책, 301쪽).

24) 구해면체근(球海綿體筋)으로, 『중정해체신서』에서는 활근(闊筋)이라고 하였다.

25) 맥관(脈管)이다.

26) 정동맥과 정혈맥을 말한다.

27) 외음부(外陰部)로, 『중정해체신서』에서는 여음(女陰)이라고 하면서 커다란 틈[闊大罅裂]이라고 표현하였다. 그러면서 네덜란드에서는 고로테 스푸레토(愕羅的斯不儸多, groote Spleet)라는 별명으로 사용한다고 기록하였다.

^k 정공(廷孔)²⁹⁾은 음경(陰莖)과 다름이 없으며, 다만 형태가 작을 뿐이다.

^l 음문순(陰門脣)³⁰⁾이 있다.

^m 양소육시(兩小肉翅)³¹⁾가 요도에 가까이 있다.

ⁿ 처녀는 반드시 막(膜)³²⁾이 생식기의 안쪽에 있어서 자궁(子宮)을 막고 있다. 모양은 일정하지 않아서, 간혹 음문(陰門)으로부터 자궁까지 이르기도 하고, 단지 담장처럼 막기만 하기도 하고, 바퀴처럼 생겼으며, 반달[片月]처럼 생기기도 하였다. 그러나 그 막은 모두 파열된다. 막은 미루토(米縷都)³³⁾의 주름처럼 생긴 부분에서부터 생겨난다.³⁴⁾

---

28) 여기서는 상변(上邊)이라고 했지만, 실제로는 외부라고 해야 정확하다.

29) 음핵(陰核)으로『중정해체신서』에서는 육양첨(肉瓤尖), 즉 작은 돌기라고 하였다.

30) 대음순(大陰脣)으로,『중정해체신서』에서는 틈이 있는 입술이라는 의미로 하열양순(罅裂兩脣)이라고 하였다.

31) 소음순(小陰脣)으로『중정해체신서』에서는 양육시(兩肉翅), 즉 두 개의 날개라고 하였다.

32) 처녀막(處女膜)으로,『중정해체신서』에서는 양막(孃膜)이라고 하였다.

33)【내가 살펴보니, 도도뉴스(度度奴私)의『초목상』(草木狀)에서 "미루토 보무는 두 종류가 있다. 모두 나무 같기도 하지만 나무가 아니며, 풀 같기도 하지만 풀이 아닌데, 추운 나라의 약초밭에서 잘 자란다. 세월이 오래되면, 그 줄기가 점차로 나무와 같이 되고, 가지는 부드럽고 연약하며, 껍질은 적갈색을 띠고, 잎은 미끄러우면서 뾰족하고 광택이 있다. 큰 것은 잎이 크고, 작은 것은 잎이 작다. 잎 사이로 흰 꽃이 피고, 검은 열매가 맺힌다"고 하였다.】

34) 원본에서는 "처녀막, 이것에 의해 자궁으로의 통로가 전부나 일부가 막혀 있다. 그 모양은 때로는 원형이며 때로는 반월형인데, 이 막이 파열되면 처녀막흔(處女膜痕)―미루토(米縷都) 모양의 상흔(傷痕)―이 생긴다"고 하였다(小川鼎三·酒井シヅ, 앞의 책, 301쪽). 한편 미루토에 대한 설명은 겐파쿠가 추가한 내용으로,『중정해체신서』에서는 메루토(墨盧多) 나무의 잎과 같다고 하였다. 미루

ㅣ자궁(子宮)은 얇은 살이다.[35] 형태는 둥글며, 크기는 알[卵]만 하다.
안쪽은 비어 있으며, 겨우 누에콩 하나가 들어갈 정도다. 소복(小腹)
아래, 방광과 직장 사이에 있는데, 평상시에는 줄어들거나 늘어나지
않지만 임신(姙娠)을 하면 이와 다르다.[36] 여기에 속한 것을 나누면
ㅇ자궁의 좁은 부위[莢][37]는 주름진 관으로 자궁에 연결된다.
ㅍ광반도(廣蠻度)[38]가 있다.
ㅠ원반도(圓蠻度)[39]의 넓은 곳이 자궁에 붙어 있다.[40]
ㄹ핫로히토스(發路毘都私)[41] 나팔관(喇叭管)[42]이 좌우에 각각 비스
듬하게 자궁의 양옆에 붙어 있다. 정면에서 그것을 보면

토 모양의 상흔을 원본에는 'myrt-wyze plooïen' 또는 'caruncula myrtiformes'
라고 하였는데, 이는 일반적으로 처녀막을 말한다. 미루토는 도금양류(桃金孃
類)에 속하는 상록관목으로, 예부터 사랑의 상징으로 비너스의 신목(神木)으로
여겨졌다고 한다.

35) 원본에서는 "중강(中腔)의 근육성 물질"이라고 하였다. 자궁은 보통 두터운 근
육질이기에, 박육(薄肉)이라는 번역은 어색하다(小川鼎三·酒井シヅ, 앞의 책,
302쪽).

36) 원본에서는 "태아가 착상하는 곳으로, 임산부는 크게 늘어난다"고 하였다(小川
鼎三·酒井シヅ, 같은 책, 302쪽).

37) 질(膣)을 말하는데, 『중정해체신서』에서 '질'(膣)로 표기하였다.

38) 자궁광간막(子宮廣間膜)으로, 『중정해체신서』에서는 활대(闊帶)라고 하였다.

39) 자궁원삭(子宮圓索)이며, 『중정해체신서』에서는 원대(圓帶)라고 하였다.

40) 원본에서는 "원삭과 광간막에 자궁이 붙어 있다"고 하였다(小川鼎三·酒井シヅ,
같은 책, 302쪽).

41) 【고인의 이름이다.】

42) 나팔관 또는 난관(卵管)이라고 한다. 하롯히토스(發路毘都私)는 이탈리아의 해
부학자인 팔로피오(Gabriello Fallopio, 1523~62)며, 나팔관을 처음으로 발견한
인물로 그의 이름을 따서 나팔관을 'Fallopian Tube'라고 한다.

＊화차(花叉)[43]인데, 즉 나팔관(喇叭管)의 끝부분이다.

↵난소(卵巢)는 모양이 평평하고, 완만한 원형이다. 또 난자[小丸子][44]가 난소에 많이 붙어 있는데, 정자가 여기에 채워지도록 하는 역할을 한다.[45]

○생식기는 남녀가 정액[精]을 섞어서 임신하는 역할을 한다.[46]

　　　　내가 살펴보니, 카스파루가 "혈맥(血脈)과 동맥(動脈)이 자궁으로 들어가서 자라나, 경수(經水)[47]를 내는 구멍이 된다"고 말하였다.

　　　　또 부란카루는 "경수는 매월 그 때를 거르는 법이 없다"고 말하였다.

　　　　또 "경수는 태아[胎]를 따뜻하게 해서 기한이 되면 출산하는 역할을 한다"고 말하였다.

　　　　또 안부루는 "월경(月經)은 적화(赤花)라고도 하는데, 꽃이

---

43) 난관채(卵管采)로, 난관누두(卵管漏斗)의 원위부에 있는 여러 개로 갈라진 술 모양의 돌기다. 『중정해체신서』에서는 나팔관의 끝에 머리털을 묶어놓은 것과 같은 모양이라고 설명하고, 거장(祛裝)이라고 명명하였다.

44) '소환자'(小丸子), 즉 '작은 구슬'이라고 하였는데 난자(卵子)를 말한다.

45) 원본에서는 "두 개의 난소는 타원형의 평평한 것으로, 다양한 크기의 난자를 갖고 있다. 이것으로부터 태아가 생겨난다"고 하였다(小川鼎三·酒井シヅ, 앞의 책, 302쪽). 이상은 정자가 난자 안으로 들어가 수정이 되는 상황을 설명하는 것이다.

46) 원본에서는 "외음부는 일반적으로 인류가 번식하는 역할을 한다. 그 때문에 서로 각각의 부분에 특별한 것으로써 대응한다"고 하였다(小川鼎三·酒井シヅ, 같은 책, 302쪽).

47) 월경(月經) 또는 월수(月水)를 말한다.

있으면 열매를 맺는 것에서 뜻을 취하였다"고 말하였다. 또 "월
경은 한 달에 한 번 오는데, 달이 차고 기우는 것과 같다"고 말
하였다.

27 임신 姙娠篇[1]

○부인(婦人)이 아이를 임신(姙娠)하였는데 자궁에서 형체가 아직 만들어지지 않은 상태로 있는 것을 배운(胚暈)[2]이라 하고, 이미 형체가 만들어진 것을 태(胎)라고 한다. 기한이 차면 아이를 낳는데, 이것을 산(産)이라고 한다. 일정한 기간을 채우지 못하고 출산하는 것을 반산(半産)이라고 한다. 그 외에는 다만 핏덩어리[血塊]일 뿐이다.[3]

---

1) 원본에서는 "태아(胎兒)에 대해서"라고 하였다(小川鼎三·酒井シヅ, 앞의 책, 303쪽).

2) 배혼(胚渾)이라고 한다.

3) 원본에서는 "태아가 자궁에 머무르고 있을 때는 배혼(胚渾, embryo)이라고 한다. 반산(半産)은 태아가 일찍 밖으로 나온 것이다. 태아가 일정한 기일까지 다 채우고 태어나면 바로 유아(kind)라고 부른다. 이에 대해 고찰하면"이라고 하였다(小川鼎三·酒井シヅ, 같은 책, 303쪽). 한편『중정해체신서』에서는 위의 설명을 간략히 하여, 태[胎子]란 산모의 자궁에 있으면서 아직 태어나지 않았을 때라고 정의한다. 그리고 태아가 기간을 채우지 못하고 태어나는 경우를 반산(半産)이라고 하였던 것에서 유산(流産)이라는 명칭으로 바꿨다. 반산이라는 용어는 이전의 전통의학에서도 같은 의미로 사용하였고 현재에는 유산(流産)과 같은 의미로 사용

임신편도(姙娠篇圖)

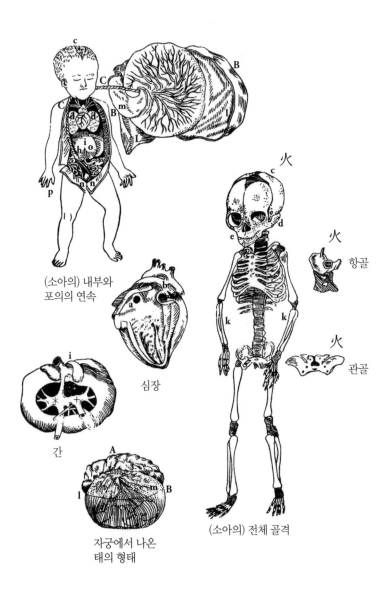

(소아의) 내부와
포의의 연속

火

火
항골

火
관골

심장

간

자궁에서 나온
태의 형태

(소아의) 전체 골격

○임신(姙娠)의 근원은 성교(性交)에 의해서 만들어진다.[4]

○아이가 자궁(子宮)에 있을 때에는, 양분(養分)을 배꼽[臍]으로부터 받는다. 먼저 어머니의 혈액을 포의(胞衣)[5]에서 받는데, 그 혈액이 포의를 적시고 제대(臍帶)의 혈관에 전달하여 점차 간(肝)으로 이송된다. 간으로부터 심장으로 운반되고, 심장으로부터 온몸을 두루 도는 것은 성인과 다른 점이 없다. 그 혈액은 온몸을 두루 돈 이후에, 제대의 동맥을 따라 다시 포의로 돌아가서 어머니의 혈액과 섞이는데, 그 과정이 끝없는 고리와 같다.[6]

○혈액의 운행(運行)[7]은 자궁에 있는 동안에는 우심실[心之右方]로부터 나와서 폐(肺)로 가지 않는다.

ᵃ하나의 구멍이 있어 난공(卵孔)[8]이라고 한다. 심장 좌우의 심실

되고 있다. 유산은 현대의학에서 태아가 생존력을 지닐 수 있는 단계(사람의 경우 임신 20주경)에 도달하기 전에 자궁 밖으로 나오는 현상으로 이해한다.

4) 원본에서는 "생식은 남녀 외음부의 교합에 의해서 태(胎)를 만들게 된다"고 하였다(小川鼎三·酒井シヅ, 앞의 책, 303쪽). 『중정해체신서』에서는 남녀가 각기 생식[化育]의 기구를 갖고 있음으로써, 번식[姙娠]이 이루어진다고 좀더 충실하게 설명한다(『重訂解體新書』 권4, 「胎子篇第二十七」, "蓄殖 男女各其化育諸器 因交媾妙感而成也").

5) 태반(胎盤)이다. 원본에서는 "어머니의 혈액이 먼저 태반으로 만들어진다"고 하였다(小川鼎三·酒井シヅ, 같은 책, 303쪽).

6) 원본에서는 "임산부의 몸 안에 흐르고 있다"라고 하였다. 고리처럼 끝이 없다는 설명은 겐파쿠 등이 삽입한 내용이다(小川鼎三·酒井シヅ, 같은 책, 303쪽). 『중정해체신서』에서도 이와 다름없이 설명한다.

7) 즉 태아의 혈액순환(血液循環)을 말한다.

8) 난원공(卵圓孔)을 말하는데 좌우심방의 벽에 있으며, 이를 통해 우심방으로부터 좌심방으로 혈액이 흐르게 된다.

[心方]로 통하는데,[9] 혈액을 받는다.

ᵇ관(管)이 있어 동맥관(動脈管)이라고 한다. 폐동맥(肺動脈)과 대동맥[動脈大幹]을 연결한다.[10]

○출산이 임박한 때에는 자궁이 먼저 열리고, 혈맥막(血脈膜)과 긴막(緊膜)[11]을 찢고 질[莢][12]의 안쪽을 통과한 후에 (아이가) 나온다.[13]

○소아(小兒)[14]와 성인의 차이점을 구분하면,

ᶜ소아의 머리는 크다. 두개골[頂上]이 열려 있고 약한데, 항상 박동(搏動)이 있다.[15] 천(泉) 또는 용(湧)이라고 한다.[16]

ᵈ소아의 귀는 음성(音聲)을 듣지 못한다. 귀에 하나의 막(膜)이 있

---

9) 좌우의 심방(心房)을 말하는 것이다. 쿨무스가 활동하던 때에는 심방을 정확하게 파악하지 못하였기 때문에 심방과 심실의 구분이 불분명하다(小川鼎三·酒井シヅ, 앞의 책, 303쪽).

10) 이 관을 통하여 혈액이 폐를 통해서 대동맥으로 들어간다. 이에 대한『중정해체신서』의 설명도 같다. 다만 난공(卵孔)을 난원공(卵圓孔)으로 고쳤을 뿐이다.

11) 양막(羊膜)이다.

12) 질(膣)을 말한다.

13) 원본에서는 "분만은 자궁이 자력(自力)으로 열린 후에 태아가 운동으로 자신을 둘러싸고 있는 막 등을 깨뜨리고 질을 통과해서 밖으로 나오는 것을 말한다"고 하였다(小川鼎三·酒井シヅ, 같은 책, 303쪽).『중정해체신서』에서 임산(臨産)이라는 표현을 현재 주로 사용되는 분만이라는 용어로 교체하였다. 그리고 분만 시에 자궁을 열도록 하는 특별한 기전, 즉 '활동기전'(活動機轉)이 있음을 지적하고 있는 점에서 약간의 차이가 있다(『重訂解體新書』 권4,「胎子篇第二十七」, "分娩 謂胎兒月滿 活動機轉 子宮自開 破裂諸膜 遂經膣生出者").

14) 즉 태아를 말한다.

15) 원본에서는 "두개골의 정상은 열려 있으며 부드럽다"고 하였다(小川鼎三·酒井シヅ, 같은 책, 304쪽).

16) 이를 지금은 천문(泉門)이라고 한다.

어서, 청골(聽骨)에 단단하게 붙어 있어 고막(鼓膜)을 닫고 있기 때문이다.[17]

ᵉ 소아의 이빨은 잇몸의 안에 숨어 있다.[18]

ᶠ 소아의 흉키리이루(胸機里爾)는 성인보다 크다.

ᵍ 소아의 폐(肺)는 공기를 받아들이지 못한다. 시험 삼아 아이를 물에 넣으면 가라앉는다.

ʰ 소아의 제도(臍道)[19]는 가운데가 비었는데, 이것으로 혈액이 통하게 된다.

ⁱ 소아의 간(肝)은 성인에 비해서 크다. 그 내부에 속하는 것으로,

　⁺ 문맥(門脈)의 가지와 제정맥[臍血脈]이 여기로부터 들어간다.[20]

　* 혈통관(血通管)[21]인데, 간으로 들어가는 혈액은 문맥의 가지로부터 이 관에 전달되고 혈맥(血脈)으로 간다.[22]

---

17) 원본에서는 "외이도(外耳道)는 불완전하고 한 개의 막으로만 덮여 있어서, 그 아래에 완성된 커다란 이소골(耳小骨)과 고막을 잘 볼 수 있다"고 하였다(小川鼎三·酒井シヅ, 앞의 책, 304쪽).

18) 원본에서는 "이빨은 완전히 났지만, 아직 잇몸에 묻혀 있다"고 하였다(小川鼎三·酒井シヅ, 같은 책, 304쪽).

19) 제대(臍帶), 즉 탯줄을 말한다.

20) 문맥의 가지는 문맥정맥동(門脈靜脈洞)을 말하며, 원본에서는 "제정맥(臍靜脈)이 문맥정맥동으로 들어간다"고 하였다(小川鼎三·酒井シヅ, 같은 책, 304쪽).

21) 정맥관(靜脈管)이다.

22) 원본에서는 "앞에서 말한 문맥정맥동으로부터 혈액을 하대정맥 방향으로 흐르게 하는 관"이라고 하였다. 그러나 현재에는 제정맥(臍靜脈)이 간(肝)의 아래에서 두 줄기로 나뉘어, 하나는 정맥관(靜脈管)이 되어 하대정맥으로 흐르고 다른 하나는 문맥으로 들어간다고 한다. 따라서 문맥정맥동은 고찰할 수 없다(小川鼎三·酒井シヅ, 같은 책, 304쪽).

ʲ소아의 신장[腎] 바깥쪽에는 세락(細絡)이 착종하고 있다.[23] 소신

(小腎)[24]은 대인에 비해서 크다.

ᵏ소아의 뼈는 부드럽다. 뼈의 숫자는 성인과 다름이 없지만, 형태가

아직 완전하지 못한 것도 있다.[25]

○포의(胞衣)를 설명하면,[26]

ᴬ포의는 형태가 둥글고 넓으며, 가느다란 혈관이 직물처럼 착종하고

있다. 불룩한 곳이 자궁에 단단하게 연결되어 있으며, 움푹 들어간 곳

---

23) 원본에서는 "매우 많은 소구(小溝)로 분화된다"고 하였다(小川鼎三·酒井シヅ,
앞의 책, 304쪽).

24) 부신(副腎)을 말한다.

25) 원본에서는 "뼈의 수는 성인보다 많지만, 원기(原基)가 나뉘어 있기 때문에 불
완전하다"고 하였다(小川鼎三·酒井シヅ, 같은 책, 304쪽). 원기란 개체발생에서
어떤 기관이 형성될 때, 그것이 형태적·기능적으로 성숙하기 이전의 단계를 말
한다. 한편『중정해체신서』에서는 명칭에서 흉키리이루(胸里爾)가 흉키리루
(胸濾胞) 등으로 바뀌었을 뿐 이 부분까지의 설명은 대체로 동일하다. 다만 머리
와 귀에 대한 설명에서 약간의 차이가 있는데, 그 내용은 대체로 다음과 같다.
"머리는 뇌개(腦盖)가 아직 완전히 봉합(縫合)되지 않아서 열려 있으며 연약한
데, 항상 약동하는 부위가 있어서 복고천(伏鼓泉) 또는 팽기(膨起)라고 한다.
【일본에서는 에도리(阿獨力), 히요스기(非郁滅吉)라고 하는데, 이는 도약·선동
한다는 의미다. 이는 중국에서 신회(顖會), 신문(顖門)이라고 하는 것이다.】"
(『重訂解體新書』권4,「胎子篇第二十七」, "頭 大也 而腦盖未全縫合 開而軟弱 常
有躍動 名曰伏鼓泉 一曰膨起【按方俗呼曰 阿獨力 或非郁滅吉 共躍跳扇動之義 漢
所謂顖會顖門是也】"). 한편 "귓구멍[聆隧]에는 막이 하나 있는 까닭에, 청골의
형태나 고막을 덮은 것 등을 살펴볼 수가 없다"(『重訂解體新書』권4,「胎子篇第
二十七」, "聆隧 有一膜以被覆之 以故聽骨之本形 鼓膜之冒被 並不可得而明認諦
視矣")고 하였다.

26) 포의는 태반(胎盤)을 의미한다. 원본에서는 "산후(産後)는 다음의 순서로 된다"
고 하였다(小川鼎三·酒井シヅ, 같은 책, 304쪽).

은 제대(臍帶)와 막(膜)[27]이 연결되어 있다. 태아[胎]가 이 안에 잠겨 있다.[28]

ᴮ 막(膜)[29]은 태아를 감싸는 역할을 한다. 이것을 자세하게 구분하면

ˡ 혈맥막(血脈膜)[30]은 두터우며 바깥쪽에 속한다. 여기에 혈관이 달린다.[31]

ᵐ 긴막(緊膜)[32]은 얇은데 포의의 안쪽에 속한다. 끈끈한 액체가 있어서, 분만을 편하게 한다.[33]

특별히 투구[冑]와 같은 것이 있다. 태아의 머리에 붙어 있어서 머리를 보호한다.[34]

---

27) 양막이다.

28) 양수 가운데 있어서, 잠거(潛居)라고 표현한 듯하다.

29) 양막(羊膜)이다.

30) 맥락막(脈絡膜)이다.

31) 원본에서는 "풍부한 혈관이 있다"고 하였다(小川鼎三·酒井シヅ, 앞의 책, 304쪽). 그리고 여기서는 원문의 '낙'(絡)을 달린다 또는 퍼져 있다 정도로 해석하였다.

32) 양막이다.

33) 원본에서는 "안쪽의 얇은 막으로, 그곳에 림프 모양의 액체가 있다. 어떤 사람들은 해산할 달이 된 태아가 여기서 영양을 취한다고 생각한다"고 하였다. 또 이 뒤에 "그러나 2~3종류의 동물에서는 요막(尿膜)을 볼 수 있기도 하다"라는 문장이 생략되었다(小川鼎三·酒井シヅ, 같은 책, 305쪽). 이에 대해서 『중정해체신서』에서는 고막(羔膜, 즉 양막)에 있는 점액이 태아에게 영양분을 공급한다는 학설도 있음을 지적한다(『重訂解體新書』권4, 「胎子篇第二十七」, "羔膜 裏膜也 其質薄 內畜黏膠液 或謂至期月 則此液入於胎子之口 以爲餌養云"). 이와 함께 『해체신서』에서는 생략되었던 부분에 대해서도 설명하여, 요막은 동물에게서만 볼 수가 있다고 말한다(『重訂解體新書』권4, 「胎子篇第二十七」, "尿膜 特於獸類 有視之耳").

34) 원본에서는 "이른바 주(冑)라는 것이 자꾸 아이의 머리마다 생겨난다. 이것은

ᶜ제대(臍帶)는 포의와 태아의 배꼽을 연결하고 있다.[35]

ⁿ제동맥(臍動脈)은 두 개가 있다. 모두 장골동맥간(腸骨動脈幹)[36]
으로부터 시작한다.

ᵒ제혈맥(臍血脈)은 배꼽을 통과하여 활처럼 구부러져서 간(肝)으
로 들어간다.[37]

ᵖ방광반도(膀胱礬度)[38]가 방광 사이에 연결되어 있다. 안쪽이 빈
경우도 있다.[39]

내가 예전에 자현자(子玄子)[40]의 『산론』(産論)을 읽어보니,

<hr>

양막의 일부다"라고 되어 있다. 본문의 "투구와 같은 … 보호한다"는 스기타 겐
파쿠 등이 창작한 것이다(酒井シツ, 앞의 책, 198쪽). 이러한 오역은 『중정해체
신서』에서 수정되는데, "두무(頭鍪)는 태아의 머리에 자꾸 생겨나는 것이다. 즉
고막(羔膜)의 일부분이다"라고 하였다(『重訂解體新書』권4, 「胎子篇第二十七」,
"頭鍪 胎兒每每有戴以出生者 卽羔膜之一部分也").

35) 원본에서는 "태반과 태아의 배꼽에 붙어 있다"고 하였다(小川鼎三·酒井シツ,
앞의 책, 305쪽).

36) 내장골동맥(內腸骨動脈)이다.

37) 원본에서는 "제정맥(臍靜脈)은 태아의 배꼽을 통해서 간장(肝臟)으로 들어간
다"고 하였다(小川鼎三·酒井シツ, 같은 책, 305쪽).

38) 요막관(尿膜管)이다.

39) 원본에서는 "방광에 고착하는데, 내강(內腔)이 있는 것은 드물다"고 하였다(小
川鼎三·酒井シツ, 같은 책, 305쪽). 여기까지의 내용은 산모가 아이를 낳을 때,
같이 배출되는 것들에 대한 것으로 『중정해체신서』에서는 만수(娩隨)라고 표현
한다. 이때 사용된 용어들에도 역시 변화가 있는데, 포의(胞衣)의 막은 포태막
(包胎膜)으로, 혈맥막(血脈膜)은 맥막(脈膜)으로, 긴막(緊膜)은 고막(羔膜)으
로, 별유주자(別有胄者)는 두무(頭鍪)로 바뀌었다.

40) 가가와 겐에쓰(賀川玄悅, 1700~77)를 가리킨다. 에도시대 유명한 산과의(産科
醫)로 근대 산과(産科)의 창시자라고 한다. 갈고리[鉤]를 사용하는 조산술(助産
術)을 고안했으며, 관혈적(觀血的) 조산술을 개척하여 가가와류(賀川流) 산과
의 시조가 되었다(酒井シツ, 같은 책, 198~199쪽).

다음과 같이 말하였다. "대개 임신 후 5개월 이후면 뱃속의 태아는 손톱 크기인데, 반드시 등 쪽을 (포의에) 대고서 머리를 거꾸로 하고 있다. 머리 꼭대기는 (어머니) 횡골(橫骨)의 상연(上緣)[41]에 해당한다. 포의(胞衣)는 태(胎)의 엉덩이 위에 덮여 있는데, 어머니의 명치[鳩尾] 아래에 해당한다. 해산할 달이 되었을 때, 가볍게 문질러보면 그 모양새를 구별하여 모두 알 수 있다."[42] 이것은 예로부터 잉태(孕胎)의 상태에 대해 설명했던 것과 달라서, 나는 이치상 어떻게 그럴 수 있는지 의심하였다. 이 때문에 오란다의 해체(解體) 관련 서적들을 읽어보았지만, 태(胎)가 자리 잡고 있는 상태에 대해 설명하는 것을 아직 보지 못

---

41) 횡골은 치골(恥骨)을 말한다. 따라서 이는 치골상연(恥骨上緣) 또는 치골결합상연으로, 치골의 앞부분 상단부를 말한다.

42) 여기까지가 자현자, 즉 가가와 겐에쓰의 『산론』 권1, 「잉육」(孕育)에서 인용한 부분이다. 그런데 겐에쓰는 이 부분이 들어 있는 같은 쪽 앞에서, 예로부터 태아는 10개월까지 똑바로 있다가 해산할 무렵에 몸을 움직여서 아래로 향하게 된다고 하였는데, 네덜란드의 산과서에서도 그와 같이 잘못 기술되어 있었다고 지적하였다. 그러면서 태아가 크기 때문에 만약 자궁 안에서 몸을 움직여 거꾸로 하게 되면 분명 자궁이 파열될 것이니, 애초부터 태아가 거꾸로 있었다고 보는 것이 옳다고 주장한다(『産論』 권1, 「孕育」, "古來論胎孕之狀 皆以爲姙娠十月子頭向上 及將生則轉身而下 頃 余又閱紅夷所傳內景圖 亦畵胎孕之形 一同其說 乃知傳謬誣眞 非特漢土也 夫彌月之胎 其大幾何 子宮之中 其寬幾何 信使廻轉 理當破裂").

이 부분을 분명히 겐파쿠가 보았을 것이 틀림없는데도 여전히 겐에쓰의 설명에 의심을 갖고 있었다는 점은 주목할 만하다. 네덜란드 학문에 대한 겐파쿠와 가가와 겐에쓰의 태도에서 차이가 나타나기 때문이다. 겐파쿠가 네덜란드 학문에 대해 확신이 강했다고 한다면, 겐에쓰는 그보다는 논리적인 설명에 무게중심을 두었다.

하였다.

그러나 (태아를 묘사한) 그림을 살펴보면, 똑바른 자세이기도 하고, 가로로 있기도 하고, 거꾸로 있기도 해서 하나같지 않았다. 오란다의 풍속은 실제에 근거하지 않으면 학설을 세우지도 않으며 그림을 그리지도 않는데, 화보(花譜)나 초목상(草木狀)에서 연(蓮)의 열매[房]를 묘사하였지만 꽃과 잎을 묘사하지 않았던 것과 같은 이유다. 그 나라에서는 연이 자라지 않기 때문에, 그들이 보지 못한 것을 기록하지 않았던 것이다. 새와 짐승, 벌레와 물고기 종류에서도 건조시킨 표본을 보았으면 건조시킨 표본 상태대로 그려내니, 그들의 성품이 이와 같다. 이러한 이유로 사람들이 해부[解割]에 접했을 때 참모습만을 그렸지 억측은 하지 않았던 까닭에 그 그림들이 하나같지 않았던 것이다.

최근 역관(譯官)[43] 나라바야시(楢林)[44]가 소장한 영국의 산과서(産科書)[45]를 보았다. 그 말을 비록 이해할 수 없었지만, 그림을 보면 수태(受胎)했을 때부터 분만에 이르기까지 태아

---

43) 여기서는 오란다 통사(通詞)를 말한다.
44) 나라바야시 주에몬(楢林重右衛門, 1720~77)을 말한다. 에도시대 오란다 통사 나라바야시 가문의 4대손이다. 이름은 다카미치(高通), 자는 에이잔(榮山), 통상 주에몬이라고 불렀다. 1730년 계고통사(稽古通詞), 1743년 소통사(小通詞), 1768년 대통사(大通詞)가 되었다.
45) 스멜리(Wiliam Smelie, 1697~1763)의 저서 『상세 해부도』(*A Set of anatomical Tables*, 1754)를 말한다. 스멜리는 영국의 산과의(産科醫)로, 산과겸자(産科鉗子) 등을 개량해서 근대 산과학(産科學)의 기초를 쌓은 사람이다(酒井シヅ, 앞의 책, 199쪽).

가 거꾸로 있지 않은 것이 없었다. 거기에 없는 것은 모두 난산 (難産)의 상태였다. 이것은 오란다인이 아직 그 이치를 연구하지 못했기 때문에 설명을 하지 않았던 바였다. 이 영국인은 이미 그 이치를 연구했기 때문에, 그림을 그린 것이 이처럼 상세하였다. 자현자의 설명이 이것과 잘 들어맞는다. 이로써 살펴본다면, 내가 앞서 자현자의 설명을 의심하였던 것은 잘못이었다고 말할 수 있다. 지금 이 글을 쓰는 것은 자현자가 산과(産科)에 공적이 있음을 칭송하기 위해서다. 학자는 자신이 보지 못하였기 때문에 의심해서는 안 된다고 말하여 둔다.

28 근육筋篇

○근육[筋]을 해부하는 것은 해체가(解體家)에 있어서 별도의 한 전문 분야다. 여기에서 가르치는 것에 네 가지가 있으니, 명칭, 시작되는 부위 [所起], 이르는 부위[所至], 기능[所主]이다. 또 각 근육은 세 부분으로 나뉜다. 근육의 상태는 설명이 3편에 있다.[1]

첫째 근두(筋頭)는 근육의 시작되는 부위며, 항상 정지되어 움직이지 않는다.

---

1) 원본에서는 "근학(筋學)은 해부의 한 분과로, 여기서 인체의 근육을 다룬다. 그래서 구조(構造), 위치(位置), 기시(起始), 정지(停止), 작용(作用)을 서술한다. 근육의 각 부분은 제3편 N8을 보라"라고 하였다(小川鼎三·酒井シヅ, 앞의 책, 306쪽). 이에 대해서『중정해체신서』에서는 "근육을 분석하는 것은 해부학의 한 과목이다. 즉 신체 각 부분에 있는 육양(肉樣)의 것들을 벗기고 갈라내어서, 구성 성질, 위치, 기시, 멈추는 곳과 주된 기능을 분석하여 정의하는 것이다. 육양(肉樣)이라고 한 것은 근육이다"라고 설명하였다(『重訂解體新書』권4,「筋篇第二十八」, "夫釋筋者 解體家之一科 乃所以剚剝身體各部肉樣者 以分辨釋定其造質位置起始抵住及主用官能者也 所謂肉樣者 卽筋也").

근편도(筋篇圖)

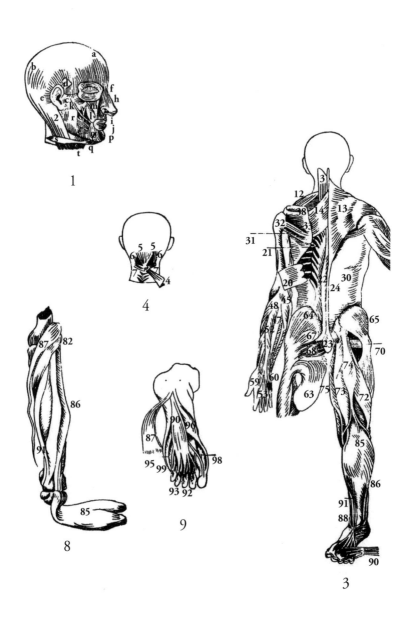

1

4

8

9

3

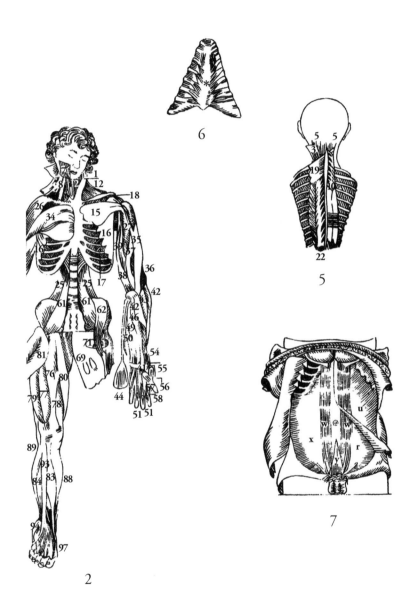

6

5

5

2

7

2도(圖)의 손바닥

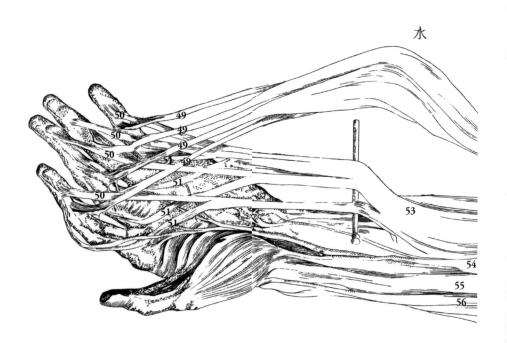

3도의 손등

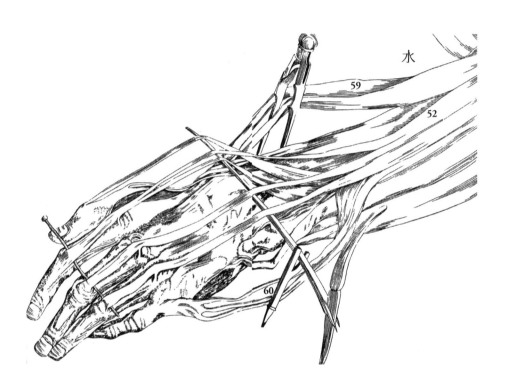

水

59

52

60

2도의 발등

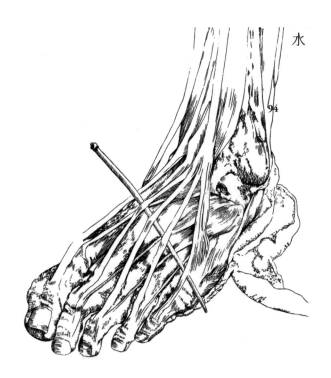

水

94

3도와 9도의 발바닥

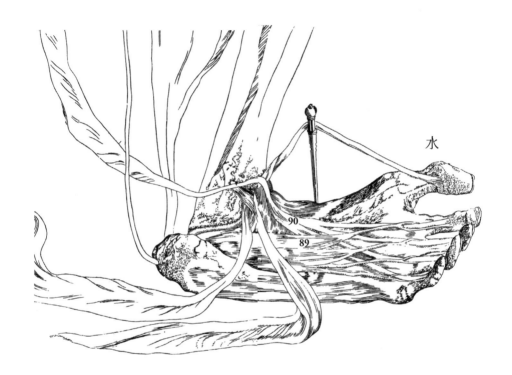

水

둘째 근복(筋腹)은 근육의 중간으로, 평평하여 막(膜)과 같이 생긴 곳이다.[2] 간혹 움직이거나 정지하며, 때때로 줄어들기도 늘어나기도 한다.

셋째 근미(筋尾)는 근육의 끝나는 부위다. 팔다리의 골절이 움직이는 것은 근두(筋頭)가 근미를 당기기 때문이다.[3] 근두, 근미는 대부분 근근(筋根)[4]이다. 근근이 없는 경우에는 폭이 넓은 곳부터 움직인다. 그것도 없는 경우에는 인대에서부터 움직인다. 학자들은 반드시 이마[額] 또는 후정(後頂), 가슴[胸] 등의 근육에서 그것을 찾아보아야만 한다.[5]

○명칭을 붙이는 방법은 일정하지 않다. 형태를 따라 붙이는 것에는, 양두(兩頭), 이복(二腹), 삼릉(三稜), 방(方), 원(圓), 승의(僧衣) 등이 있

---

2) 막과 같이 생긴 것은 원래 'vleezige deel'(肉)인데 vliezig(膜)로 오인한 것이다(小川鼎三・酒井シツ, 앞의 책, 306쪽).

3) 원본에서는 "근미(筋尾)는 고착된 지체(肢體)와 근두(筋頭) 쪽으로 끌어 당겨진다"고 하였다(小川鼎三・酒井シツ, 같은 책, 306쪽).

4) 건(腱)이다.

5) 원본에서는 "양자(근두와 근미) 중에 한쪽이 인대와 같이 폭이 넓으면 건막(腱膜)이라고 한다. 이것은 전두근, 후두근, 흉근에서 볼 수 있다"고 하였다(小川鼎三・酒井シツ, 같은 책, 306쪽). 이에 대해 『중정해체신서』에서는 근육의 부위를 근두(筋頭), 근두(筋肚), 근미(筋尾)라고 하였다. 설명에 있어서 차이가 있다면, 근두(筋肚)는 항상 늘어나고 줄어들면서 굴신과 운동의 기능을 한다는 점이다. 한편, 건(腱)이 없는 경우에는 근두와 근미가 넓게 펴져서 인대와 같은 것이 있는데, 이를 활체건양(闊體腱樣)이라고 하면서 대표적인 예로 전두근(前頭筋), 후두근(後頭筋)과 흉근(胸筋) 등을 들었다(『重訂解體新書』 권4, 「筋篇第二十八」, "頭 卽筋之所起始 定居上頭 不動搖 以主使下部端尾之運轉作用 肚 卽筋之中腹爲肉樣之部分也 常爲闊約展縮 以供屈伸運動之機用 尾 卽筋之下部端末也 固着關節 主使屈伸 常挐筋頭 以爲運轉也 凡筋頭與筋尾 卽腱之最爲緊强者也 又有一種頭尾共扁廣如繫帶者 名曰闊體腱樣 卽如前後頭筋 胸筋等是也").

다.[6] 주된 기능으로 붙이는 것에는 교(咬), 전(轉), 굴(屈), 신(伸) 등이 있다.[7] 장소로 붙이는 것에 흉(胸), 장(掌), 비(臂), 인(咽), 대양(大陽)[8] 등의 명칭이 있다.[9] 상태로 붙이는 것에 대(大), 소(小), 협(狹), 광(廣) 등의 명칭이 있다.[10] 위치로 붙이는 것에는 내(內), 외(外), 고(高), 심(深) 등의 명칭이 있다.[11] 근미(筋尾)로써 붙인 명칭에 횡(橫), 사(斜), 직(直) 등이 있다.[12] 그 외에 짝[13]을 이룬 것으로 이름붙인 것, 짝의 기능으로 이름 붙인 것이 있다. 또 지환(指環), 개(開)와 폐(閉) 등의 명칭이 있다.[14] 단독으로 이루어지기도 하고 집합하여 이루어지기도 하는데, 각각 이르는 바에 따라서 이름을 달리하는 것들을 일일이 열거할 수 없다.[15]

---

6) 원본에서는 "양두근(兩頭筋), 이복근(二腹筋), 삼각근(三角筋), 승모근(僧帽筋), 추체근(錐體筋), 원근(圓筋), 방형근(方形筋) 등"이라고 하였다(小川鼎三·酒井シヅ, 앞의 책, 306쪽).

7) 원본에서는 "교근(咬筋), 지신근(指伸筋), 회내근(回內筋), 폐쇄근(閉鎖筋) 등" 이라고 하였다(小川鼎三·酒井シヅ, 같은 책, 306~307쪽).

8) 측두(側頭)다.

9) 원본에서는 "측두근(側頭筋), 흉근(胸筋), 나장근(拏掌筋), 요골근(橈骨筋), 주근(肘筋), 식도근(食道筋) 등"이라고 하였다(小川鼎三·酒井シヅ, 같은 책, 307쪽).

10) 원본에서는 "광근(廣筋), 광배근(廣背筋), 박근(薄筋) 등"이라고 하였다(小川鼎三·酒井シヅ, 같은 책, 307쪽).

11) 원본에서는 "외근(外筋), 내근(內筋), 천근(淺筋), 심근(深筋) 등"이라고 하였다(小川鼎三·酒井シヅ, 같은 책, 307쪽).

12) 원본에서는 "근섬유(筋纖維)의 주행에 의해 이름붙인 것. 직근(直筋), 사근(斜筋), 횡근(橫筋) 등"이라고 하였다(小川鼎三·酒井シヅ, 같은 책, 307쪽).

13) 원문에서는 '대'(對)라고 표현하였다. 이는 서로 대비되는 사물을 의미하므로, 결국 쌍의 개념과 같다고 하겠다.

14) 원본에서는 "윤상(輪狀)으로 개폐(開閉)를 하는 근육. 괄약근(括約筋)"이라고 하였다(小川鼎三·酒井シヅ, 같은 책, 307쪽).

15) 원본에서는 "근육이 단독으로 되어 있는가 아니면 다수로 되어 있는가에 따라

ㅇ근육이 운동할 때에는 하나의 근육을 당기면, 그 가지가 모두 당긴다. 근육이 수축해서 짧아지면, 근복(筋腹)이 커진다. 근육이 늘어나 길어지면, 근복은 가늘게 된다. 근육의 가지는 근원(筋原)의 명령을 받아 늘어나고 줄어든다. 사지(四肢) 관절의 운동은 온전히 이것에 기초한 것이다.[16]

여러 종류의 근육은 상호 작용해서 운동을 한다. 그러나 강제로 사지의

단근(單筋) 또는 다근(多筋)이라고 이름한다"고 하였다(小川鼎三·酒井シヅ, 앞의 책, 307쪽). 이상의 내용을 정리해서 『중정해체신서』에서는 명칭을 붙이는 방법으로 형상(形象), 기능[機用], 부위(部位), 크기[大小], 위치(位置), 근섬의 상태[筋韱布置]를 들었다. 그리고 기능이 서로 배치되는 경우에 여기근(戾機筋) 또는 배역근(背逆筋)이라고 하며, 이외에 하나의 근육인 경우에는 단근(單筋), 섞여 있는 경우에는 복근(複筋)이라고 하였다.

16) 원본에서는 "한 개의 근육이 작용하거나 운동하는 것은 근섬유(筋纖維) 전체의 수축에 있다. 그것에 의해 근육은 커지면서 짧아지고, 근복(筋腹)이 짧아져서 근육 양끝의 근단(筋端)이 가까워진다. 이 작용에 의해 움직이려고 하는 팔다리를 움직이고 구부린다"고 하였다(小川鼎三·酒井シヅ, 같은 책, 307쪽). 이상 근육의 작용방식에 대해서, 『중정해체신서』에서는 원본에 충실하게 설명한다. 즉 근육이 움직이는 것은 모두 근두(筋肚)에 있는 근섬(筋韱)에 의해서인데, 근육의 크기에 따라 근두가 팽창·수축하는 데 차이가 있으며, 그 결과 근두와 근미가 서로 모이게 되어서 굴신하게 된다고 이해한다(『重訂解體新書』 권4, 「筋篇第二十八」, "凡諸筋之爲運動機用也 每筋必由其韱條【按筋肚造爲之筋韱也】連牽援引之機轉也 卽從筋大小 而筋肚蹙縮有多少 而頭尾兩端 相共聚會 以爲撓屈之機 是關節之所以能爲屈伸運轉也"). 또 근육은 일반적으로 근두와 근미가 일제히 움직이지만, 앞서 언급한 여기근(戾機筋)이나 배역근(背逆筋)의 양끝에 같은 크기의 힘이 작용하면, 관절이 강직되어서 굴신하지 못하게 된다고 본다. 이 점은 『해체신서』에서 강제로 펴거나 굽혀서 움직이지 않는다고 설명한 것과는 전혀 다른 이해다(『重訂解體新書』 권4, 「筋篇第二十八」, "筋中 有常兩端一齊運動者 / 諸筋 或有背戾一直徑欲相挈者 而爲機轉者 吾輩名之曰戾機筋 又背逆筋 若用兩端同等之力 互挈之則關節緊急强直無復屈伸運轉也").

관절을 구부리면 구부러진 채로 펴지지 않는다. 다시 강제로 사지 관절을 펴면 펴진 채로 구부러지지 않는다. 움직이지 않는 이유 역시 근육이 작용한 것이다. 그러나 근육을 다시 세분하면, 의지에 따라 움직이는 것이 있고, 움직이려고 해도 움직일 수 없는 것으로 나뉜다.[17] 또 그 근육만으로 자유롭게 움직이지는 않지만, 그것이 속한 부위에 따라서 움직이는 것이 있다. 상세하게 구분하여, 아래[왼쪽]와 같이 배열한다.[18]

기타 여러 편에서 언급된 근육이 있다.

현옹(懸雍)의 근육은 설명이 7편에 있다.

안검(眼瞼)[19]과 눈썹의 근육은 설명이 9편에 있다.

혀와 설골(舌骨)의 근육은 설명이 12편에 있다.

후두(喉頭)의 근육은 설명이 14편에 있다.

목구멍[咽]과 직장(直腸)의 근육은 설명이 20편에 있다.

생식기[陰器]의 근육은 설명이 26편에 있다.

또 근육이 작아서 그릴 수 없는 것은 그림에서 생략하였다. 그러나 옛

---

17) 수의근(隨意筋)과 불수의근(不隨意筋)을 말한다.

18) 원본에서는 "2, 3의 근육은 경우에 따라 양단(兩端)에서 움직인다. 간혹 근육이 서로 당기는 경우 상호견인근(相互牽引筋)이라고 한다. 그것이 같은 힘으로 작용하면, 대부분의 근육은 의지에 따라 움직인다. 그것을 수의근(隨意筋) 또는 동물근(動物筋)이라고 한다. 약간의 근육은 불수의근(不隨意筋)이다. 또 혼합근(混合筋)도 있는데, 이것은 위에서 말한 두 가지에 속한다"라고 하였다(小川鼎三・酒井シヅ, 앞의 책, 306쪽). 『중정해체신서』에서는 수의근을 수의자재기전(隨意自在機轉) 또는 활기운전(活機運轉), 불수의근을 자의운전(自意運轉)이라고 하며, 두 가지가 중첩되어 있는 것도 있다고 하였다.

19) 눈꺼풀이다.

사람이 발견했던 것들을 아래[좌측]에 열거하여 놓았다.[20]

하루사루하(欨兒沙縷法)[21]는 "귀의 내부에 속하는 근육으로 추골(槌骨)에는 세 개의 근육이 있고, 등골(鐙骨)에 한 개의 근육이 있다. 그것들이 고막을 둘러싸서 고막이 바른 위치를 잡도록 하고 있다"고 말했다.[22]

코우페르(孤烏百爾)[23]는 "입술에 속하는 근육은 입술의 위에서부터 시작해서, 입술의 아래에서 끝난다. 상하의 입술을 돌출시키거나 오므리는 역할을 한다"고 말했다.[24]

또 "두경(頭頸)에는 다섯 쌍의 근육이 척추 사이에 있는데,[25] 그것을 인테루스피나레스(印的爾須昆邪禮私横)[26]라고 하며, 가로로 있는 것을 인

---

20) 원본에서는 "또 그들 근육은 초심자에게는 그다지 중요하지 않다"고 하였다(小川鼎三·酒井シヅ, 앞의 책, 316쪽).

21) 이탈리아의 해부학자인 발살바(Antonio Maria Valsalva, 1666~1723)다.

22) 원본에서는 "그것은 고막(鼓膜)을 부드럽게 한다. 또 이주근(耳珠筋)과 대주근(對珠筋)도 있는데, 이에 대해서는 발살바(Valsalva)의 저서 『고막에 대한 연구』(*De aure humana tractatus*)에 서술되어 있다"고 하였다(小川鼎三·酒井シヅ, 같은 책, 316쪽).

23) 영국의 해부학자 쿠퍼(William Cowper, 1666~1709)다.

24) 원본에서는 "상순하제근(上脣下制筋)과 쿠퍼의 하순추근(下脣皺筋), 전자는 상순을 후자는 하순을 들어올려 주름을 만든다"고 하였다(小川鼎三·酒井シヅ, 같은 책, 316쪽).

25) 원본에서는 "앞서 말한 경부의 근(筋) 외에 쿠퍼는 다섯 쌍의 경근(頸筋)을 기재하고 있다"고 하였다(小川鼎三·酒井シヅ, 같은 책, 316~317쪽).

26) 원본의 'tusschen-graatige'로, 『해체신서』에서는 그 대신에 라틴명인 'interspinales'로 기록한다. 이것은 극간근(棘間筋)으로, 극돌기 사이의 짧은 근인데, 경부에 잘 발달되어 있고 척추의 신전을 보조한다. 『중정해체신서』에서는 항추간자(項椎間刺)인데, 목을 좌우로 회전시키는 것을 돕는다고 하였다.

테루토란스헤루사레스(印的爾都蘭須黑爾沙禮私)²⁷⁾라고 한다.²⁸⁾ 모두 두경에 속하는데, 두경을 팽창시키는 역할을 한다"고 말하였다.

헤루헤인(苛爾靴員)²⁹⁾은 "늑골의 위쪽에 열두 쌍의 근육이 있는데, 짧은 것을 스페루코스타레스부레헤스(須百爾孤須太禮私武禮黑私)³⁰⁾라고 한다. 긴 것이 3~4쌍이 있는데, 스페루코스타레스론기(須百爾孤須太禮私狼乞)³¹⁾라고 하는데, 이것은 흉근(胸筋)을 도와 가슴을 팽창시키는 역할

---

27) 원본의 'tusschen-dwarsche'이며, 'intertransversales'는 라틴명으로 횡돌간근(橫突間筋)이다. 횡돌기 사이에 있는 작은 근으로 척추의 외측굴곡을 보조한다.『중정해체신서』에서는 항추간횡(項椎間橫)이라고 하였으며, 작용은 위의 항추간자와 같다.

28) 【모두 라틴어다.】

29) 벨기에 의사인 헤르헤인(Philip Verheyen, 1648~1711)이다.

30) 원본의 'korte boven-ribbige'이며, 라틴명인 'supercostales breves'로 기록하였다. 이에 대해『중정해체신서』에서는 다음과 같이 말한다. "늑골에는 열두 쌍의 근육이 있는데, 이를 상늑단근(上肋短筋)이라고 한다. 그 가운데 세 쌍이나 네 쌍을 상늑장근(上肋長間)이라고 한다"(『重訂解體新書』권4,「筋篇第二十八」, "肋有十二對筋 名曰上肋短筋 其中三對 或四對 名曰上肋長筋"). 'supercostales breves'는 늑골 위의 짧은 근육이라는 의미인데, 아마도 단늑골거근(短肋骨擧筋)을 말하는 것 같다. 1~11번 추체의 횡돌기에서 기시하여 바로 아래의 늑골 상연(上緣)에 부착하여 호흡을 돕는다. Jean Palfin, *Anatomie du corps humain: avec des remarques utiles aux Chirurgiens dans la pratique de leurs Opérations*, Paris, 1726, p. 281에서 'supercostales breves'와 'supercostales longues'는 숨을 내쉬는 역할을 하며, 몸의 앞쪽에 있다고 하였다. 그리고 이에 대한 도판을 살펴보면, 단늑골거근을 말하는 것이 분명하다.

31) 원본에서 'lange boven-ribbige'라고 하였는데, 라틴명 'supercostales longi'로 기록하였다. 이것은 장늑골거근(長肋骨擧筋)이다. 단늑골거근과 장늑골거근은 기시하는 장소나 기능은 같지만, 단늑골거근이 횡돌기 아래 첫 번째 늑골의 상연에 부착하는 것과 다르게 장늑골거근은 그 아래에 있는 두 번째 늑골의 상연에 부착한다.

을 한다"고 말하였다. 또 그의 해체서(解體書)에서는 "늑골의 아래에 근
육이 있는데, 인후라코스타레스(印付羅孤私太禮私)[32]라고 한다. 그것은
가슴을 구부리는 역할을 한다"고 말하였다.

케세루텐(計勢兒電)[33]과 모루칸니(摩爾顔泥)[34]는 "저골(骶骨)[35]에
근육이 있는데, 비골(脾骨)[36]의 높은 곳에서 시작해서 앞쪽으로 저골에
모인다. 저골을 안쪽으로 구부리는 역할을 한다"고 하였다.

헤이스테루(苟意私的爾)[37]의 해체서에서는 "시지(示指)[38]를 벌리는 근
육[39]은 손바닥의 제1골[40]로부터 시작해서, 시지의 본절(本節)[41]에 이른
다. 그것은 시지를 펴서, 대지(大指)[42] 쪽으로 향하게 하는 역할을 한다"
고 말하였다.[43]

---

32) 【모두 라틴어다.】 원본에서는 'Onder-ribbigen'라고 하였으며, 『해체신서』에서
　　는 라틴명 'infracostales'로 기록하였는데 늑하근(肋下筋)을 말한다. 하위늑골의
　　늑골각 내면에서 시작해서 2~3개 상방의 늑골상연에서 끝나는데, 늑골을 아래
　　로 당겨 내늑간근을 돕는다. 『중정해체신서』에서는 특별하게 이름을 정하지는
　　않고, 하늑골(下肋骨) 중 한두 개의 근이라고만 말하였다.

33) 영국의 해부학자 체슬든(William Cheselden, 1688~1752)이다.

34) 이탈리아의 병리 해부학자인 모르가니(Giovanni Battista Morgagni, 1682~
　　1771)다.

35) 미저골(尾骶骨)이다.

36) 관골(寬骨)을 말한다.

37) 독일의 해부학자 헤이스터(Lorenz Heister, 1683~1758)다.

38) 두 번째 손가락이다.

39) 즉 시지외전근(示指外轉筋)이다. 『중정해체신서』에서는 시지나근(示指拏筋)이
　　라고 하였다.

40) 이것을 기절골(基節骨)이라고 한다.

41) 시지말절골(示指末節骨)을 말한다.

42) 엄지손가락을 말한다.

43) 원본에서는 "시지외전근은 시지를 다른 세 손가락으로부터 떨어져 친지(親指)

또 "소지(小指)[44]를 여는 근육[45]은 소지의 본절(本節)[46]의 바깥에 있으며, 소지를 바깥쪽으로 향하게 하는 역할을 한다"고 말하였다.[47]

또 "발의 대지(大指)[48]에는 두 개의 근육이 있는데, 하나는 대지를 밖으로 벌리고 하나는 가로로 그것을 움직인다"고 말하였다.[49]

방향으로 움직이게 하기 때문에 시지외전근이라고 한다"고 말하였다(小川鼎三·酒井シツ, 앞의 책, 317쪽).

44) 다섯 번째 손가락이다.

45) 소지외전근(小指外轉筋)을 말한다. 『중정해체신서』에서는 이지나근(耳指挐筋)이라고 하였다.

46) 소지말절골(小指末節骨)이다.

47) 원본에서는 "소지외전근(小指外轉筋)의 가까이에 또 하나의 다른 내전근(內轉筋, 즉 소지대립근小指對立筋)이 있다"고 하였다. 그런데 이 부분은 헤이스터의 해부서와는 관계가 없다고 한다(小川鼎三·酒井シツ, 같은 책, 317쪽).

48) 엄지발가락이다.

49) 원본에서는 "다른 발가락을 향해 친지(親指)를 당기는 근육, 즉 모지내전근(母指內轉筋, 그중에서도 사두斜頭를 말함)과 횡근(橫筋, 모지내전근의 횡두橫頭를 말함)이 있다. 이것들은 이 책의 동판화에 명확하게 묘사할 수 없었다"고 하였다(小川鼎三·酒井シツ, 같은 책, 317쪽). 한편 『중정해체신서』에서는 밖으로 벌리는 근육을 대지전운근(大指轉運筋), 가로로 벌리는 근육을 횡근(橫筋)이라고 하였다.

근육의 네 가지 요소에 대한 표[50]

명칭				
『해체신서』	현재	기시부(起始部)	종지부(終止部)	기능(機能)
1. 머리의 앞뒤에 붙어 있는 근육				
a 액근 (額筋)	전두근 (前頭筋)	뇌봉(腦縫)에 연결된다.	눈썹까지 내려간다.	이마의 주름을 만든다.
b 후정근 (後頂筋)	후두근 (後頭筋)	후정(後頂)	뇌의 후봉(後縫) 위	두정(頭頂)의 피부를 뒤로 당긴다.
2. 귀에 속한 근육				
c 이전근 (耳前筋)	전이개근 (前耳介筋)	측두근(側頭筋)에 이어진다.	구부려져서 귀의 앞으로 올라간다.	이 근육은 모두 작용이 없다.
d 이상근 (耳上筋)	상이개근 (上耳介筋)	두골골막 (頭骨骨膜)	귀 위	이 근육은 모두 작용이 없다.
e 이후근 (耳後筋)	후이개근 (後耳介筋)	측두골(側頭骨)의 유양돌기(乳樣突起)	귀 뒤	이 근육은 모두 작용이 없다.
3. 코에 속한 근육				
f 첨근(尖筋)	비근골 (鼻根骨)	비상(鼻上)을 덮는 다.	비배(鼻背)를 경유해서 비익(鼻翼)에 이어진다.	코를 볼록하게 해서, 동시에 높게 한다.
h 미테루스근 (米的纏私筋)[51]	비근(鼻筋)의 비익부(鼻翼部)	내안각(內眼角)에 이어진다.	비익에 이어진다.	코를 볼록하게 해서, 동시에 높게 한다.
i 폐비근 (閉鼻筋)	비근의 횡부 (橫部)	상순(上脣)을 향한 다.	비공(鼻孔)의 주변에 이어진다.	코를 볼록하게 해서, 동시에 높게 한다.
4. 입술에 속한 근육				
j 위순근 (圍脣筋)	구륜근 (口輪筋)	입술을 둘러싼다.	입의 주위를 원 모양으로 두르고 있다.	입을 닫게 한다.
k 악근 (顎筋)	협근(頰筋)	악골(顎骨)의 좌우 양후방(兩後方)	입술에서 치경(齒莖)으로	씹거나 웃는 일을 한다.
l 권골근 (顴骨筋)	협골근 (頰骨筋)	협골(頰骨)의 중앙부	양쪽의 입술 끝[吻]	입술을 귀 방향으로 당긴다.
m 견근 (犬筋)	구각거근 (口角擧筋)	권골(顴骨)의 비측단(鼻側端)	권골근에 이어진다.[52]	입술 끝을 올려서 동시에 입술을 돌출시킨다.

---

50) 【이하 매 조항은 가로로 읽으면 내용을 알 수 있다.】

명칭				
『해체신서』	현재	기시부	종지부	기능
n양근 (揚筋)	상순거근 (上脣擧筋)	목와(目窩)의 아래	입술의 양끝으로 올라간다.[53]	윗입술을 위쪽으로 올린다.
o광근 (廣筋)	광경근 (廣頸筋)	흉골(胸骨)과 삼두근(三頭筋)[54]	입술, 턱, 코	턱과 입술을 아래로 내린다.
p나하근 (拏下筋)	하순하제근 (下脣下制筋)	하악(下顎)의 옆	양쪽의 입술 끝	아랫입술을 내리고 뒤집게 한다.
q함근 (頷筋)	에토가이근 (筋)	턱의 아래부터 앞 쪽에서 위로 올라감	아랫입술에 이름	아랫입술을 아래로 내린다.[55]
5. 하악(下顎)에 속한 근육				
r대양근 (大陽筋)	측두근 (側頭筋)	측두골과 후두골 (後頭骨)	하악골(下顎骨)의 근돌 기(筋突起)에 이어진다.	하악을 위로 올린다.
s교근 (咬筋)	교근(咬筋)	협골돌기 (頰骨突起)의 기시부	협거골(頰車骨)[56]	하악을 위로 올린다.
여익근 (如翼筋)	익돌근 (翼突筋)	익상돌기(翼狀突起) 에 나란히	협거골에서 아래로	하악을 위로 올린다.
t이복근 (二腹筋)	악이복근 (顎二腹筋)	측두골(側頭骨)의 유양돌기 (乳樣突起)[57]	턱의 안쪽	하악을 아래로 내린다.
6. 머리에 속한 근육				
1완골근 (完骨筋)	흉쇄유돌근 (胸鎖乳突筋)	흉(胸)과 쇄골(鎖骨)	올라가 완골(完骨)에 이어진다.	머리를 들게 한다.
2내직근 (內直筋)	두반극근 (頭半棘筋)	경추(頸椎)의 옆	외후두(外後頭) 융기 (隆起)의 앞에 이어진다.	머리를 들게 한다.
3장근 (張筋)	판상근 (板狀筋)	제3경추와 제5흉추(胸椎)	완골의 위	머리를 숙이게 한다.
4합장근 (合張筋)	두반극근 (頭半棘筋)의 외측(外側)	제6경추와 제3경추	장근(張筋)의 아래	머리를 숙이게 한다.
5양후직근 (兩後直筋)	대소두직근 (大小頭直筋)	두 개의 근육이 함께 제1경추	후정(後頂)의 아래	머리를 숙이게 한다.
6소사근 (小斜筋)	상두사근 (上頭斜筋)	제1경추 옆	양후직근(兩後直筋)에 이어진다.	머리를 뒤로 젖히게 한다.
7대사근 (大斜筋)	하두사근 (下頭斜筋)	제2경추 뒤	제1경추의 옆	머리를 뒤로 돌려서 보게 한다.

명칭				
『해체신서』	현재	기시부	종지부	기능
7. 목에 속한 근육				
8 강근 (强筋)	사각근 (斜角筋)	쇄골과 제2늑골 (肋骨)	경추의 옆으로 향한다.	목을 구부려 내린다.
9 장근 (長筋)	두최장근 (頭最長筋)	제5흉추의 위[58]	두경추(頭頸椎)의 앞으로 향한다.	목을 구부려 내린다.
10 횡근 (橫筋)	횡돌극근 (橫突棘筋)	제1흉추	배장근(背長筋)에 이어진다.	목을 뒤로 당겨 위를 본다.
이 부분은 저본에 없다.[59]				
8. 견갑(肩胛)에 속한 근육				
12 내근 (耐筋)	견갑거근 (肩胛擧筋)	위에서부터 네 개의 경추	견갑골(肩胛骨)의 상연 (上緣)으로 들어간다.	갑골(胛骨)을 똑바로 들어올린다.
13 승의근 (僧衣筋)	승모근 (僧帽筋)	흉추와 두경(頭頸), 후두(後頭)	갑골과 쇄골로 들어간 다.	갑골을 날개 모양으로 움직여서 위로 들어올린다.
14 다루보토근 (太爾勃都筋)	능형근 (菱形筋)	두경추4추와 제3흉추	갑골의 밑[견갑골내측 연(肩胛骨內側緣)]으로 들어간다.	갑골을 등 가운데로 향하게 당긴다.
내가 살펴보니 욘스탄스의 어보(魚譜)에서 "다루보토[60]는 사는 곳이 정해져 있다. 지중해에서 나는 것은 매우 크며, 형태는 네모를 기울인 모양이며 아래턱[下顎]이 뾰족하다. 길이가 4~5척 되는 것은 너비가 2~3척이고, 두께는 엄지발가락에서부터 뒤꿈치에 이르는 길이 정도다. 색은 녹색이고 꼬리와 수염의 끝은 적색이다"라고 하였다. 내가 그 그림을 보니 일본에서 나는 접어(蝶魚, 가자미)와 유사했다.				
15 전소거근 (前小鋸筋)	소흉근 (小胸筋)	2, 3, 4번 늑골(肋骨)	오탁골(烏啄骨)[61] [오구완근(烏口腕筋)] 에 이어진다.	오탁골을 가슴으로 향해 당긴다.
16 전대거근 (前大鋸筋)	전거근 (前鋸筋)	맨 아래의 늑골	갑골의 밑에 이어진다.	갑골을 앞쪽 아래 방향으로 당긴다.
9. 흉부에 속한 근육				
17 늑간내외근 (肋間內外筋)	늑간내외근 (肋間內外筋)	각 늑골의 아랫면에서	아래로 비스듬히 가는 늑골의 위쪽에 이어진다.	흉골과 늑골을 팽창시킨다.
18 결분하근 (缺盆下筋)	쇄골하근 (鎖骨下筋)	쇄골의 아래	제1늑골과 흉골로 들어간다.	흉골과 늑골을 팽창시킨다.
19 배상거근 (背上鋸筋)	상후거근 (上後鋸筋)	경추의 2추와 흉추의 2추	제3늑골에 붙는다.	흉골과 늑골을 팽창시킨다.
20 배하거근 (背下鋸筋)	하후거근 (下後鋸筋)	흉추의 3추와 요추(腰椎)의 2추	네 개의 계륵(季肋)의 아랫면	흉골과 늑골을 축소시킨다.
21 요교근 (腰膠筋)	장늑근 (腸肋筋)	선골(仙骨)과 요추	여러 근육으로 들어감[62]	흉골과 늑골을 축소시킨다.

명칭				
『해체신서』	현재	기시부	종지부	기능
* 흉골삼방근 (胸骨三方筋)	흉횡근 (胸橫筋)	흉골의 안쪽	흉골의 양측을 향해 올라간다.[63]	흉골과 늑골을 축소시킨다.
10. 복부에 속한 근육				
u 사하근 (斜下筋)	외복사근 (外腹斜筋)	배하거근 [하후거근]의 옆[64]	백조(白條) [백선(白線)]와 횡골(橫骨)[치골 (恥骨)]에 붙는다.	모두 복부를 싸고서 서로 옹위 하고 있으면서, 배설물을 내보 내고 호흡(呼吸)하는 것을 돕 는다. 상세한 설명이 19편에 있다.
v 사상근 (斜上筋)	내복사근 (內腹斜筋)	장골연(腸骨緣)	백조와 아래의 늑골에 붙는다.	
w 직근 (直筋)	복직근 (腹直筋)	횡골	흉골과 늑골에 붙는다.	
x 첨근 (尖筋)	추체근 (錐體筋)	횡골의 전면	배꼽의 바로 아래	
y 횡근 (橫筋)	복횡근 (腹橫筋)	요추의 측면 위[65]	백조에 붙는다.	
11. 허리와 등에 속한 근육				
22 척장근 (脊長筋)	흉골장근 (胸骨長筋)	교골(膠骨) [선골(仙骨)]과 장골(腸骨)	척추골(脊椎骨) [흉추(胸椎)] 부위에 붙는다.	등을 뒤로 젖히게 한다.
23 교근(膠筋)	선골(仙骨)	교골과 요추	요추와 척추에 붙는다.	등을 뒤로 젖히게 한다.
24 추골반근 (椎骨半筋)	다열근 (多劣筋)	교골과 요추	요추에 붙는다.	등을 뒤로 젖히게 한다.
25 방근 (方筋)	요방형근 (腰方形筋)	장골 뒤와 위	허리와 계륵에 붙는다.	등과 허벅지를 구부린다.
12. 상완(上腕)에 속한 근육				
26 삼릉근 (三稜筋)	삼각근 (三角筋)	결분(缺盆)[쇄골]과 견갑골(肩胛骨)의 아래	합쳐져 박중(膊中) [상완골(上腕骨)의 중앙]에 붙는다.	어깨를 위로 들어올린다.
27 오훼근 (烏喙筋)	오구완근 (烏口腕筋)	오훼(烏喙)의 극(棘)[오구돌기 (烏口突起)]	노중(臑中)[상완골 (上腕骨)의 중앙]에 붙는다.	어깨를 위로 들어올린다.
28 갑두근 (胛頭筋)	극상근 (棘上筋)	갑골(胛骨)의 극(棘) 위쪽	박골(膊骨)[상완골]의 줄기	어깨를 위로 들어올린다.
29 갑하근 (胛下筋)	견갑하근 (肩胛下筋)	갑골이 등에 접한 곳[내면]	박골의 상부에 붙는다.	노(臑)[상완(上腕)]를 아래로 내리게 한다.

명칭				
『해체신서』	현재	기시부	종지부	기능
30 후제근 (後蹄筋)	광배근 (廣背筋)	요추와 척추 [흉추(胸椎)]	박골의 상부에 붙는다.	노(臑)[상완]를 아래로 내리게 한다.
31 대원근 (大圓筋)	대원근 (大圓筋)	갑골의 아래	박골의 상부에 붙는다.	노(臑)[상완]를 아래로 내리게 한다.
32 소원근 (小圓筋)	소원근 (小圓筋)	갑골과 병렬	박골두(膊骨頭) [상완골경부 (腕骨頭部)]에 붙는다.	상완을 뒤쪽으로 향하게 한다.
33 갑족근 (胛足筋)	극하근 (棘下筋)	갑골하릉(胛骨下稜) [견갑골의 극(棘) 아랫면]	박골두(膊骨頭) [상완골경부 (腕骨頭部)]에 붙는다.	상완을 뒤쪽으로 향하게 한다.
34 흉근 (胸筋)	대흉근 (大胸筋)	쇄골과 흉골과 늑골	노내(臑內)[상완골의 안쪽]에 붙는다.	상완을 가슴 쪽으로 향하게 한다.
13. 전완(前腕)에 속한 근육				
35 양두근 (兩頭筋)	상완이두근 (上腕二頭筋)	견갑골에서 두 개로 나뉜 지점	합쳐져서 직비골(直臂 骨)[요골(橈骨)]의 상부	비(臂)[전완(前腕)]를 구부린 다.
36 노내근 (臑內筋)	상완근 (上腕筋)	팔꿈치 뒤, 삼릉근 (三稜筋)에 면한 곳	요비골(橈臂骨) [전완]의 상부[66]	비(臂)[전완]를 구부린다.
37 노외근 (臑外筋)	상완삼두근 (上腕三頭筋)	박(膊)[상완]의 안쪽	모두 요골[주관절 (肘關節)]에 붙는다.	전완을 편다.
38 주첨장근 (肘尖長筋)	상완삼두근 (上腕三頭筋) 의 장두(長頭)	갑골의 상부[경부]	모두 요골[주관절 (肘關節)]에 붙는다.	전완을 편다.
39 주첨단근 (肘尖短筋)	상완삼두근 (上腕三頭筋) 의 외측두 (外側頭)	박(膊)의 바깥쪽	모두 요골[주관절 (肘關節)]에 붙는다.	전완을 편다.
40 전전원근 (前轉圓筋)	원회내근 (圓回內筋)	팔꿈치의 안쪽[67]	직비(直臂)[요골]의 바깥쪽 중앙에 붙는다.	전완을 안쪽 방향으로 회전시 킨다.
41 전전방근 (前轉方筋)	방형회내근 (方形回內筋)	주(肘)의 뒤[척골 (尺骨)의 하부]	직비의 하부로 간다.	전완을 안쪽 방향으로 회전시 킨다.
42 후전장근 (後轉長筋)	완요골근 (腕橈骨筋)	박(膊)의 내측[외측][68]	직비[내단(內端)]의 관절을 향한다.	전완을 바깥쪽 방향으로 회전 시킨다.
43 후전단근 (後轉短筋)	회외근 (回外筋)	요골[척골]의 상부	직비 안쪽의 상부	전완을 바깥쪽 방향으로 회전 시킨다.

명칭				
『해체신서』	현재	기시부	종지부	기능
14. 손목과 손가락에 속한 근육				
44 장근 (掌筋)	장장근 (長掌筋)	주(肘)의 내절 (內節)[상완골의 내측상과]	손바닥에 붙는다.	손목을 구부린다.
45 요비내근 (撓臂內筋)	척측수근굴근 (尺側手根屈筋)	주(肘)의 내절 [상완골(上腕骨)의 내측상과(內側上顆)]	작은 손가락에 연결된 다.	손목을 구부린다.
46 직비내근 (直臂內筋)	요측수근굴근 (橈側手根屈筋)	주(肘)의 내절 (內節)[상완골의 내측상과]	손목부터 엄지까지 연결된다.	손목을 구부린다.
47 요비외근 (撓臂外筋)	척측수근신근 (尺側手根伸筋)	주(肘)의 외절	손목에 붙는다.	손목을 편다.
48 직비외근 (直臂外筋)	요측수근신근 (橈側手根伸筋)	주(肘)의 외절	손목에 붙는다.	손목을 편다.
49 고근 (高筋)	천지굴근 (淺指屈筋)	주(肘)의 내절	네 손가락의 제2마디 [중절골(中節骨)]	네 손가락을 구부린다.
50 심근 (深筋)	심지굴근 (深指屈筋)	요골(撓骨)[척골 (尺骨)]의 상부	네 손가락의 제3절 [말절골(末節骨)]	네 손가락을 구부린다.
51 사회충근 (四蚘蟲筋)	네 개의 충양 근(蟲樣筋)	심근(深筋) [건(腱)]의 기시부	네 손가락의 본절(本節) [기절골(基節骨)]	네 손가락을 구부린다.
52 대신근 (大伸筋)	지신근 (指伸筋)	박(髆)[상완]의 바깥쪽 상부	네 손가락의 끝까지 올라간다.	네 손가락을 편다.
53 내외육근 (內外六筋)	내외육근 (內外六筋)	중수골(中手骨)	네 손가락의 본골(本骨)에 연결된다.	네 손가락을 모은다.
54 굴대지근 (屈大指筋)	장모지굴근 (長母指屈筋)	요골의 안쪽	엄지의 안쪽 끝	엄지를 구부린다.
55 신대지근 (伸大指筋)	모지신근 (母指伸筋)	요골의 바깥쪽	엄지의 바깥쪽 끝	엄지를 편다.
56 대지외전근 (大指外轉筋)	단모지외전근 (短母指外轉筋)	손목에서부터 엄지까지, 아래로 향한다.	엄지의 두 번째 마디	엄지를 바깥쪽으로 회전시킨다.
57 대지내전근 (大指內轉筋)	모지대립근 (母指對立筋)	손목에서 엄지까지, 아래로 향한다.[69]	엄지에 이어진다.	엄지를 안쪽으로 회전시킨다.
58 악대지근 (握大指筋)	모지내전근 (母指內轉筋)	손목[수근(手根)]	엄지의 본절(本節) [기본골(基本骨)]	엄지를 네 손가락 쪽으로 향하게 한다.

명칭				
『해체신서』	현재	기시부	종지부	기능
59 시지외전근 (示指外轉筋)	시지신근 (示指伸筋)	요비(橈臂)의 중앙부 바깥쪽	시지(示指)의 제2절	시지를 펴게 한다.
60 신소지근 (伸小指筋)	소지신근 (小指伸筋)	여러 손가락의 근육에 이어진다.	소지(小指)에 이어진다.	소지를 펴게 한다.
15. 대퇴에 속한 근육				
61 요근 (腰筋)	대요근 (大腰筋)	제4요추	비(髀)의 안쪽[대퇴골 (大腿骨)의 소전자 (小轉子)] 위	대퇴(大腿)를 구부린다.
62 장골근 (腸骨筋)	장골근 (腸骨筋)	장골(腸骨)의 안쪽	앞의 것[요근(腰筋)]과 나란히	대퇴를 구부린다.
63 대고근 (大尻筋)	대둔근 (大臀筋)	교골(膠骨)[선골 (仙骨)]과 장골	비골(髀骨)[대퇴골]의 중앙부에 붙는다.	대퇴와 배를 평평하게 한다.
64 소고근 (小尻筋)	소둔근 (小臀筋)70)	비내(髀內)[좌골 (坐骨)]의 과골 (鍋骨)[구부(臼部)]	앞의 것[중고근(中尻 筋)]에 나란히	대퇴와 배를 평평하게 한다.
65 중고근 (中尻筋)	중둔근 (中臀筋)	장골의 주변	비골의 외단[대전자 (大轉子)]	대퇴와 배를 평평하게 한다.
66 방근 (方筋)	대퇴방형근 (大腿方形筋)	비내	비골의 두부(頭部) 중앙	대퇴를 열게 한다.
67 삼습근 (三襲筋)	이상근(梨狀筋) 쌍자근(雙子筋)	교골과 장골	대전자에 이어진다.	대퇴를 열게 한다.
68 멱근 (覓筋)	치골근 (恥骨筋)	횡골(橫骨)[치골 (恥骨)]의 위	소전자의 아래	대퇴를 합치게 한다.
69 삼두근 (三頭筋)	장내전근 (長內轉筋) 단내전근 (短內轉筋) 대내전근 (大內轉筋)	횡골과 장골	비골에 고저(高低)가 있는 곳[극(棘)]에 붙는다.	대퇴를 합치게 한다.
70 내색근 (內塞筋)	내폐쇄근 (內閉鎖筋)	횡골의 구멍 안쪽	같이 대전자로 들어간 다.	대퇴를 회전시킨다.
71 외색근 (外塞筋)	외폐쇄근 (外閉鎖筋)	횡골의 바깥쪽	같이 대전자로 들어간 다.	대퇴를 회전시킨다.
16. 하퇴(下腿)에 속한 근육				
72 양두근 (兩頭筋)	대퇴이두근 (大腿二頭筋)	과(胯)[좌골(坐骨)] 와 대퇴골(大腿骨)	행(骱)[경골(脛骨)]의 뒤	무릎을 꺾게 한다.

명칭				
『해체신서』	현재	기시부	종지부	기능
73 반막근 (半膜筋)	반막양근(半膜樣筋)	과(踝)	행(胻)의 안쪽	무릎을 꺾게 한다.
74 반신경근 (半神經筋)	반건양근 (半腱樣筋)	앞의 근(筋) [반막근(半膜筋)]에 나란히	괵(膕)[슬와(膝窩)]의 가운데	무릎을 꺾게 한다.
75 협근 (狹筋)	박근(薄筋)	횡골(橫骨) [치골]의 앞	슬개(膝蓋) 아래	무릎을 꺾게 한다.
76 직근 (直筋)	대퇴직근 (大腿直筋)	장골(腸骨)의 앞 주변	슬개 위에 붙는다.	경(脛)[하퇴(下腿)]을 펴게 한 다.
77 경상근 (脛上筋)	중간광근 (中間廣筋)	대퇴(大腿)의 앞에 휘감겨 있다.		경(脛)[하퇴]을 펴게 한다.
78 대내근 (大內筋)	내측광근 (內側廣筋)	대퇴의 안쪽		경(脛)[하퇴]을 펴게 한다.
79 대외근 (大外筋)	외측광근 (外側廣筋)	대퇴의 바깥쪽		경(脛)[하퇴]을 펴게 한다.
80 절근 (切筋)	봉공근 (縫工筋)	장골의 위	경(脛)의 안쪽	하퇴를 안쪽으로 회전시킨다.
81 활포근 (闊包筋)	대퇴근막 (大腿筋膜)	비(髀)[장골]의 바깥쪽[71]	대퇴와 슬(膝)을 포함[72]	하퇴를 바깥쪽으로 회전시킨다.
82 슬개근 (膝蓋筋)	슬와근 (膝窩筋)	대퇴의 바깥쪽 아래	슬개를 경유해서 하퇴에 붙는다.	하퇴를 바깥쪽으로 회전시킨다.
17. 족근부(足根部)와 발가락에 속한 근육				
83 경전근 (脛前筋)	전경골근 (前脛骨筋)	경골(脛骨) 상부	족부(足跗)[족근 (足根)]의 안쪽	족부[족근]를 구부린다.
84 외행전근 (外胻前筋)	장비골근 (長腓骨筋)	외행(外胻)[비골 (腓骨)]의 앞쪽	족부의 바깥쪽	족부[족근]를 구부린다.
85 비근 (腓筋)	비복근 (腓腹筋)	비골(腓骨) [대퇴부]의 하단	뒤꿈치의 아키리스에 붙는다.[73]	족부를 펴게 한다.
86 척근 (蹠筋)	가자미근 (筋)[74]	무릎에서 아래의 행(胻)[경골 (脛骨)]까지	발바닥을 휘감는다.	족부를 펴게 한다.
87 족심근 (足心筋)	족저근 (足底筋)	비골[대퇴부]의 뒤쪽, 괵(膕)[슬개]	여주골(如舟骨)[주상골 (舟狀骨)]에 붙는다.	족부를 안쪽으로 회전시킨다.
88 행후근 (胻後筋)	후경골근 (後脛骨筋)	그 인대(靭帶) 사이 [하퇴골간막 (下腿骨間膜)]	족부의 바깥에 붙는다.	족부를 바깥쪽으로 회전시킨다.

명칭				
『해체신서』	현재	기시부	종지부	기능
89 비후근 (腓後筋)	단비골근 (短腓骨筋)	비골의 위	네 발가락 두 번째 마디의 뒤에 붙는다.	네 발가락을 구부린다.
90 고근 (高筋)	단지골근 (短指骨筋)	뒤꿈치의 안쪽에 이어진다.	네 발가락 세 번째 마디에 붙는다.	네 발가락을 구부린다.
91 심근 (深筋)	장지굴근 (長指屈筋)	행(胻)[경골]의 뒤	네 발가락 본절 [말절골(末節骨)]의 뒤에 붙는다.	네 발가락을 구부린다.
92 사회충근 (四虯蟲筋)	사충양근 (四蟲樣筋)	심근(深筋)[장지굴 근(長指屈筋)]의 건(腱)으로부터	작은 발가락 끝의 뒤에 붙는다.[75]	네 발가락을 구부린다.
93 장신근 (長伸筋)	장지신근 (長指伸筋)	행(胻)의 앞쪽 위	네 발가락의 전단에 붙는다.	네 발가락을 펴게 한다.
94 단신근 (短伸筋)	단지신근 (短指伸筋)	뒤꿈치의 앞	네 발가락의 전단에 붙는다.	네 발가락을 펴게 한다.
95 내외팔근 (內外八筋)	여덟 개의 골 관절(骨關節)	족부의 옆에서부터[76]	네 발가락의 본절에 나란히[77]	네 발가락을 모은다.
96 개대지근 (開大指筋)	모지외전근 (母指外轉筋)	뒤꿈치의 안쪽에서부터	엄지발가락의 안쪽에 붙는다.	엄지를 벌린다.
97 신대지근 (伸大指筋)	장모지신근 (長母指伸筋)	비골의 중앙부	엄지발가락의 앞쪽	엄지를 펴게 한다.
98 굴대지근 (屈大指筋)	장모지굴근 (長母指屈筋)	비골의 위쪽	엄지발가락의 첫마디	엄지를 구부린다.
99 개소지근 (開小指筋)	소지외전근 (小指外轉筋)	뒤꿈치의 옆쪽	여러 마디의 측면을 경유[78]	작은 발가락을 벌린다.

51) 원본에서는 'myters –gewyze spier'라고 하였는데, 승모상근(僧帽狀筋)으로 번역 된다(小川鼎三·酒井シツ, 앞의 책, 308쪽).

52) 원본에서는 "전자의 곳으로"라고 하였는데, 구각(口角)을 말한다(小川鼎三·酒 井シツ, 같은 책, 309쪽).

53) 상순(上脣)의 양끝을 오역하였다(酒井シツ, 같은 책, 206쪽).

54) 삼두근(三頭筋)을 말한다. 현재는 광근(廣筋), 즉 광경근(廣頸筋)은 하악골에서 기시하여 제2·3늑골에 이른다고 파악한다(小川鼎三·酒井シツ, 같은 책, 309쪽).

55) 원본에서는 "아랫입술을 아래로 누른다"고 하였다(小川鼎三·酒井シツ, 같은 책, 309쪽).

56) 원본에서는 '하악각'(下顎角)이라고 하였다(小川鼎三·酒井シツ, 같은 책, 309쪽).

57) 원본에서는 "유양돌기(乳樣突起)의 아래"라고 하였는데, 완골(完骨)은 측두골 의 유양돌기를 의미한다(小川鼎三·酒井シツ, 같은 책, 309쪽).

58) 위에서부터 다섯 번째까지의 흉추를 의미한다(小川鼎三·酒井シツ, 같은 책, 310쪽).

59) 원본에 따르면, 이 부분에는 극근(棘筋)이 있어야 하는데 생략되었다. 그 때문에 이하의 항목들의 번호가 하나씩 당겨졌다(小川鼎三·酒井シツ, 같은 책, 310쪽).

60) 네덜란드어로 'tarbot'이며 넙치의 일종이다.

61) 제1권에서 말하는 '오훼골'(烏喙骨)인데, 이러한 차이가 발생한 이유는 분명하 지 않지만 아무래도 출판 과정에서 생긴 오류로 보인다.

62) 원본에는 "여러 늑골(肋骨)"이라고 하였는데(小川鼎三·酒井シツ, 같은 책, 311 쪽), 늑골로 오해한 것이다(酒井シツ, 앞의 책, 210쪽).

63) 원본에는 "양쪽의 연골로"라고 하였는데(小川鼎三·酒井シツ, 같은 책, 311쪽), "늑골의 양측(兩側)으로"라고 수정하였다(酒井シツ, 같은 책, 210쪽).

64) 원본에서는 "거근(鋸筋) 옆 늑골로부터"라고 하였다(小川鼎三·酒井シツ, 같은 책, 311쪽).

65) 원본에서는 "요추(腰椎)의 양옆"이라고 하였는데, 상방이라고 번역하였다(小川 鼎三·酒井シツ, 같은 책, 311쪽).

66) 원본에서는 "삼각근(三角筋) 아래에서 상완(上腕)으로"라고 하였다(小川鼎 三·酒井シツ, 같은 책, 312쪽).

67) 측(側)은 절(節)의 오자로 보인다고 한다(酒井シツ, 같은 책, 213쪽).

68) 원본에서는 "상완골(上腕骨)의 바깥쪽"이라고 하였다(小川鼎三·酒井シツ, 같

은 책, 313쪽).

69) 원본에서는 "단모지외전근(短母指外轉筋)의 일부"라고 하였다(小川鼎三·酒井
シヅ, 앞의 책, 314쪽).

70) 원본에는 64번 소고근(小尻筋)이 65번이고, 다음의 65번 중고근(中尻筋)이 64
번이다. 따라서 64번의 종지부는 중고근의 종지부인 비골(髀骨)의 외단, 즉 대전
자(大轉子)가 된다(酒井シヅ, 앞의 책, 217쪽).

71) 원본에서는 "장골(腸骨)의 바깥쪽"이라고 하였다(小川鼎三·酒井シヅ, 같은 책,
315쪽).

72) 원본에서는 "모든 사지를 싸고 있다"고 하였다(小川鼎三·酒井シヅ, 같은 책,
315쪽).

73) 'Achilles', 즉 아킬레스건(腱)을 말한다.

74) 넙치근이라고도 한다. 일본에서는 히라메근이라고 하는데, 넙치 또는 가자미를
말한다.

75) 원본에서는 "네 줄기의 소지(小指) 위에"라고 하였다(小川鼎三·酒井シヅ, 같은
책, 316쪽).

76) 원본에서는 "중족골(中足骨)의 측면"이라고 하였다(小川鼎三·酒井シヅ, 같은
책, 316쪽).

77) 원본에서는 "인접한 발가락의 기절(基節)"이라고 하였다(小川鼎三·酒井シヅ,
같은 책, 316쪽).

78) 원본에서는 "기절골(基節骨)의 측면"이라고 하였다(小川鼎三·酒井シヅ, 같은
책, 316쪽).

『해체신서』 관련 인물 소개

가쓰라가와 호산(桂川甫三, 1728~83) 에도 중기 막부의 의관으로, 1760년 오의 사(奧醫師)가 되었으며, 1766년에는 법안(法眼)이 되었다. 번역서로『양부』(瘍 府) 7권과『외과방수』(外科方藪) 7권이 있으며, 네덜란드 외과에 능통하였다. 아들인 호슈(甫周)와 호산을 거쳐 손자인 호켄(甫謙) 등 대를 이어서 네덜란 드 외과 수용에 많은 공헌을 하였다.

가쓰라가와 호슈(桂川甫周, 1751~1809) 『해체신서』 편찬에 최연소자로서 처음 부터 참가하였으며, 1776년(安永5) 에도에 온 상관의(商館醫) 툰베리에게서 린네의 식물분류 방식에 의한 표본 작성법을 배우기도 하였다. 당시 함께 방 문하였던 나카가와 준안과 그의 모습이 툰베리가 저술한 『일본기행』(日本紀 行)에 묘사되어 있다. 1777년 오의사가 되었으며, 1794년 막부의학관교수(幕 府醫學館敎授)로 외과를 담당하였으며, 현미경(顯微鏡)을 의학에 처음으로 응 용하였다. 『북사문략』(北槎聞略), 『화란약선』(和蘭藥選), 『해상비요법』(海上備 要法), 『만국도설』(萬國圖說), 『지구전도』(地球全圖), 『표민어람기』(漂民御覽 記) 등의 저술을 남겼다.

가와구치 료안(河口良庵, 1629~87) 네덜란드 상관의 카스파 샴베르커(Caspar Schamberger)에게 외과의술을 배우고, 네덜란드 외과술의 체계화와 보급에 힘썼다. 그의 가문을 이은 제자 노다 후사요리(野田房賴, 1644~1714)는 외과 의술로 도이 도시마스(土井利益, 1650~1713)에게 사환하면서, 이후 가와구치 가문은 가라쓰(唐津, 현 사가 현)에서 고가(古河, 현 이바라키 현)로 이주하여 네덜란드 의학을 전파하였다. 가와구치 가문은 신닌, 신카(信且, 1759~1812), 신준(信順, 1793~1869), 신칸(信寬, 1829~1906), 신큐(河口, 1851~1919) 등 으로 이어지면서, 일본 근대 의학의 선구로 평가받고 있다.

가와구치 신닌(河口信任, 1736~1811) 에도시대 중·후기의 의사로 시모사(下總) 고가번(古河藩) 번의(藩醫)를 지냈다. 교토(京都) 쇼시다이(所司代)가 된 번주 도이 도시사토(土井利里, 1722~77)를 따라 교토에 가서 오기노 겐가이 (荻野元凱)에게서 수학하였다. 이후에 스승과 함께 사형수의 시체를 해부하여, 1772년 일본에서 두 번째로 간행된 해부서인 『해시편』(解屍編)을 출판하였다.

가와구치 신준(河口信順, 1793~1869) 1815년 23세에 스기타 겐파쿠의 문하에서 수업하였다. 1850년 처음으로 고가번의 가로(家老)인 고스기 스케나가(小杉輔長)의 셋째 아들에게 종두를 실시하였다.

고스기 겐테키(小杉玄適, 1730~91) 에도 중기의 한방의(漢方醫)로, 야마와키 도요의 제자로서 일본에서 최초로 해부를 하는 데 큰 역할을 하였다. 사와 류켄 (佐治隆建)의 차남이었으나 오바마의 번의인 고스기 겐쓰우(小杉玄統)의 양자가 되었다. 1746년 교토로 가서 1753에 야마와키 도요(山脇東洋)를 사사하였으며, 다음 해에 이토 유신(伊藤友信, 1721~82) 등과 교토쇼시다이(京都所司代)에게 허락을 얻어 야마와키 도요의 주재 하에 인체해부를 실시할 수 있도록 하였으며, 그 자신도 현장에 참여하였다. 그는 이 소식을 스기타 겐파쿠에게 전하여 『해체신서』를 번역하는 계기가 되기도 하였다. 이후 내과와 산부인과를 개업하기도 하였다.

고이시 겐슌(小石元俊, 1743~1809) 에도 후기의 의사며 해부학자로, 관서지역에 난학을 도입한 인물이다. 아버지는 오바마의 번주인 사카이(酒井)의 가신이었던 리하쿠(李伯)로, 아버지를 따라 오사카(大坂)로 가서 규슈 야나가와 (柳河)의 번의인 단노와 겐센(淡輪元潛, 1729~1808)과 나가토미 도쿠쇼안(永富獨嘯庵, 1732~66)에게서 한방과 양의학을 배웠다. 이후 교토로 이주하여 미나가와 기엔(皆川淇園, 1735~1807)에게 한학을 배우고 『원연』(元衍) 60권을 저술하여 음양오행설은 실학(實學)에 도움이 되지 않는다고 강조하였다. 『해체신서』 간행 이후 스기타 겐파쿠, 마에노 료타쿠, 오쓰키 겐타쿠 등과 여러 차례 의학에 대해 논의하였으며, 1801년에는 교토에 의학관인 구리당(究理

堂)을 설립하고 '실험'(實驗)을 종지로 교육에 전념하였다.

고토 곤잔(後藤艮山, 1659~1733) 고방파의 시조로 여겨지는 인물로, 독학으로 의학을 연구했다. 당시의 명의였던 나고야 겐이(名古屋玄醫, 1628~96)에게 입문을 희망하였지만 뜻을 이루지 못하였다. 이후로 연구에 전념하여 문인이 200명을 넘을 정도로 성대하였다고 하는데, 가가와 슌안(香川修庵, 1683~1755), 요시마스 도요(山脇東洋, 1706~62) 등 고방파의 뛰어난 제자를 길러냈다. 모든 병은 일기(一氣)의 울체(鬱滯)에 의해서 생긴다고 역설하면서 뜸을 이용해 병기를 푸는 방식으로 치료하였으며, 저서로 문인이 기록한 『사설필기』(師說筆記)가 있다.

구리야마 고안(栗山孝庵, 1728~91) 에도 중기의 의사로, 야마와키 도요의 제자 가운데 나가토미 도쿠쇼안(永富獨嘯庵, 1732~66)과 함께 가장 유명하였다. 1754년 도요가 일본 최초로 인체해부를 하고 『장지』를 간행한 것에 자극을 받아 1758년 일본에서 두 번째로 인체해부를 하고 도요에게 보고하였으며, 다음 해에는 일본 최초로 여성의 해부를 시행하였다. 글과 와카(和歌)에도 능하였으며, 스기타 겐파쿠, 히라가 겐나이 등과도 친교를 나누었다. 저서로 『문중만필』(文仲漫筆), 『상고각방함』(尚古閣方函)이 있다.

기리야마 쇼테쓰(桐山正哲, ?~1815) 에도 중기의 본초학자며 난방의(蘭方醫)로, 『해체신서』를 번역하는 데 참여하였다. 특히 1781년(天明1)에는 제1회 약품회(藥品會)의 회주를 맡아 대규모 행사를 진행하였다.

나가이 리켄(中井履軒, 1732~1817) 일본 최초의 현미경 사용기인 『현미경기』(顯微鏡記)를 저술하였다. 당시 동양 고전과 경학(經學) 주석의 제일인자였을 뿐만 아니라 천문학과 해부학 등의 서양과학에도 정통하였다. 해부학과 관련하여 『월조롱필』(越俎弄筆), 『월조재필』(越俎載筆)을 남겼다.

나라바야시 친잔(楢林鎮山, 1648~1711) 에도시대 전기 오란다 통사(阿蘭陀通詞)로, 초기 홍모류(紅毛流) 외과의사였으며 나라바야시류외과(楢林流外科)의 시조다. 나가사키(長崎)에서 태어났으며, 통사이면서도 1671년부터 1675년까지 네 차례 상관의를 역임하였던 호프만(Willem Hoffman)에게서 의술을 배웠다. 프랑스의 외과의인 파레(Ambroise Paré, 1510~90)의 『외과전집』(外科全集)과 독일의 외과의 스쿠르테투스(Joannes Scultetus, 1595~1645)의 『외과의 병기고』(*Armamentarium Chirurgicum*), 네덜란드어 번역본을 참고해서『홍이외과종전』(紅夷外科宗傳)을 저술하였다. 이 책은 도판을 이용하여 서양외과를 시각적으로 소개한 최초의 의서였다.

나카 이사부로(中伊三郎, ?~1860) 에도 후기 동판화가(銅版畵家)로, 나카야 이사부로(中屋伊三郎)라고도 한다. 난방의인 나카 텐유(中天游, 1783~1835)의 종제(從弟)로, 부식동판화의 기법을 오사카에서 텐유(天游)의 스승이었던 하시모토 소키치(橋本宗吉, 1763~1836)에게서 배웠다고 한다. 의학서의 삽화를 모각(模刻)하는 것으로 유명하였으며, 1822년 팔핀(Jan Palfijn, 1650~1730) 해부서의 번역인『파루혜인해부도보』(把爾翁湮解剖圖譜) 원저의 도판을 모각하였으며, 1826년『해체신서』목판화의 도판을 동판화로 제작하여『중정해체신서』도판으로 완성하였다.

나카가와 준안(中川淳庵, 1739~1786) 본초학자이며, 오바마(小浜)의 번의(藩醫)다. 번의였던 부친 나카가와 센안(中川仙安)의 장남으로 에도에서 태어났으며, 19세부터 약품회(藥品會)에 출품하는 등 본초학자로서 이름을 알렸다. 1759년『회약보』(會藥譜)를 저술하였고, 1763년에는 히라가 겐나이(平賀源內)가 편찬한『물류품척』(物類品隲)의 교열을 담당했다. 1764년에는 히라가 겐나이와 함께 석면을 사용하여 석면포[火浣布]를 제작하기도 했다. 그는 난학에도 관심이 높아서 여러 차례 나가사키를 방문하여 통사(通詞)와 교류하면서 난학을 익혔다. 1771년『해부도표』를 입수해서 스기타 겐파쿠에게 전해주었고, 마에노 료타쿠 등과『해체신서』의 번역에 착수했다. 1773년에 스기타 겐파쿠 등과 함께『해체약도』(解體約圖)를 출간하였으며, 다음 해에『해체신서』를 간행했다. 그는 이후로도 네덜란드 상관의(商館醫)인 툰베리(Carl Peter Thunberg)와 교류하면서, 일본에서 네덜란드 약학(藥學)이 발전하는 데 공헌했다. 이후 툰베리가『일본식물지』(日本植物誌),『일본기행』(日本紀行)에 소개하면서 서양에도 널리 알려졌다. 저서로『화란국방』(和蘭局方),『화란약보』(和蘭藥譜),『오액정요』(五液精要)가 있으며, 중국의 매문정(梅文鼎)이 저술한『주산』(籌算)을 번역하기도 했다.

니시 겐테쓰(西玄哲, 1681~1760) 에도 중기의 난방의로, 포르투갈과 네덜란드 통사(通詞)를 지낸 니시 겐포(西玄甫)의 아들이다. 외과의로서 막부에 등용되어 오의사가 되었다.『해체신서』를 번역한 스기타 겐파쿠의 스승이다. 그는 프랑스의 외과의사 파레(Ambroise Pare)의『외과전서』를 번역해서,『금창질복

료치지서』(金瘡跌蹼療治之書)를 저술하였는데, 이것은 나라바야시 친잔(楢林 鎭山)의『홍이외과종전』(紅夷外科宗傳)과 원저는 같지만 자신의 경험을 담은 「금창자득」(金瘡自得)으로 20항목을 증보 개정한 것이었다.

니시 겐포(西玄甫, ?~1684) 에도 전기의 난방의이자 네덜란드 통사로, 기치베에(吉兵衛)라고도 불린다. 아버지를 따라 대통사가 되었으며, 페레이라에게서 서양의학을 배우고 외과의사로서 막부에 등용되었다. 저서로『아란타외과』(阿蘭陀外科),『건곤병설』(乾坤弁說),『제국토산서』(諸國土産書) 등이 있다.

니시 젠자부로(西善三郎, ?~1768) 에도 중기의 오란다 통사(阿蘭陀通詞)로, 1722년 견습으로 데지마(出島)에 출입하였던 것을 시작으로 계고 통사(稽古通詞), 소통사(小通詞) 말석을 거쳐 1754년 대통사(大通詞)가 되었다. 이후 연번 통사(年番通詞)로 다섯 차례, 에도번 통사(江戸番通詞)로 여섯 차례 근무하였고, 뛰어난 학식으로 후대에도 칭송되었다. 1766년 에도참부에서 마에노 료타쿠, 스기타 겐파쿠 등에게 네덜란드어 습득의 어려움을 설명하였는데, 겐파쿠는 그로 말미암아 네덜란드어 학습을 포기하였다고 한다. 만년에는 난불사전(蘭佛辭典)을 기초로 난일사전(蘭日辭典) 편찬을 기획하였지만, 완성하지 못하고 병으로 죽었다. 그러나 그의 노력은 이시이 쇼스케(石井庄助, 1743~?)에게 전수되어 일본 최초의 네덜란드어 사전인『하루마화해』(波留麻和解), 일명『에도하루마』(江戸ハルマ)를 편찬하였다.

다무라 란스이(田村藍水, 1718~76) 에도 중기의 의사며 본초학자다. 에도 간다(神田) 출신으로, 15세 무렵부터 의사였던 아버지에게서 의학을 배우고, 후에 아베 쇼오(阿部將翁, ?~1753)에게서 본초학을 배웠다. 일찍부터 조선의 인삼에 관심이 있어서, 1737년(元文2) 에도 막부로부터 조선인삼 종자 20개를 받아 인삼을 일본에서 재배하는 것을 연구하였다. 그와 함께 각지를 다니면서 물산을 조사하여, 1757년(寶曆7)에 제자인 히라가 겐나이 등과 함께 유시마(湯島, 현 도쿄 분교 구)에서 약품회(藥品會)를 개최하여 일본에서 본초학 발전의 기초를 놓았다. 1763년(寶曆13) 인삼재배와 물산조사의 공로를 인정받아, 마치(町)의 의사에서 막부(幕府)의 의관(醫官)으로 임명받았다. 그는 조선의 인삼뿐만 아니라 고구마[甘藷]와 목면(木綿)의 연구에도 힘써서 재배기술의 보급에 노력하였다. 문인으로 히라가 겐나이(平賀源內) 외에 나카가와 준안(中川淳庵) 등이 있으며, 저술로『인삼보』(人參譜),『인삼경작기』(人參耕作

記),『중산전신록물산고』(中山傳信錄物産考),『유구물산지』(琉球物産誌) 등을 남겼다. 아들로는 박물학자인 다무라 세이코(田村西湖, 1745~93)와 의사인 구리모토 탄슈(栗本丹洲, 1756~1834)가 있다.

다케노우치 겐도(竹內玄同, 1805~80) 에도 말기의 양방의(洋方醫)다. 교토에서 후지바야시 후잔(藤林普山, 1781~1836)에게 난학을 배우고 나가사키로 유학 하여 지볼트 문하에 들어갔다. 1833년(天保4)에 번주의 시의로 막부에 나아 갔으며, 1842년 에도 막부의 천문방역원(天文方譯員)에 선발되어『후생신편』 (厚生新編)의 번역에 참가하였다. 1858년(安政5) 중병에 걸린 쇼군 도쿠가와 이에사다(德川家定)의 시의로 이토 겐보쿠와 함께 양방내과의로서는 처음 등 용되었다. 서양의학소두취(西洋醫學所頭取)를 겸하였으며, 법인(法印)에 서용 되었다. 다음 쇼군인 도쿠가와 이에모치((德川家茂)의 치료에도 전력하였으 나, 1866년(慶應2) 쇼군이 죽자 은퇴하였다.

다케베 세이안(建部淸庵, 1712~82) 에도 중기의 의사로, 센다이의 지번(支藩) 인 이치노세키 번(一關藩) 번의의 아들로 태어났다. 센다이 번의 번의인 마쓰 이 주테쓰(松井壽哲)에게 의학을 배웠다. 1770년 난방의학에 대한 의문점을 기록하여 문인인 기누도메 호간(衣關甫軒, 1748~1807)에게 부탁하여 에도에 있는 여러 의사를 방문케 하였다. 1773년 스기타 겐파쿠와 만나게 되면서, 세 이안의 질문에 공감하였던 겐파쿠가 답장을 보냄으로써 양자 사이에 서신 교 환이 이루어졌다. 두 사람의 편지는 겐파쿠의 제자에게 편집되어 '난학문답' (蘭學問答), '양의문답'(瘍醫問答) 등으로 불리다가 세이안의 사후에『화란의 사문답』(和蘭醫事問答)으로 간행되었다. 그의 다섯째 아들은 겐파쿠의 양자가 되었는데, 그가 바로 스기타 하쿠겐(杉田伯元)이다.

데라시마 료안(寺島良安, 1654~?) 중국의『삼재도회』(三才圖會)를 따라 일본에 서는 최초로 그림이 들어간 백과사전인『화한삼재도회』를 20세 후반부터 엮 기 시작하여, 30여 년을 거쳐 완성하였다. 이외에도『삼재제신본기』(三才諸神 本紀),『제세보』(濟世寶),『탕액두진양방』(湯液痘疹良方) 등을 남겼다.

도쓰카 세카이(戶塚靜海, 1799~1876) 막말(幕末)의 난방의로, 막부의 오의사 를 지냈다. 어려서 마쓰자키 고도(松崎慊堂, 1771~1844)에게 한학(漢學)을 배우고 도쓰카 세사이(十束井齋, 1783~1843)에게서 난의학(蘭醫學)을 배웠 다. 1820년(文政3)에 우다가와 겐신에게서 난의학을 배우고, 다시 4년 뒤 나

가사키에 있는 지볼트의 명롱숙(鳴瀧塾)에 입문하였다. 1828년 지볼트 사건
에 연좌되어 잠시 감옥에 있기도 하였으나, 1832년(天保3)에 가케가와(掛川)
의 번주인 오타(太田)에 사환하였고 다음 해 에도에 외과를 개업하였다. 1858
년(安政5) 오타마가이케(お玉ヶ池)에 종두소(種痘所)를 창설하였고, 같은 해
에 13대 쇼군 도쿠가와 이에사다(德川家定)의 병이 중해지자 난방의로서 쇼
군의 시의(侍醫)가 되었다. 이어 오의사(奧醫師)가 되어 14대 쇼군인 도쿠가
와 이에모치(德川家茂, 1846~66)와 15대 쇼군 도쿠가와 요시노부(德川慶喜,
1837~1913)에게 사환하였다.

도코 겐린(東江源鱗, 1732~96) 에도의 서화가(書畵家)로, 본명은 사와다 린(澤
田鱗)인데 통상 분지(文治), 분지로(文次郞)라고 하였다. 『해체신서』의 「서문」
을 쓴 것으로 유명하다.

마나세 도산(曲直瀬道三, 1507~94) 약관에 다시로 산키(全代三喜)의 가르침을
받아 이고(李杲)와 주진형(朱震亨)의 의학에 영향을 받으면서 10여 년간에 걸
쳐 연구하였다. 이후 교토로 돌아와 의원 활동을 하다가, 당시 쇼군이었던 아
시카가 요시테루(足利義輝)를 치료하여 총애를 받았다. 계적원(啓迪院)을 세
워 학생들을 교육하였고, 스승인 타시로 산키와 마찬가지로 각지를 돌아다니
면서 이고와 주진형의 의학을 설파하였다. 1574년에는 고래의 의서와 일본 종
래의 치료 증례를 모아 여덟 권의 『계적집』(啓迪集)을 편찬했다.

마에노 료타쿠(前野良澤, 1723~1803) 에도 중기의 난학자(蘭學者)로, 난화(蘭
化)라고도 불렀다. 어려서 나카쓰의 번의였던 마에노 도겐(前野東元)의 양자
가 되었으나, 백부인 요도 번(淀藩)의 번의 미야타 젠타쿠(宮田全澤)에게서 의
학을 배웠다. 젊어서는 평범하였다고 하는데, 43세(일설에는 46세)부터 아오
키 곤요(靑木昆陽)에게 입문하여 네덜란드어 학습에 몰두하였으며 1770년에
는 나가사키로 유학을 떠나 연구에 매진하였다. 나가사키에서 구입한 쿨무스
의 해부서를 갖고 1771년 에도의 해부를 목격한 이후 스기타 겐파쿠 등과 번
역에 전념하였다. 유일하게 네덜란드어를 알았던 그를 중심으로 시행착오를
거듭한 끝에 1774년 『해체신서』를 간행하였다. 그러나 이후 겐파쿠 등과는 멀
리하면서, 의학·어학·물리학·지리학·역사 등 다양한 방면의 네덜란드 서적
의 번역에 몰두하였다. 그 결과 『화란역문략』(和蘭譯文略), 『화란역전』(和蘭譯
筌), 『번역운동법』(翻譯運動法), 『간사갈기』(柬砂葛記), 『노서아본기』(魯西亞本

紀), 『화란축성서』(和蘭築城書) 등의 저·역서를 남겼으나, 모두 간행하지 않았고 현재 사본으로만 전해진다. 그는 한문의 훈독법을 이용하여 네덜란드어를 체계적으로 정리하여 후세에 많은 영향을 주었지만, 다른 사람과의 교제나 제자를 키우는 일에는 관심이 없었다고 한다. 그럼에도 오쓰키 겐타쿠나 에마 란사이(江馬蘭齋) 등 뛰어난 학자를 길러냈다. 평소에 학문에만 몰두하였다고 하여 '하늘이 내린 기재'(天然の奇士)라고 했으며, 네덜란드 학문에 몰두하였던 까닭에 '네덜란드의 괴물'(和蘭の化物)이라고도 불렸다.

모토기 료이(本木良意, 1628~97) 에도 전기의 오란다 통사로, 일본 최초의 서양 해부서의 번역자다. 히라도(平戶) 출신으로 네덜란드어에 능통하여 1659년 나가사키에서 통사로 채용되었으며, 1664년 소통사, 1668년 대통사를 거쳐 1695년에는 통사목부(通詞目付)가 되었다. 데지마(出島)의 네덜란드 상관의로부터 레멜린(Remmelin)이 지은 『인체 소우주도』(*Pinax microcosmographicus*, 1667년판 네덜란드어 번역본)를 입수해서, 1681년(天和1) 『상해내경초』(詳解內景鈔), 1862년 『아란타경락근맥장부도해』(阿蘭陀經絡筋脈臟腑圖解)를 완성했다.

미네 슌타이(嶺春泰, 1746~93) 고즈케노쿠니(上野國, 현 군마 현) 다카사키 번(高崎藩)의 번의였던 미네 슌안(嶺春安)의 장남으로, 1757년(寶曆7) 아버지를 이어 번의 시의(侍醫)가 되었다. 1762년부터 에도에 거주하면서 마에노 료타쿠 등의 『해체신서』 번역 사업에 참가하였으며, 난학의 보급에 힘썼다. 뒤에 바위젠(Henricus Buyzen)의 저서 『인체의 배설물에 대하여』(*Verhandeling van Uitwerkingen des Menschelyken Lichaams*)를 번역하여 『오액정요』(五液精要)라고 칭하였는데 완성하지 못하고 죽었고, 동문인 에마 란사이(江馬蘭齋)가 『오액진법』(五液診法)으로 완성하였다.

바바 사주로(馬場佐十郎, 1787~1822) 에도 후기 오란다 통사이자 난학자로 네덜란드어·프랑스어·러시아어에 정통했으며, 막부의 명으로 『후생신편』(厚生新編) 번역 사업에 종사하였다. 일본 최초의 러시아어 사전인 『아라사어소성』(俄羅斯語小成)을 저술하였으며, 그밖에 『난어관리사고』(蘭語冠履辭考) 등을 남겼다.

스기타 겐파쿠(杉田玄白, 1733~1817) 에도 중기의 양의(瘍醫)며 난방의로, 『해체신서』 번역의 주역이었다. 아버지는 오바마 번(小浜藩)의 외과의사였던 스

기타 호센(杉田甫仙)이며 어머니는 요모기타 겐코(蓬田玄孝)의 딸로 겐파쿠를
출산할 때 난산으로 사망하였다. 18세부터 막부의 의관이었던 니시 겐테쓰(西
玄哲)에게서 네덜란드 외과를, 미야세 류몬(宮瀬龍門)에게서 경학을 배웠으
며, 1753년(寶曆3)에 오바마의 번의가 되었다. 39세였던 1771년(明和8) 에도
에서 있었던 해부에 입회하면서, 쿨무스 해부서의 네덜란드어 판본을 번역하
려고 결심하였다. 이에 마에노 료타쿠(前野良沢), 나카가와 준안(中川淳庵) 등
과 함께 공동으로 번역에 매달려, 3년이 지난 1774년(安永3)에『해체신서』를
간행하였다. 그후로도 저술을 계속하여 1802년(享和2)에 쓴『형영야화』(形影
夜話)를 1810년(文化7)에 간행하였으며, 83세에는 난학의 전말을 기록한『난
학사시』(蘭學事始)를 완성하였다. 이외에도『태서양의서』(太西瘍醫書),『양생
칠불가』(養生七不可),『화란의사문답』(和蘭醫事問答),『후견초』(後見草),『야
수독어』(野叟獨語),『견해조』(犬解嘲) 등의 저술을 남겨, 전통의학을 비판하고
네덜란드 의학을 소개하고 보급하는 데 주력하였다. 또 천진루(天眞樓)를 세
워 오쓰키 겐타쿠(大槻玄澤), 우다가와 겐신(宇田川玄眞) 등의 난학자를 길러
냈다. 그의 가업은 양자인 하쿠겐(伯元)이 계승하였다.

스기타 하쿠겐(杉田伯元, 1763~1833) 에도 후기 난방의다. 이치노세키 번(一
關藩)의 번의였던 다케베 세이안(建部淸菴)의 다섯째 아들로, 16세에 오쓰키
겐타쿠와 함께 스기타 겐파쿠에게 입문했다. 1782년 겐파쿠의 양자가 되었
고, 와카사(若狹) 오바마 번 번의가 되었다. 1789년 겐파쿠의 딸과 결혼하였
고, 1807년 오의사가 되었다. 난서(蘭書)를 수집한 것으로 유명하여 1809년
에는 막부의 명령으로 소장하고 있던 네덜란드 지리서를 헌상하기도 하였다.
1810년에는 양부인 겐파쿠가 지은『형영야화』(形影夜話)를 간행했고, 겐파
쿠와 세이안 사이에 오간 편지를 오쓰키 겐타쿠와 함께 편집하여『화란의사
문답』(和蘭醫事問答)을 펴냈다. 겐파쿠의 뜻에 따라 시바노 리쓰잔(柴野栗山,
1736~1807)과 고이시 겐슌(小石元俊) 등에게도 사사받았으며, 가숙의 유지
를 부탁받았다.

스하라야 이치베에(須原屋市兵衛, ?~1811) 에도 중·후기의 서점가. 스하라야
모헤에(須原屋茂兵衛)의 분가로 에도의 니혼바시(日本橋)에 개업하였다. 히
라가 겐나이(平賀源內)의 저작과 스기타 겐파쿠의『해체신서』등 난학 서적을
간행하였다.

시바노 리쓰잔(柴野栗山, 1736~1807) 에도 중·후기의 유학자다. 비도 지슈(尾藤二洲, 1747~1814), 고가 세이리(古賀精里, 1750~1817)와 함께 '간세이(寬政) 세 박사'라고 불렸다. 사누키(讚岐) 출신으로 10세 무렵부터 고토 시잔(後藤芝山, 1721~82)에게 수학하였고, 18세에는 에도로 가서 나카무라 란린(中村蘭林, 1697~1761)에게 수학했다. 1767년 도쿠시마 번(德島藩) 하치스카가(蜂須賀家)에 사환해서, 이후 주로 교토에 있으면서 아카마쓰 소슈(赤松滄洲, 1721~1801), 미나가와 기엔(皆川淇園, 1735~1807), 니시요리 세이사이(西依成齋, 1702~97) 등과 교류하였다. 1788년 마쓰다이라 사다노부(松平定信, 1759~1829)에 의해 간세이 개혁(寬政改革)이 시작되면서 등용되어 에도로 옮기게 되었다. 1790년 오카다 간센(岡田寒泉, 1740~1816)과 함께 대학두(大學頭)인 하야시 주사이(林述齋, 1768~1841)를 보좌하여 주자학에 의한 학풍의 통일과 학제의 정비를 담당하고 이학(異學)의 금지를 실시하였다.

시즈키 타다오(志筑忠雄, 1760~1806) 에도 중·후기의 난학자다. 모토키 료이(本木良永)에게 천문학과 네덜란드어를 배웠으며, 『역상신서』(曆象新書), 『구력론』(求力論), 『쇄국론』(鎖國論) 등 많은 저서를 남겼다. 특히 케일(John Keill, 1671~1721)의 천문 물리서를 네덜란드인 루로프스(Johannes Lulofs)가 번역하여 간행한 『진정한 물리학·천문학 개설』(*Inleidinge tot de waare Natuur-en Sterrekunde*, Leiden, 1741)을 16년에 걸쳐 번역하여 저술한 『역상신서』에서는 뉴턴 역학 체계와 함께 케플러의 법칙을 소개했는데, 지동설을 긍정하면서도 천동설을 배제하지 않는 독특한 면을 보여주기도 하였다.

아오우도 덴젠(亞歐堂田善, 1748~1822) 에도 후기의 동판화가(銅版画家)며 서양화가다. 염색업을 하는 승려 게쓰센(月僊)에게 그림을 배웠다. 1794년(寬政6) 시라카와 번(白河藩, 현 후지시마 현)의 번주였던 마쓰다이라 사다노부(松平定信)에게서 타니 분조(谷文晁, 1763~1841)에게 서양화를 배우도록 하였고, 사다노부에게서 아시아와 유럽이라는 의미에서 '아오우도'라는 당호를 받게 되었다. 이후 사다노부의 동판술 연구 명령에 따라, 처음에는 시바 코칸(司馬江漢, 1747~1818)의 제자가 되었으나 파문당하고 사다노부 주위의 난학자들의 협력을 얻어 동판화와 유화의 기술을 습득하였다. 그는 10여 편이 넘는 유채화와 90점에 달하는 동판화를 남겼으며, 그의 화법은 가쓰시카 호쿠사이(葛飾北齋, 1760~1849)와 우타가와 쿠니요시(歌川國芳, 1798~1861) 등의 우키요에(浮世繪)에 영향을 미쳤다.

아오키 곤요(靑木昆陽, 1698~1769) 에도 중기의 유학자며 난학자로, 교토에서 이토 도가이(伊藤東涯)에게 배웠다. 고구마(甘藷)의 재배를 권장하는 「번저고」(蕃藷考)를 저술하여 감저선생(甘藷先生)이라고 불렸으며, 도쿠가와 요시무네의 명령에 따라 네덜란드어를 학습하여 난학의 기초를 닦았다. 저술로 『경제찬요』(經濟纂要), 『화란문역』(和蘭文譯), 『화란문자략고』(和蘭文字略考) 등이 있다.

야마무라 사이스케(山村才助, 1770~1807) 에도 후기 난학자며 지리학자다. 백부인 시치카와 간사이(市河寬齋, 1749~1820)에게 한학을 배웠으며, 오쓰키 겐타쿠에게 난학을 배웠다. 어학 실력이 뛰어났던 그는 네덜란드어로 된 지리와 역사서를 읽고 『동서기유』(東西紀游), 『인도지』(印度志), 『대서요록』(大西要錄) 등을 번역하였고, 막부의 명령에 따라 『러시아국지』(魯西亞國志)도 번역하였다. 또 명말 청초 중국에서 활약한 서양인 선교사들이 저술한 한역지리서와 난학 지식을 결합하여 『명유번역만국도설고증』(明儒翻譯萬國圖說考証), 『정정42국인물도설』(訂正四十二國人物圖說) 등을 저술하였다. 특히 아라이 하쿠세키(新井白石)가 저술한 『채람이언』(采覽異言)을 개정·증보하여 원저의 열 배에 달하는 『정정증역채람이언』(訂正增譯采覽異言)을 저술하고, 1804년 막부에 헌상하였다. 일본 최초의 서양사 학자로 언급되며, 히라타 아쓰타네(平田篤胤, 1776~1843), 요시다 쇼인(吉田松陰, 1830~59) 등 막부 말기 지식인의 서양 인식에 크게 영향을 미쳤다.

야마와키 도몬(山脇東門, 1736~82) 『장지』(藏志)로 유명한 야마와키 도요의 둘째 아들로, 교토에서 출생하였다. 17세 무렵 아버지의 명령에 따라 나가토미 도쿠쇼안(永富獨嘯庵)과 함께 에치젠(越前, 현 후쿠이 현)으로 가서 오쿠무라 료치쿠(奧村良竹)에게서 토방(吐方)을 배웠다. 1766년(明和3)에 법안(法眼)이 되었으며, 1768년에는 여자 시체를 해부하고 해부도보(解剖圖譜)인 『옥쇄장도』(玉碎臟圖)를 제작하였다. 이후에도 여러 차례 해부를 하고서는 해부의 중요성을 강조하였다. 또 요시오 고규(吉雄耕牛)에게서 사혈요법(瀉血療法)인 자락(刺絡)을 배우고서, 그것을 계몽하는 데 주력하였다.

야마와키 도요(山脇東洋, 1706~62) 에도 중기의 의사로, 일본 최초의 공식적인 해부와 그 기록인 『장지』의 출판으로 유명하다. 아버지는 시미즈 류안(淸水立

安)이지만, 그의 스승인 야마와키 겐슈(山脇玄修, 1654~1727)가 도요의 재능을 높이 사서 1726년(享保11) 양자로 삼았다. 도요의 양조부(養祖父)가 되는 야마와키 겐신(山脇玄心, 1594~1678)은 마나세 겐사쿠(曲直瀬玄朔, 1549~1632)의 제자로 법인(法印)에 서용되고 양수원(養壽院)의 호칭을 받은 명의였다. 따라서 도요의 학통은 겐슈를 거쳐 겐사쿠로 소급되지만, 더 큰 영향을 미친 것은 고방파의 시조로 불리는 고토 곤잔(後藤艮山)이었다. 그는 곤잔의 실증정신을 더욱 추구하여『상한론』(傷寒論)의 재평가에도 기여하였으며『외대비요』(外台秘要)를 번각하여 일본 의학사상에 중요한 업적을 남겼다. 특히 1754년(寶曆4) 윤2월 7일 관의 허락을 얻어서, 교토의 감옥에서 처형된 머리가 없는 죄수 사체를 해부함으로써 일본 최초의 해부로 이름을 얻었다. 당시 집도는 우마(牛馬)를 잡는 사람이 하였고, 그림은 문인이 아사누마 스케미쓰(淺沼佐盈)가 그렸는데, 1759년『장지』로 간행되었다. 현재의 해부학 지식과 비교하여 부족한 부분도 있지만, 일본 최초의 해부라는 점에서 의의가 크다. 저서로『양수원의칙』(養壽院醫則)과『장지』가 있으며, 문인이 편집한『동양낙어』(東洋洛語),『동양선생방함』(東洋先生方函),『양수원의담』(養壽院醫談) 등이 있다. 그의 의학은 양자인 도몬(東門)과 나가토미 도쿠쇼안(永富獨嘯庵), 구리야마 고안(栗山孝庵) 등이 계승하였다.

에마 란사이(江馬蘭齋, 1747~1838) 에도 후기의 난방의로, 미노노쿠니(美濃國, 현 기후 현) 오가키 번(大垣藩)의 번의였다. 47세의 늦은 나이로 난학을 배우기 위해 마에노 료타쿠를 찾아갔으며, 의학 이외에 네덜란드어 학습방법으로 후대에 많은 영향을 미쳤다. 숙어 암기를 중시하였던 오쓰키 겐타쿠와는 다르게 문법을 중시하였으며,『강파의사문답』(江波醫事問答),『오액진법』(五液診法),『태서열병집역』(泰西熱病集譯),『가훈12개조』(家訓十二箇條) 등의 저술을 남겼다.

오기노 겐가이(荻野元凱, 1737~1806) 에도 중기의 의사로, 서양의 자락법(刺絡法)을 도입해서 실천한 것으로 유명하다. 교토의 오쿠무라 료치쿠(奧村良竹, 1686~1760)에게서 고방파 의학을 배웠으며, 1764년에는 료치쿠가 주장한 토법(吐法)을 상세하게 설명한『토법편』(吐法編)을 저술하였다. 6년 후에는 야마와키 도몬(山脇東門)이 주창한 서양의 자락(刺絡)에 대해서 글을 써『자락편』(刺絡篇)을 발표하였다. 이로 인하여 유명해졌으며, 조정의 인정을 받아

39세에는 다키구치 쓰메쇼(瀧口詰所)에서 일하였다가 1794년 전약대윤(典藥大允)으로 승진하였다. 4년 후 막부의 명으로 의학관(醫學館)의 교수(教授)가 되어 온역론(瘟疫論)을 강의하였지만, 얼마 있지 않아 사임하였다. 아마도 서양의학을 채용하였던 겐가이에게는 한방의학을 용인하였던 의학관의 교육이 맞지 않았던 것으로 이해된다. 그도 인체해부를 실시한 것으로 알려져 있지만 해부서는 남아 있지 않으며, 저서로 『마진편』(麻疹編), 『온역여론』(瘟疫余論)이 있다.

오다노 나오타케(小田野直武, 1749~80) 사타케 한(佐竹藩)의 화가로, 아키타(秋田)의 가구노다테(角館)에서 태어났다. 원래는 우키요에풍의 그림을 그렸지만, 아니 도잔(阿仁銅山)이 초빙한 히라가 겐나이에게서 서양 화법을 배워서 서양화의 선구자가 되었다. 후에 에도에 갔을 때, 히라가 겐나이의 소개로 스기타 겐파쿠를 알게 되어 쿨무스 해부서의 도판을 모사한 것으로 보인다.

오쓰키 겐타쿠(大槻玄沢, 1757~1827) 이치노세키 번(一關藩, 현 이와테 현)의 번의였던 오쓰키 겐료(大槻玄梁)의 장자였는데, 같은 번의 의사였던 다케베 세이안(建部淸菴)에게서 의학을 배웠다. 1778년 에도로 유학을 가서, 스기타 겐파쿠의 문하에 들어가 의학을 배우고, 다시 마에노 료타쿠에게 네덜란드어를 배웠다. 1785년 나가사키로 유학을 하여, 당시 오란다 통사였던 모토키 요시나가(本木良永, 1735~94) 밑에서 네덜란드어를 학습하였다. 다음 해에 에도로 돌아와 센다이 번(仙台藩) 번의로 발탁되었는데, 이 무렵 가숙인 지란당(芝蘭堂)을 열어 하시모토 소키치(橋本宗吉), 이나무라 산파쿠(稻村三伯), 우다가와 겐신(宇田川玄眞), 야마무라 사이스케(山村才助, 1770~1807) 등을 교육시켰다. 그밖에 스승 겐파쿠의 뜻에 따라 헤이스터의 외과서 서장의 번역과 본문의 초역(抄譯)에 몰두하여 『양의신서』(瘍醫新書)를 펴내고, 1790년 『해체신서』의 개정에 착수하여 1804년에 완료하여 1821년 『중정해체신서』(重訂解體新書)를 간행하였다. 한편 1783년에는 난학 학습의 요점을 기록한 『난학계제』(蘭學階梯)를 완성하여 1788년에 간행하였으며, 1811년에는 막부의 명령에 따라 『후생신편』(厚生新編) 번역 사업에 참여하였다. 1795년 1월 1일부터 태양력의 신년을 축하하는 '지란당신원회'(芝蘭堂新元會)의 모임을 개최하여 난학의 발전을 기념한 것으로도 유명하였다.

요시마스 도도(吉益東洞, 1702~73) 에도 중기의 의사로, 히로시마에서 태어났다. 19세에 의학에 뜻을 두고서 처음에는 금창(金瘡)과 산과(産科)를 주로 배웠지만, 이후 독학으로『소문』(素問)을 비롯한 의학의 여러 고전을 공부하였다. 그는 당시 성행하였던 금원사대가의 의학을 불신한 대신 나고야 겐이(名古屋玄醫), 고토 곤잔 등의 의학에 공감하였고, 30세 무렵 만병일독론(萬病一毒論)을 세워서 장중경의『상한론』을 기준으로 치료해야 한다고 주장하였다. 도도에 따르면 후천적으로 발생한 독(毒)이 질병의 원인인데, 독의 위치에 따라 질병이 다르게 나타난다. 이전의 전통의학 이론과는 다를 뿐만 아니라, 고방파의 고토 곤잔이 말한 일기유체설(一氣留滯說)과도 다른 것이었다. 37세에 교토로 이주하여 고의방(古醫方)을 제창하며 개업하였으나 생계가 곤란하여 인형을 만들 지경에 있었는데, 44세에 우연히 만난 야마와키 도요의 인정을 받으면서 널리 알려지게 되었다. 그는 마나세 도산(曲直瀬道三)과 겐사쿠(玄朔)의 뒤를 이어 복진(腹診)을 중시하였는데, 그의 의론집인『의단』(醫斷)에 잘 나타난다. 이외에도 기존의 본초학 지식과는 다른 입장에서 약재의 효능을 언급한『약징』(藥徵)과『상한론』의 삼음삼양(三陰三陽) 음양오행(陰陽五行) 등을 무시하고 처방별로 재구성한『유취방』(類聚方)이 있다.

요시오 고규(吉雄耕牛, 1724~1800)　오란다 통사의 최고 자리인 통사목부(通詞目付)까지 오른 사람이다. 난학자(蘭學者)로서 이름이 높았으며, 천문과 지리, 본초(本草), 의학을 난서(蘭書)와 네덜란드인에게 배워서 당시 서양과학에 매우 능통했다.

우다가와 겐신(宇田川玄眞, 1770~1835)　에도 후기의 난방의로, 젊어서 스기타 겐파쿠의 사숙(私塾)인 천진루(天眞樓)와 오쓰키 겐타쿠의 사숙인 지란당(芝蘭堂)에서 공부하였다. 1798년(寬政9) 지란당의 고제(高弟)인 우다가와 겐즈이가 죽자, 우다가와 가문의 양자로 들어가 계승하였다. 또 사숙인 풍운당(風雲堂)을 열어서, 의학뿐만 아니라 화학·과학·자연철학 등 다양한 분야를 연구하고 많은 제자를 길러냈다. 막부의 요청에 따라『후생신편』의 번역에 참여하였으며, 일본 최초의 난일사전(蘭日辭典)인『하루마화해』(波留麻和解)의 편찬에도 참여했다. 양부 겐즈이가 번역한『서설내과찬요』(西說內科撰要)의 증보판을 만들었고, 독자적인 번역서로 30책의『원서의범』(遠西醫範)과『의범제강』(醫範提網)을 간행하였다.

우다가와 겐즈이(宇田川玄隨, 1756~98)　우다가와(宇田川) 가문의 난학 시조로, 에도시대 난학의 발전에 많은 역할을 하였다. 그의 가장 큰 업적은 고터(Johannes de Gorter)의 내과서를 번역하여, 일본 최초의 서양내과서인『서설내과찬요』(西說內科撰要) 18권을 간행한 것이다. 이외에도『원서병고』(遠西病考),『서양의언』(西洋醫言),『난무숙재』(蘭畝俶載),『난역변모』(蘭譯弁髦) 등의 저서를 남겼다.

이나무라 산파쿠(稻村三伯, 1758~1811) 번의였던 이나무라 산쿄(稻村三杏)의 양자가 되어 가메이 난메이(龜井南冥, 1743~1814) 등에게 유학과 한의학을 배웠지만,『난학계제』(蘭學階梯)를 읽고 난 이후 35세에 탈번(脫藩)하여 에도로 가서 겐타쿠의 지란당에 입문하였다. 이시이 쇼스케(石井庄助, 1743~?)와 함께 일본 최초의 난일사전인『하루마화해』를 편찬하였다. 이후 잠시 은거하여 우나가미 즈이오(海上隨鷗)라고 칭하다가, 만년에는 교토로 나와 난학을 가르쳤다.

이라코 미쓰아키(伊良子光顯, 1737~99) 에도 중·후기의 의사다. 교토 출신으로, 한방(漢方)과 난방(蘭方)을 절충하여『외과비술적록』(外科秘術摘錄)과『외치비전서』(外治秘傳書)를 남긴 이라코 도규(伊良子道牛, 1672~1734)의 손자다. 1758년 사체(死体)를 해부해서, 대장(大腸)과 소장(小腸)의 차이를 확인하였다. 1777년 전약료의사(典藥寮醫師)가 되었으며, 저서에『외과훈몽도회』(外科訓蒙圖彙)가 있다.

이시카와 겐조(石川玄常, 1744~1815) 에도에서 태어나 14세에 관의(官醫)인 구마가야 무주쓰(熊谷無術)에게서 의학을 배우고, 28세 무렵에는 교토(京都)로 유학하여 명의들과 교류하였다. 스기타 겐파쿠, 마에노 료타쿠 등이 서양의학을 일으킨다는 것을 듣고 에도로 돌아가서『해체신서』번역 사업의 말기에 참여하였다. 초창기부터 참여한 것은 아니었지만, 자신이 갖고 있던 해부서 등 다양한 양서(洋書)를 제공하였을 뿐만 아니라, 자기의 소견을 밝히기도 하였다. 1788년(天明8)에는 히토쓰바시코(一橋侯)의 시의(侍醫)가 되었다.

이시카와 다이로(石川大浪, 1765~1817) 에도 후기 서양화풍 화가다. 그림은 에도시대 막부의 전문화가 집단에서 유래한 가노파(狩野派)에서 시작했지만, 겐파쿠와 료타쿠 등과 교류하면서 서양에서 들어온 서적의 삽화와 동판화를 모사하여 서양화법을 연구하였다. 네덜란드 화가 로이엔(Willem Frederik van Royen, 1645~1723)의 유채 정물화를 동생과 함께 모사한 작품에 1796년 오쓰키 겐타쿠가 지은 글이 있다.

이토 겐보쿠(伊東玄朴, 1801~71) 막부 말기의 난방의로, 일본 근대의학의 시조로 불리며 난방(蘭方)이 관의(官醫)에 진출할 수 있는 지위를 확립하였다. 나가사키의 명롱숙(鳴瀧塾)에서 지볼트에게 오란다 의학을 배웠으며, 이후 사가번(佐賀藩)에서 우두종두법(牛痘種痘法)을 실시하였고, 1858년(安政5)에 오쓰키 슌사이(大槻俊齋, 1806~62) 등과 에도에 '오타마가이케' 종두소(お玉ヶ池種痘所)를 개설하였다. 같은 해 7월에 막부의 의사로 등용되었는데, 이토 간사이(伊東寛齋, 1826~93)와 다케노우치 겐도(竹内玄同)가 등용되도록 애썼고, 콜레라 유행에 즈음하여 마쓰모토 료호(松本良甫, 1806~77) 등의 난방의 채용을 요청하기도 하였다. 양자인 이토 호세이(伊東方成, 1834~98)는 막부 말기에 하야시 겐카이(林研海, 1844~82)와 함께 네덜란드에서 의학을 배워, 메이지 천황(明治天皇)의 시의(侍醫)가 되었다.

카스파 샴베르커(Caspar Schamberger, 1623~1706) 독일의 외과의사로, 1649년부터 1651년까지 일본에 체류하면서 네덜란드 의학을 전파하는 데 많은 영향을 미쳐 '카스파류 외과술'이라고 불리는 학풍의 시조가 되었다. 라이프치히에서 태어난 그는 3년간의 외과의(外科醫) 과정을 거쳐 1640년에 자격을 취득하고 여러 곳에서 수련했다. 1643년 동인도회사의 외과의 채용 시험에 합격한 그는 그해 10월 유럽을 출발하여 1644년 7월 바타비아에 도착한 뒤 여러 해 동안 의사로 활동하였다. 1649년 8월 새로 부임하는 상관장 브로우코스트(Anthonio van Brouckhorst)와 함께 나가사키의 데지마에 도착하였다. 여기서 네 명의 일본인 의사에게 외과를 가르쳤으며, 이후 1650년과 1651년 두 차례 에도에 참부(參府)하였다. 특히 1650년에는 후에 로주(老中)가 되는 이나바 마사노리(稲葉正則, 1623~96)를 진찰하여 명성을 얻었다. 1651년 나가사키를 떠나 바타비아를 거쳐 유럽으로 돌아왔으며, 이후 의사와 상인으로서 큰 성공을 거두었다. 그가 일본에 체재한 기간은 2년에 불과하였으나 다양한 의료 활동과 교육에 힘써 일본의학에 많은 영향을 주었는데, 그중에서도 가와구치 료안(河口良庵), 니시 겐포(西玄甫) 등에 의해 카스파류가 전파되었다.

칼 페테르 툰베리(Carl Peter Thunberg) 1775~76년까지 상관의를 지냈다. 1743년 스웨덴에서 태어나, 린네에게서 수학하여 박사학위를 받았다. 이후 의학을 공부하였고, 식물채집을 위해 네덜란드 동인도회사 부속 의사가 되어 희망

봉, 바타비아를 거쳐 1775년 상관장 페이트(Areud Willem Feith)와 함께 나가사키에 도착하였다. 일본에서 식물채집에 열중하는 한편 상관의로서 참부(參府)에 동행하여, 에도의 의사였던 가쓰라가와 호슈와 나카가와 준안에게 서양의학과 유럽의 문화를 전해주었다. 1776년 데지마를 출발해서 네덜란드와 영국을 거쳐 스웨덴으로 돌아가 일본 관계 자료와 표본을 연구하여『일본식물지』(日本植物誌, *Flora Japonica*)를 저술하였다. 이와 함께 그가 저술한『유럽·아프리카·아시아 여행기』가 널리 읽히면서, 일본을 유럽에 소개하는 데 큰 역할을 하였다.

하나오카 세이슈(華岡靑洲, 1760~1835) 에도 후기 한방과 난방을 절충한 외과의사다. 아버지인 나오미치(直道)에게 의학의 기초를 배웠고, 1782년 교토로 가서 요시마스 난가이(吉益南涯, 1750~1813)에게 고의방(古醫方)을 배웠으며, 야마토 겐류(大和見立, 1750~1827)에게 네덜란드 외과의학을 배웠다. 교토의 여러 학자와 교류하면서 견문을 넓히다가 3년 후 귀향하여 가업을 이으면서 한방과 난방을 절충하는 연구를 하였다. 고의방파의 영향을 받아 실험을 시행하면서 생체의 이치를 탐구하는 '활물궁리'(活物窮理)와 내과와 외과를 하나로 통합하는 의학의 경지를 목표로 한 '내외합일'(內外合一)을 기치로 하는 가숙 춘림헌(春林軒)을 열어 많은 의사를 육성하였다. 전신 마취약인 통성산(通仙散)을 개발하여 다양한 외과수술을 함으로써 전국에 널리 퍼졌는데, 최면과 진통(鎭痛) 목적으로 사용되었던 흰독말풀을 사용한 통성산으로 1804년 10월 13일 일본에서 최초로 마취상태에서 유방의 암을 적출하는 데 성공하였다. 이후로도 마취를 이용한 유방암 수술과 함께 언청이, 괴저(壞疽) 등의 수술을 시행했고, 수술용 외과도구도 개발·보급하였다. 문인이 기록한『외과신서』(外科神書),『양과쇄언』(瘍科瑣言),『유암변』(乳岩弁) 등이 전한다.

하시모토 소키치(橋本宗吉, 1763~1836) 에도 후기의 난학자다. 오쓰키 겐타쿠의 지란당(芝蘭堂)에서 배웠으며, 오사카에서 난방의로 활동하였다. 의학·천문학·지리학서 등을 번역하여 오사카 난학의 기초를 놓았으며, 사한당(絲漢堂)을 열어서 교육활동에 힘썼다. 특히 전기(電氣)의 연구에 관심을 두어,『오란다에레키테르구리원』(阿蘭陀エレキテル究理原)을 저술하기도 하였다. 이외에도『쾌란신역지구전도』(喎蘭新譯地球全圖),『난과내외삼방법전』(蘭科內外三方法典),『서양의사집성보함』(西洋醫事集成寶函) 등을 남겼다.

하야시 시헤이(林子平, 1738~93) 에도 후기의 경세가(經世家)로, 에도로 유학하여 구도 헤이스케(工藤平助)를 따라 오쓰키 겐타쿠, 가쓰라가와 호슈 등 난학자와 교류하였다. 1778년 나가사키에 유학하여 네덜란드 상관장인 아렌트 페이드(Arend Willem Feith)와 교분을 만드는 등 해외사정을 익히는 데 노력하여, 1785년 조선(朝鮮)과 유구(琉球), 에조(蝦夷, 북해도)의 지리와 민속을 소개하고 러시아의 남하를 막기 위한 방책으로 북해도의 개발을 말한『삼국통람도설』(三國通覽圖說)을 저술하였다. 1786년에는『해국병담』(海國兵談)을 저술하여, 특히 에도의 방비를 역설하였다.

한다 슈안(半田順庵) 생몰년 미상으로 16세기 후반에서 17세기 전반의 인물이다. 나가사키 사람으로, 어려서 외과에 뜻을 두고 사와노 주안에게서 의학을 배웠다. 이후 마카오에 가서 의학을 배우고 귀국하여 명성을 날렸다.

호시노 료에쓰(星野良悅, 1754~1802) 에도 중기의 난방의로, 히로시마(廣島)의 의사 집안에서 태어났다. 공인(工人) 하라다 고지(原田孝次)에게 일본 최초로 오동나무를 세공해서 정교한 인체 골격의 모형을 제작하도록 하였다.『해체신서』가 간행되었지만 그 내용의 진위가 분명하지 않았던 상황에서, 료에쓰는 1798년 이 목골을 스기타 겐파쿠, 오쓰키 겐타쿠 등에게 보여주며 네덜란드 책에 오류가 없음을 보여주었다고 한다. 고향으로 돌아온 후에 다시 목골을 하나 제작하여, 1801년 막부에 헌납하였다. 이를 계기로 히로시마와 에도 사이에 난학의 교류가 시작되었으며, 료에쓰 문하에 나카이 고타쿠(中井厚澤, 1775~1832) 등이 교육을 받았다. 목골은 현재 히로시마 현립미술관에 보관되어 있다.

혼마 소켄(本間棗軒, 1804~72) 에도 후기 한방(漢方)과 난방(蘭方)을 절충한 의사며, 내복 마취약을 사용하는 하나오카류(華岡流)의 외과수술을 계승·발전시켰다. 하라 난요(原南陽, 1753~1820)에게서는 한방을, 스기타 류케이(杉田立卿, 1787~1845), 미쓰쿠리 겐포(箕作阮甫, 1799~1863)에게서는 서양의학을 배웠다. 교토의 다카시나 키엔(高階枳園, 1773~1844)을 거쳐, 하나오카 세이슈(華岡青洲, 1760~1835)의 청림헌(青林軒)에서 1827년(文政10)부터 외과를 배우고 적극적인 수술치료로 이름을 날렸다. 하나오카류 외과를 임상치료에서 더욱 발전시켜, 마불탕(麻沸湯, 마취약)을 사용하여 치루(痔瘻), 유암(乳癌) 등을 수술하고 하나오카류에서는 처음으로 대퇴부에서의 절단수술에 성공하였다. 자신의 수술 증례를 중심으로 1837년에는 열 권의『양과비록』(瘍科秘錄), 1854년 다섯 권의『속양과비록』(續瘍科秘錄)을 저술하여, 하나오카 류 외과의 치료 기술을 처음으로 일반에게 공개했다. 이것은 동문인 우와지마(宇和島, 현 에히메 현)의 가마다 겐다이(鎌田玄台, 1794~1854)가 1851년 출판한『외과기폐』(外科起廢)와 함께 의술이 비전화(秘傳化)되는 것을 타파하는 데 일조하였다.

제1편에 인용된 의학자

가레뉴스쿠(牙列奴私枯) 갈레누스(Claudius Galenus, 130~201)는 그리스의 의사로, 소아시아의 페르가몬(Pergamon)에서 태어났다. 2세기 후반 로마에서 활약하였으며, 로마의 황제 마르쿠스 아우렐리우스(Marcus Aurelius)의 시의(侍醫)를 지냈다. 갈레누스의 학설은 히포크라테스(Hippocrates)의 설을 따른 것인데, 그에 따르면 체액의 배합이 중용(中庸)을 유지할 경우에는 성격이 원만한 상태이나, 어느 한쪽으로 기울면 다혈질·점액질·담즙질·신경질 등의 체질이 되고 질병이 유발된다고 하였다.

기리바시스(厄里捌止私) 오리바시우스(Oribasius, 325~403)는 페르가몬의 의사로, 로마의 황제 율리아누스(Flavius Claudius Julianus)의 시의였으며 약 70권에 이르는 『의학총서』(醫學叢書, *Medicinalia Collecta*)라는 책을 저술하였다.

카루퓨스(加爾布私) 카르피(Jacopo Berengario da Carpi, ?~1530)는 이탈리아의 해부학자로서, 접형골동·충수·피열연골(披裂軟骨)을 처음으로 기재했고, 흉선 및 자궁하수의 수술법을 발표하였다.

헤사리토스(苟沙里都私) 베살리우스(Andreas Vesalius, 1514~64)는 벨기에의 해부학자로, 16세기 해부학의 최고 권위자라고 할 수 있다. 저서에 『인체의 구조에 관하여』(*De Corporis Humani Fabrica Libri Septem*)가 있다. 이 책은 투시도법에 의해서 작성된 해부도와 함께 뛰어난 관찰로 근대해부학의 기초를 놓았다는 평가를 받는다. 동시에 10여 세기 이상 의학을 지배하였던 갈레누스의 의학이론을 근본에서부터 흔들었기 때문에, 당시 보수적인 학자들의 비난을 받았다. 책의 출판과 함께 그는 파도바대학을 그만두고 독일 황제인 카를 (Karl) 5세의 시의가 되었다.

핫로피토스(發路毘都私) 팔로피오(Gabriele Falloppio, 1523~62)는 이탈리아의 해부학자며 식물학자로, 파도바대학의 교수를 지냈다. 현재 난관(Fallopian tube)의 명칭은 그의 이름에서 나왔다.

코루모히스(故爾母湖私) 콜럼버스(Renaldus Columbus, 1516~59)는 이탈리아의 해부학자며, 베살리우스(Vesalius)의 제자다. 동물의 해부를 시행하여, 폐순환 심장과 맥의 관계에 대하여 기술하였다.

코이테루(故意的爾) 코이테르(Volcher Coiter, 1534~1600)는 네덜란드의 해부학자로, 팔로피오(Falloppio)와 유스타키오(Eustachio)의 제자다. 그는 골학(骨學), 특히 태아의 골격에 대한 연구를 남겼다. 스기타 겐파쿠는 코이테르의 해부서를 소장하고 있어서 『해체신서』의 부도 가운데 손과 발의 골격에 대한 두 장의 그림을 코이테르의 저서에서 취했다고 하였다.

유스타키토스(歐私太幾都私) 유스타키오(Bartolomeo Eustachio, 1520~74)는 이탈리아의 해부학자다. 1552년 세계에서 최초로 동판해부도인 『해부도』(解剖圖, Tabulae anatomicae)를 제작했는데, 1714년에서 처음 출판되었다. 이 책은 에도 말기 스기타 류케이(杉田成卿, 1817~59)가 처음 번역하였다. 그의 이름은 이관(耳管)에 남아, 유스타키오관이라고 부른다.

인쿠라시아스(因枯蠟止亞私) 인그라시아스(Giovanni Filippo Ingrassias, 1510~80)는 이탈리아 시칠리아 출신의 해부학자다.

하로리토스(華路里都私) 바롤리오(Constanzo Varolio, 1542~75)는 이탈리아의 해부학자로 볼로냐대학의 해부학·외과 교수를 지냈다. 1573년에 시신경에 관해 연구했고, 뇌교(腦橋)에 대한 연구를 발표했다.

라우렌티토스(剌烏敏質都私) 로렌스(Andrea Laurens, 1558~1609)는 프랑스의 해부학자로, 프랑스 국왕인 앙리 4세의 시의를 지냈다.

핫부리키토스(發武里幾都私) 파브리치(Girolamo Fabrici, 1533~1619)는 이탈리아의 의사 및 해부학자로 팔로피오(Gabriello Fallopio)의 제자며, 혈액순환을 밝힌 것으로 유명한 하비(William Harvey)의 스승이다. 파도바대학의 해부학·외과 교수를 지냈으며, 정맥판(靜脈瓣)을 발견하여 하비가 혈액순환설을 발견하는 데 큰 영향을 주었다. 또 외과에서 기관 절개법을 획기적으로 개량

하였다.

캇세리토스(訝勢里都私) 카세리오(Giulio Casserio, 1561~1616)는 이탈리아의 해부학자다. 그는 파브리치(Fabrici)의 후계자로 파도바대학의 해부학·외과 교수가 되었다. 그가 저술한 해부서 『해부도』(解剖圖, *Tabulae anatomicae*)가 슈피겔(Spiegel)이 편찬한 해부서에 수록되면서 유럽에서 널리 읽히게 되었다. 그는 비교해부학에 조예가 깊었으며, 청기(聽器) 및 발성기의 구조를 상세히 설명했고, 상악동(上顎洞) 및 소천문(小泉門)에 대해 기술했다.

스피게리토스(私畢牙里都私) 슈피겔(Adrian van der Spiegel, 1578~1625)은 벨기에의 해부학자로, 파브리치의 제자며 카세리오(Casserio) 다음으로 파도바대학의 해부학·외과 교수가 되었다. 1645년 편찬한 『총서』(叢書, *Opera quae extant omnia*)가 '슈피겔 해부서'라고 불리면서 널리 읽혔으며, 1668년 12월 통사(通詞) 모토키 료이(本木良意, 1628~97)가 오란다 상관원에게서 이 책을 전해 받았다고 한다. 이후 이 책의 번역이 계획되었지만, 성사 여부는 불확실하다.

푸라테루스(布刺的爾私) 플라터(Felix Plater, 1536~1614)는 스위스 의사며 바젤대학 교수로, 독일에서 최초로 인체해부를 시행한 것으로 알려져 있다. 정신과 질환의 분류와 두개 내 종양을 처음으로 설명하였으며, 1583년 간행된 해부서 『인체부위에 대하여』(*De partium corporis humani structra etc*)가 있다.

바우히뉴스(襪烏非奴私) 보앵(Gaspard Bauhin, 1560~1624)은 스위스의 해부학자로, 회맹판(回盲瓣, 또는 보앵판)에 그의 이름이 남아 있다. 1605년 해부서 『해부도』(*Theatrum anatomicum*)를 저술하였으며, 식물학에 이명법(二名法)의 효시인 속과 종을 병기하는 방법을 도입했다.

렌메리뉴스(連墨里奴私) 레멜린(Johann Remmelin, 1583~1632)은 독일의 의사이자 철학자다. 그의 저서 『인체 소우주도』(*Pinax microcosmogaphicus*)를 모토키 료이(本木良意)가 번역하여 『화란전구내외분합도』(和蘭全軀內外分合圖)로 출판하였다.

리요라니(利搖刺泥) 리올랑(Jean Riolan, 1580~1657)은 프랑스의 해부학자로, 아버지인 Jean Riolan(1539~1605)도 해부학자다. 그는 하비(Harvey)의 혈액순환설을 비판하였고, 파리 의사협회(Medical Faculty of Paris)의 멤버였다.

카스파루(加私巴爾) 바르톨린(Casper Bartholin, 1655~1738)은 덴마크의 해부학자다.

토마스(都馬私) 바르톨린(Thomas Bartholin, 1616~80)은 덴마크의 해부학자다.

헤스린기우스(苛私林牛私) 페슬링(Johann Vesling, 1598~1649)은 독일의 해부학자다.

마루케치스(馬爾計知私) 마르체티(Dominicus de Marchetti, 1626~88)는 이탈리아 외과의사로, 혈관주사를 최초로 시행하였다.

히코모루스(吸孤毛爾私) 하이모어(Nathaniel Highmore, 1613~85)는 영국의 외과의사로, 윌리엄 하비의 혈액순환설을 수용한 최초의 해부학 서적을 펴낸 것으로 유명하다.

지메루부루쿠(地墨兒蒲兒骨) 디에메르브렉(Isbrand Diemerbroek, 1609~74)은 독일의 외과의사이자 해부학자로, 저서로는 1672년 간행된 『인체해부학』(*Anatomia corporis humani*)이 있다.

비토로쿠(比獨魯孤) 비들루(Govard Bidloo, 1649~1713)는 네덜란드의 의사이자 해부학자로, 그가 1685년에 간행한 해부서인 『인체해부학』(*Anatomia corporis humani etc*)의 그림 일부가 『해체신서』의 부도로 사용되었다.

몬니쿠스(門洰古私) 무니크스(Johannes Munnicks, 1652~1711)는 독일의 해부학자로 위트레흐트대학에서 해부학을 가르쳤다.

헤루헤인(苛爾靴員) 헤르헤인(Philip Verheyen, 1648~1711)은 벨기에 의사다.

다라케(達刺計) 드레이크(James Drake, 1667~1707)는 영국의 해부학자로, 새로운 해부학 체계를 제시한 『신해부학』(*A new system of anatomy*, 1707)으로 알려져 있다.

케세루텐(計勢兒電) 체슬든(William Cheselden, 1688~1752)은 영국의 외과의사며 해부학자로, 방광석절개법 및 맹인의 홍채 절개를 시행하여 세인의 주목을 끌었다. 그의 해부학서인 『인체의 해부』(*The anatomy of the human body*, 1713)가 널리 읽혔다.

헤이스테루(苛意私的爾) 헤이스터(Lorenz Heister, 1683~1758)는 독일의 해부학자로, 많은 내과·외과 서적을 저술하였는데, 그중에 외과서인 『치료교본』(*Heelkundige onderwyzingyn*)이 일본에 들어와 큰 영향을 미쳤다. 『난학사시』

(蘭學事始)에 따르면, 1769년 스기타 겐파쿠가 에도에 체류 중이었던 요시오 고자에몬(吉雄幸左衛門)에게서 헤이스터의 외과서를 빌려, 이 책에 있었던 부도를 모사하였다고 한다. 뒤에 겐파쿠가 이 책의 번역을 시작하다가 제자인 오쓰키 겐타쿠에게 일임하였고, 그 번역이 『양의신서』(瘍醫新書)라는 제목으로 일부 출판되었다.

고잇시(古意詩) 루이쉬(Frederic Ruysch, 1638~1731)는 네덜란드의 해부학자로, 혈관주입법을 사용하여 미세한 혈관의 주행을 밝혔다.

모루간니(摩爾顔泥) 모르가니(Giovanni Battista Morgagni, 1682~1771)는 이탈리아의 병리 및 해부학자로, 병리해부학을 창시하였으며 대동맥판막폐쇄부전증·승모판막폐쇄증·협심증 등에 대해 연구했고, 1761년에는 심차단(心遮斷)에 대한 전형적인 기재를 발표하였다.

위리스(微哩私), 윌리스(Thomas Willis, 1621~75)는 영국의 해부학자며 신경정신과 의사로, 영국 왕립학회(Royal Society, 1662)의 공동 창립자다. 『뇌의 해부학』(Cerebri anatome)을 출판하였으며, 여기서 뇌저동맥륜(腦底動脈輪)을 처음으로 말하였다. 그는 뇌신경을 열 가지로 구분하였는데, 현재에는 독일의 해부학자 쇠메링(Samuel Thomas von Sömmering, 1755~1830)이 열두 개로 구분한 것을 따르고 있다.

히우센(喜烏星) 비외상스(Raymond De Vieussens, 1635~1715)는 프랑스 몽펠리에(Montpellier)의 해부학자로, 신경의 해부에 업적을 남겼다.

지혜루네이(地苟爾企逸) 뒤 베르네(Joseph Guichard Du Verney, 1648~1730)는 프랑스의 해부학자로, 뒤베르네 망낭공·골절·선 등을 발견하였다.

하루사루하(欲兒沙纏法) 발살바(Antonio Maria Valsalva, 1666~1723)는 이탈리아의 해부학자로 볼로냐대학의 해부학 교수를 지냈는데, 귀의 해부에 대해 많은 발견을 했다.

하루하토스(欲爾法都私) 하비(William Harvey, 1578~1657)는 영국의 의사로, 혈액순환을 발견하여 혈액 및 순환계에 관한 새로운 지식에 위대한 공헌을 했다. 혈액순환을 밝힌 『동물에 있어서 심장 및 혈액의 운동』(De Motu Cordis et Sanguinis in Animalibus, 1628)과 동물의 자연발생을 부정한 『동물발생론』(De Generatione animalium, 1651)은 자연과학계에 큰 영향을 주었다. 이것에 의해 중세를 지배하고 있던 갈레누스의 학설이 근본적으로 부정되고, 근대의학이 수

립될 수 있는 배경이 되었다. 하비에 대해서는 국내에 소개된 앤드류 그레고리 지음, 박은주 옮김,『과학혁명과 바로크 문화』, 몸과마음, 2001 참조.

로우유류스(魯烏物侶私) 로우어(Richard Lower, 1631~91)는 영국의 해부학자로, 윌리스의 제자다. 수혈에 관한 실험을 했으며, 심장의 해부학 및 생리학에 공헌했다.

티이베시토스(帝迷止都私) 테베시우스(Adam Christian Thebesius, 1686~1732)는 독일의 해부학자로, 정맥·동맥에 관한 연구를 많이 하였으며 관상동맥(冠狀動脈)의 존재를 처음으로 밝혔다.

기릿소니토스(宜律素泥都私) 글리슨(Francis Glisson, 1597~1677)은 영국의 의사 겸 해부학자며, 케임브리지대학의 해부학 교수를 지냈다. 주로 간을 연구하였으며, 구루병의 발생조건에 대해서도 업적을 남겼다.

벳리뉴스(白里奴私) 벨리니(Lorenzo Bellini, 1643~1704)는 이탈리아의 해부학자로, 피사대학의 해부학·생리학 교수를 지냈다. 그는 신장에 대한 연구인 『신장의 생리해부학적 구조』(*Excitationes anatomicae duae de structura et usu renum*, 1662)를 출판하였다.

앗세리토스(亞拙里都私) 아셀리(Gasparo Aselli, 1581~1626)는 이탈리아의 해부학자로, 파비아대학의 해부학·외과 교수를 지냈다. 장간막(腸間膜)의 림프관을 발견하였으며, 그것이 장벽에서 유미(乳糜)가 통하는 곳임을 증명하였다.

페큐토(百刮都) 페케(Jean Pecquet, 1622~74)는 프랑스의 해부학자로, 몽펠리에의 의사다. 유미조(乳糜槽)와 흉관(胸管)을 발견하였으며, 간으로 유미가 직접 들어간다는 갈렌의 설을 부정하였다. 이로써 간의 조혈설(造血說)이 부정되었으며, 하비의 혈액순환설을 뒷받침하는 중요한 발견을 했다.

한호루네(罕和爾企) 호르네(Johannes Van Horne, 1621~70)는 네덜란드의 의사로, 페케와 동시에 유미조를 발견하였다.

사루토세만(沙兒都勢曼) 살츠만(Johann Saltzman, 1679~1738)은 스트라스부르크의 해부학자로, 유미관(乳糜管)에서 흉관(胸管)에 이르는 경로를 밝혔다.

스테노(私的那) 스테노(Nicolas Steno, 1638~86)는 덴마크의 해부학자로, 이하선(耳下腺)의 도관(導管)을 발견하였다. 그 외에 림프계와 선(腺)의 관계에 대해 업적을 남겼다.

와루톤(哇爾東) 와튼(Thomas Wharton, 1614~73)은 영국의 해부학자로, 1656년 설하선관(舌下腺管)을 발견하였다. 그의 저서인 『선학』(*Adenographia*, 1656)은 선(腺)을 상세하게 기술하여 높이 평가된다.

누크(Anton Nuck, 1650~92) 누크는 네덜란드의 해부학자로 누크관으로 알려져 있다. 원본에는 들어 있으나, 『해체신서』에는 빠져 있다. 『중정해체신서』에서는 뉴크[䖘古]라고 해서 첨가하였다.

페에루(百日爾) 파이어(Johann Conrad Peyer, 1653~1712)는 스위스의 해부학자로, 소장점막(小腸粘膜)의 림프소절군(小節群)을 발견하였다.

가라아후(牙剌亞布) 흐라프(Reijnier de Graaf, 1641~73)는 네덜란드의 의사 및 해부학자로, 그라프씨난포를 발견하였다.

네다무(企達母) 니담(Walter Needham, 1631~91)은 영국의 의사로 태생학(胎生學)에 연구를 남겼으며, 저서로 『태아해부학』(*Disquisitio anatomica de formato foetu*, 1667)이 있다.

케루쿠린키우스(計爾古林牛私) 케르크링(Theodorus Kerckring, 1640~93)은 네덜란드에 거주한 독일의 의사 및 해부학자로, 소아의 뼈가 성장하는 것에 대한 연구가 있다.

하헤루스(法係爾私) 하버스(Clopton Havers, 1657~1702)는 영국의 의사로, 골조직(骨組織)에 대한 연구를 남겼다.

파루헤인(巴兒係員) 팔핀(Jan Palfijn, 1650~1730)은 벨기에의 해부학자 겸 외과의로 산과용 겸자(鉗子)를 발명하였다.

린데론(林蝶論) 린데른(Franz Balthasar van Lindern, 1682~1755)은 스트라스부르크의 의사로, 골학(骨學)을 다룬 저서 『골학』(*Osteologia parva etc*, 1710)을 남겼다.

부로우네(無魯烏匪) 브라운(Richard Browne, 1625~95)은 쿨무스의 원본에서 그가 『근학』(筋學, *Myographia*, 1698)의 저자라고 되어 있지만, 그의 저서 가운데 그와 같은 것은 없다. 아마도 영국의 유명한 외과의사였던 브라운(John Browne, 1642~1700)을 잘못 기록한 것으로 보인다. 그가 저술한 『근학』의 동판화에는, 당시로서는 특이하게도 그림 가운데 근육의 이름을 명기하고 있다.

코우페루(孤烏百爾) 쿠퍼(William Cowper, 1666~1709)는 영국의 해부학자로 구뇨도선(球尿道腺)을 발견하였다.

리세루스(禮世縷私) 리세르(Michael Lyser, 1626~59)는 덴마크의 외과의사로, 토마스 바르톨린(Thomas Bartholin) 밑에서 림프관을 연구했다. 그가 저술한 『해부학의 칼』(*Culter anatomicus*, 1653)은 해부의 방법을 서술한 책으로는 당시에 가장 높게 평가받았다.

참고문헌

자료

寺島良安,『和漢三才圖會』, 1713.

山脇東洋,『藏志』, 1759.

杉田玄白,『解體約圖』, 1773.

──,『解體新書』, 1774.

建部淸庵·杉田玄白,『和蘭醫事問答』, 1795.

宇田川玄眞,『醫範提綱』, 1808.

杉田玄白,『蘭學事始』, 1815.

大槻玄澤,『重訂解體新書』, 1826.

杞夏道人,『南蠻寺興廢記』, 1868.

국문 논저

마루야마 마사오·가토 슈이치(임성모 옮김),『번역과 일본의 근대』, 이산, 2000.

富士川 游(朴炅·李相權 옮김),『日本醫學史』, 法仁文化社, 2006.

스테판 다나카(박영재·함동주 옮김),『일본 동양학의 구조』, 문학과지성사, 2004.

아사오 나오히로 외(이계황 외 옮김),『새로 쓴 일본사』, 창비, 2003.

이종찬,『동아시아 의학의 전통과 근대』, 문학과지성사, 2004.

타이먼 스크리치(박경희 옮김), 『에도의 몸을 열다』, 그린비, 2008.

김성수, 「에도(江戶)시대 解剖學의 발전」, 『의사학』 21-1, 2012.
김정호, 「일본어에서 차용된 의학용어 조사 연구―번역의학서를 중심으로」, 『일본어문학』 33, 2007.
宋成有, 「西學·蘭學和北學的興衰及其歷史影響」, 『동북아 문화연구』 1, 2001.
여인석·황상익, 「일본의 해부학 도입과 정착 과정」, 『의사학』 19-1, 1994.
李健相, 「日本의 近代化에 영향을 끼친 飜譯文化」, 『日本學報』 58, 2004.
李元淳, 「朝鮮 '西學'과 日本 '蘭學'―對西洋 學問的 對應의 比較的 接近」, 『日本學報』 10, 1982.
정하미, 「일본의 서양학문의 수용―'난학'(蘭學)의 형성과 관련하여」, 『일본문화연구』 4, 2001.
한예원, 「일본의 실학에 관하여」, 『日本思想』 6, 2004.

일문 논저

酒井シヅ, 『解體新書―全現代語譯』, 講談社, 2005.
W.ミヒェル, 『九州の蘭學』, 思文閣出版, 2009.
吉良枝郎, 『日本の西洋醫學の生い立ち』, 築地書館, 2000.
金津赫生, 『日本近代醫學史』, 悠飛社, 2009.
渡辺浩, 『日本政治思想史―十七~十九世紀』, 東京大學出版會, 2010.
藤井讓治, 伊藤之雄, 『日本の歷史―近世近現代編』, 書房, 2010.
服部敏良, 『江戶時代醫學史の研究』, 吉川弘文館, 1994.
森岡美子, 『世界史中出島』, 長崎文獻社, 2001.
杉本つとむ, 『江戶の翻譯家たち―江戶の飜譯文化をさぐる』, 早稻田大學出版部, 1995.
―――, 『江戶の阿蘭陀流醫師』, 早稻田大學出版部, 2004.
―――, 『解体新書の時代』, 早稻田大學出版部, 1997.
沼田次郎, 『洋學』, 吉川弘文館, 1989.
小曾戶洋, 『漢方の歷史―中國日本の傳統醫學』, 大修館書店, 2010.

小川鼎三,『明治前日本醫學史1—日本解剖學史』, 日本學士院, 1978.

新村拓,『日本醫療史』, 吉川弘文館, 2006.

岩崎克己,『前野蘭化1—解體新書以前』, 平凡社, 1996.

―――,『前野蘭化2—解體新書の研究』, 平凡社, 1996.

岩崎允胤,『日本近世思想史序說 1 · 2』, 新日本出版社 1997.

洋學史研究會,『大槻玄澤の研究』, 思文閣出版, 1991.

日蘭學會,『洋學史事典』, 雄松堂出版, 1984.

長崎歷史文化博物館,『阿蘭陀とNIPPON』, 東京新聞, 2009.

佐藤昌介,『洋學史論考』, 思文閣出版, 1993.

―――,『洋學史研究序說—洋學と封建權力』, 岩波書店, 1964(2000).

坂井建雄,『人體觀の歷史』, 岩波書店, 2008.

片桐一男,『江戸のオランダ人』, 中公新書, 2000.

―――,『杉田玄白』, 吉川弘文館, 1994.

沼田次郎 · 松村明 · 佐藤昌介,『洋學上—日本思想大系64』, 岩波書店, 1976.

廣瀨秀雄 · 中山茂 · 小川鼎三,『洋學下—日本思想大系65』, 岩波書店, 1972.

辻達也 編,『日本の近世10—近代への胎動』, 中央公論社, 1993.

賴祺一 編,『日本の近世13—儒學 · 國學 · 洋學』, 中央公論社, 1993.

Michel Wolfgang,「出島蘭館醫カスパル · シャムベルゲルの生涯について」,『日本醫史學雜誌』36(3), 1990.

―――,「カスパル · シャムベルゲルとカスパル流外科(I)」,『日本醫史學雜誌』42-3, 1996.

―――,「カスパル · シャムベルゲルとカスパル流外科(II)」,『日本醫史學雜誌』42-4, 1996.

岡田昌信,「解体新書—言語と概念の変容」,『日本醫史學雜誌』49-2, 2003.

吉田忠,「蘭學と解剖」,『日本思想史學』18, 1986.

大龍紀雄,「解體新書の西說內科撰要に及ぼした影響」,『日本醫史學雜誌』20, 1974.

大鳥蘭三郎,「クルムス解剖書の脚注と中訂解體新書」,『日本醫史學雜誌』20, 1974.

陶恵寧, 「『重訂解体新書』所引の中国書籍の研究─『医学原始』と『物理小識』について」, 『日本醫史學雜誌』 48-2, 2002.

寺澤捷年, 「古醫方の勃興と古義學・古文辭學・古學─その全体像の俯瞰」, 『日東醫誌』 61-7, 2010.

杉本勲, 「近世實學思想史の諸段階とその特色─について」, 『近世の洋學と海外交涉』, 巖南堂書店, 1979.

森良文, 「蘭學成立の事情について─『西洋記聞』から『蘭學事始』まで」, 『近代』 76, 1994.

緒方富雄, 「解體新書出版から二百年」, 『日蘭學會會誌』 1-1, 1976.

石田純郎, 「『解体新書』の原著者クルムスについての研究」, 『日本醫史學雜誌』 48-1, 2002.

石出猛史, 「江戶の腑分」, 『千葉醫學』 74, 1997.

─── , 「江戶幕府による腑分の禁制」, 『千葉醫學』 84, 2008.

小川鼎三, 「近代醫學の先驅─解體新書と遁花秘訣」, 『洋學下─日本思想大系』 65, 岩波書店, 1972.

─── , 「解體新書について」, 『日蘭學會會誌』 1-1, 1976.

小川晴久, 「日本實學の形成と發展」, 『日本思想』 8, 2005.

松田泰代, 「『重訂解體新書』の出版に關する一つの考察」, 『書物・出版と社會變容』 3, 2007.

松村紀明, 「『解体新書』以前の「神経」概念の受容について」, 『日本醫史學雜誌』 44-3, 1998.

阿知波五郎, 「幕末明治初期(1840~87)解剖學書目錄について」, 『日本醫史學雜誌』 22-3, 1976.

安井廣迪, 「日本漢方諸學派の流れ」, 『日東醫誌』 58-2, 2007.

宗田一, 「宇田川家三代の實學─西說內科撰要と關聯藥物書をめぐって」, 『實學史研究』 5, 1988.

酒井シヅ, 「解体新書以前に翻訳出版された西洋解剖書」, 『日本醫史學雜誌』 20-3, 1974.

中山清治, 「解剖學の先驅者山脇東洋の史跡を訪ねて」, 『東京有明醫療大學雜誌』 1, 2009.

土屋凉一,「膵の語源について(2)」,『膽と膵』23(5), 2002.

영문 논저

H. Beukers(et al.), "Red-hair Medicine: Dutch-Japanese medical relation", *Rodopi*(Amsterdam), 1991.

Alex Sakula, "Kaitai Shinsho: the historic Japanese translation of a Dutch anatomical text", *Journal of the Royal Society of Medicine* 78, 1985.

Jiro Numata, "The Acceptance of Western Culture in Japan", *Monumenta Nipponica* 19, 1964.

Ranzaburo Otori, "The Acceptance of Western Medicine in Japan", *Monumenta Nipponica* 19, 1964.

Reinier H. Hesselink, "A Dutch New Year at the Shirando Academy. 1 January 1975", *Monumenta Nipponica* 50-2, 1995.

Shigehisa Kuriyama, "Between Mind and Eye: Japanese Anatomy in the Eighteenth Century", *Paths to Asian Medical Knowledge*, University of California Press, 1992.

Suketoshi Yajima, "The European Influence on Physical Sciences in Japan", *Monumenta Nipponica* 19, 1964.

Thomas M. van Gulik · Yuji Nimura, "Dutch Surgery in Japan", *World Journal of Surgery* 29-1, 2005.

Yoshio Izumi, Kazuo Isozumi, "Modern Japanese medical history and the European influence", *Keio Journal of Medicine* 50-2, 2001.

스기타 겐파쿠 杉田玄白, 1733~1817

에도 중기의 양의(瘍醫)로『해체신서』를 번역한 주역. 18세부터 막부의 의관이었던 니시 겐테쓰(西玄哲)에게서 네덜란드 외과를 배웠으며, 1753년에 오바마의 번의(藩醫)가 되었다. 1771년 에도에서 있었던 해부에 입회하면서, 쿨무스 해부서의 네덜란드어 판본을 번역하려고 결심했다. 이에 마에노 료타쿠(前野良沢), 나카가와 준안(中川淳庵) 등과 함께 번역에 매달려, 3년이 지난 1774년에『해체신서』를 간행했다. 그 밖에도 『형영야화』(形影夜話),『태서양의서』(太西瘍醫書) 등 여러 권의 책을 남겼으며, 83세에는 난학의 전말을 기록한『난학사시』(蘭學事始)를 완성했다. 또 천진루(天眞樓)를 세워 오쓰키 겐타쿠(大槻玄澤), 우다가와 겐신(宇田川玄眞) 등의 난학자를 길러냈다. 『해체신서』는 일본 내에서 자국인이 사실상 처음으로 번역한 서양의 서적으로, 일본이 서양학문을 수용하고 근대화를 하기 위한 노력의 시발점이 되었다.『해체신서』의 출간은 당시 해부학과 의학의 영역에 커다란 충격을 주어 과학과 의학적 사고의 서구화를 이끌어낸 것으로 평가받는다. 또한 한국이나 중국에서 오늘날에도 사용하는 기본적인 의학 용어를 번역해냈다는 점에서 그 의의가 크다.

마에노 료타쿠 前野良沢, 1723~1803

에도 중기의 난학자.『해체신서』번역에 함께 참여한 세 사람 중에서 유일하게 네덜란드어를 알고 있어 번역의 중추를 맡게 되었다.

나카가와 준안 中川淳庵, 1739~86

에도 중기의 본초학자. 스기타 겐파쿠와 같은 오바마의 번의였다. 겐파쿠가『해부도표』를 입수할 때 가장 중요한 역할을 했고, 번역을 완성하기 위해 끝까지 노력했다.

김성수 金聖洙

연세대학교 사학과를 졸업하고 경희대학교 대학원에서 조선 전기 의학사 연구를 주제로 석·박사학위를 받았다. 현재 서울대 인문학연구원 조교수로 재직하고 있다.『한국전염병사』,『한국의학사』등의 공저와, 「16~17세기 중앙의료기구의 운영실태」「에도시대 해부학의 발전」등 조선시대 및 동아시아 의학사에 관한 다수의 논문이 있다.

'문명텍스트' 발간에 부쳐

　서울대학교 인문학연구원 HK문명연구사업단은 2007년 11월 한국연구재단의 인문학 장기 지원 프로젝트에 선정되어 출범했다. 한국, 아시아, 나아가 세계를 위해 제 역할을 하는 한국 인문학을 정립하겠다는 야심찬 기획을 가지고, 문학·사학·철학 전공자들은 물론이고 사회과학·자연과학·공학 전공자들까지 한 지붕 아래 모였다.

　한국 인문학의 한 단계 도약을 위한 핵심 과제로 우리 사업단이 주목한 것은 문명에 대한 새로운 이해이다. 문명이란 장구한 세월 동안 인류가 일구어낸 정신적·물질적 성과들의 종합이며, 다른 문명들과 서로 영향을 주고받으며 진화해온 복합적인 실체이다. 오늘날 우리가 맞닥뜨리는 수많은 문제의 이면에는 과거 여러 문명들의 갈등과 융합이라는 거대한 흐름이 놓여 있다. 세계화 시대에 그 흐름은 더욱 분명하게 모습을 드러내고 있다. 이에 대한 심층적인 이해가 선행되지 않는다면, 미래에 대한 유효적절한 준비와 대응은 불가능하다. 문명을 핵심 화두로 삼은 이유가 여기에 있다.

　문명에 대한 새로운 인식을 위해, 우리는 고전을 비롯한 문명의 주요 텍스트를 주해하는 작업이 선행되어야 한다고 판단했다. 인문학의 고전적 방식이라 할 수 있는 텍스트 주해를 문명 연구의 방편으로 택한 데는 이유가 있다. 첫째, 고전이란 당대의 문화와 문명을 형성하는 데 뿌리가 된 핵심적인 텍스트로서, 역사를 통해 계속적으로 사유의 단서를 던지며 생명력을 발휘해왔다고 믿기 때문이다. 고전은 단지 과거 문명을 이해하는 데 필요한 사료에 그치지 않고, 현대 문명을 비추어보고 미래를 전망하는 데에도 힘을 갖는다. 둘째, 인문학이란 인류가 남긴 다양한 텍스트를 통해 인간과 사회에 대한 이해를 넓히고 그 확장된 인식을 새로운 텍스트에 담아내는 학문이라는 믿음 때문이다. 주해는 고전적 텍스트에 대한 현대적 재해석이다. 대상과 방법에 따라 학문이 다양해지고 전문화된 오늘날, 인문학이 자기 길을 제대로 가야만 학문 전체와 인류에 공헌할 수 있다고 믿는다.

'문명텍스트' 시리즈는 우리 사업단의 다양한 인문학 연구자들이 각자 자신의 영역에서, 과거와 현대 문명의 정수와 그에 대한 인식을 담은 중요한 텍스트를 선정하여 번역하고 주해한 결과물이다. 인류 문명의 핵심을 파악할 수 있는 고전적 텍스트들을 학술적으로 엄정하게 풀이하면서도 현대 우리말로 쉽게 옮기는 것이 우리의 목표이다. 이는 짧지 않은 시간의 노동을 요하면서도 성취가 바로 눈에 보이지 않는 우직한 작업이지만, 인류의 유산을 한국화하는 이러한 작업이 주체적으로 세계 문명을 사유하고 새로운 문명을 개척하는 데 발판이 되리라 믿는다. 동서고금의 주요 텍스트들에 대한 독창적이고 의미 있는 주해서가 수백 권 누적되어, 우리 학계는 물론 시민사회 일반에 중요한 정신적 자산이 되기를 기대한다.

2011년 5월
서울대학교 인문학연구원 HK문명연구사업단장